本书为国家社科基金青年项目"老年人长期照护服务主体与服务组合研究"的结项成果

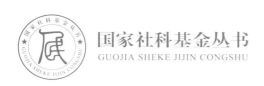
国家社科基金丛书
GUOJIA SHEKE JIJIN CONGSHU

老年人长期照护服务主体与服务组合研究

Service Providers and Coordination in
Long−term Geriatric Care

赵怀娟　著

人民出版社

目　　录

导　　论

近年来，随着老年人口的快速增长，老年人的收入维持、生活照料、精神慰藉、权益保障等问题开始引起广泛关注。特别是在人口结构趋于高龄化、疾病谱系趋于慢性化、非正式支持趋于弱化的时代背景下，如何回应老年人口的照护需要，保障这一群体的生存质量，业已成为老年型国家必须着力解决的现实问题。我国是当今世界上唯一一个老年人口过亿的国家，且高龄老人的增长趋势十分显著，因而亟须以制度化的方式对老年人长期照护问题做出安排。尤其是要通过拓展服务供给主体、实施服务组合，提高长期照护服务体系的供给能力。

第一节　研究背景：老年人照护问题凸显

一、老龄化与老年人口的快速增加

20 世纪中叶以来，在全球范围内，人口老龄化已成为一场"静悄悄的革命"①，成为改变世界发展的基础性力量。人口老龄化既是老年人口在总人口中所占比例不断上升的过程，也是人口结构转型的结果。学术界一般将

---

① A. Walker, *Age and Attitudes*: *Main Results from a Euro Barometer Survey*, Brussels: Commission of the European Communities, 1993.

60 岁及其以上人口比重超过 10%，或者 65 岁及其以上人口比重超过 7%，作为判断一个国家或地区是否进入老龄化的标准。从全球范围看，发达工业化国家最早遇到了人口老龄化问题。法国、瑞典甚至在 20 世纪前就步入了老龄化社会。目前，发达国家已全部迈入老龄社会，且深受人口老龄化的困扰。在联合国人口司发布的《世界人口老龄化（2009）》报告中，日本位居全球老龄化榜单之首，而以德国、意大利、瑞典为代表的欧洲国家则占据了第 2—27 名。

当然，发展中国家的人口老龄化趋势也不容小觑。它们是当前及今后一个时期内世界人口老龄化的主体。其老龄化速度普遍快于发达国家，并且无充裕时间调整和适应老龄化带来的诸多后果。近日，联合国在《2019 世界人口展望》中指出，未来三十年全球新增人口主要集中在发展中国家。从整体看，预计到 2050 年，全球 65 岁以上老人占比将从如今的 11% 上升到 16%；从区域看，西亚和北非、中亚和南亚、东亚和东南亚、拉丁美洲和加勒比地区的老年人口到 2050 年预计将翻倍。联合国警示这些地区人口老龄化将带来一系列社会问题，尤其会增加这些国家社会保障系统的压力。[①]

我国是当今世界上拥有老年人口最多的发展中国家。2000 年第 5 次人口普查显示，我国 60 岁及以上人口占比已达 10.23%，65 岁及其以上人口占比为 6.96%，说明我国已经步入老龄化国家之列。步入 21 世纪以来，我国的人口老龄化快速发展，出现了老年人口持续增长的态势。2001—2010 年，我国 60 岁以上的老年人共增加了 4500 万，年均增加 450 万。老年人口系数也从 2001 年的 10.41% 上升至 2010 年的 13.26%，年均增幅为 2.85%。2011—2018 年，我国 60 岁以上老年人从 1.85 亿增至 2.49 亿，年均增加 800 万，

---

① 中国社会科学网：联合国《2019 世界人口展望》:未来十年人口增长减缓 老龄化加剧，2019 年 7 月 3 日，http：//ex. cssn. cn/hqxx/bwych/201907/t20190703_ 4929014. shtml？COLLCC =1321559403&。

老年人口系数升至 17.9%。① 据预测，2025 年左右，我国 60 岁及以上老年人口将达到 3 亿，并于 2033 年前后突破 4 亿。② 有学者测算，我国 65 岁及以上人口占总人口的比例从 7% 上升到 14% 仅需 25 年，是全球人口老龄化速度最快的国家之一。③

表 0-1　2011—2018 年我国 60 岁及以上老年人口增长情况

单位：万人,%

年　份	2011	2012	2013	2014	2015	2016	2017	2018
人数	18499	19390	20243	21242	22200	23086	24090	24949
占比	13.7	14.3	14.9	15.5	16.1	16.7	17.3	17.9

资料来源：根据国家统计局数据整理得出。

"21 世纪的中国是一个不可逆转的老龄社会"！老龄化的快速发展造就了一个日益庞大的老年人群体，也使得老年人照护问题不断凸显。毕竟，在数亿老年人口中，高龄老人、空巢老人、失能老人的数量不可小视。研究发现，在不断增加的老年人口中，80 岁及其以上的高龄老人是增长最快的群体。目前，他们大约以每年 3.8% 的速度增长。2009 年我国高龄老人有 1899 万，2013 年有 2260 万，据预测，2050 年我国高龄老人将达到 9040 万，约是 2013 年的 4 倍。届时，每 5 个老人中就有 1 位高龄老人，我国也将拥有全球最大的高龄老年人群体。④ 很多研究都揭示，年龄增长与身心功能退化、生活自理能力下降之间存在着正相关性。换言之，在高龄人口中，存在着大量

① 民政部：《2018 年社会服务发展统计公报》2019 年 7 月 11 日，见 http://newschina.com.cn/txt/x2016-07/11/content_ 38855906_ 3.htm。

② 翟振武、陈佳鞠、李龙：《2015—2100 年中国人口与老龄化变动趋势》，《人口研究》2017 年第 4 期。

③ 胡乃军、杨燕绥：《中国老龄人口有效赡养比研究》，《公共管理评论》2012 年第 2 期。

④ 世界卫生组织：《中国老龄化与健康国家评估报告》2016 年，见 http://www.who.int/ageing/publications/china-country-assessment/zh/。

需要照护服务的老年人。而随着家庭规模与家庭结构的变化，以及女性就业的普遍化，老年人已很难从家庭内部获得足够的、高质量的照护。

二、疾病慢性化与老年人照护需要的不断强化

20 世纪中叶以来，随着物质生活条件的改善、医疗卫生事业的进步和生活方式的变化，人类的疾病谱系已悄然发生了改变。原来被医学界重点防范的传染性疾病已得到有效控制，有些甚至已被消除。与之相反，高血压、冠心病、糖尿病等非传染性疾病却日益成为威胁健康的主要杀手。从传染性疾病转向非传染性疾病，不仅意味着相关人群带病存活时间的延长，也意味着其生活质量的下降和失能风险的增加。很多研究证实，多数慢性疾病的发生往往与年龄的增长存在着正相关性。[①] 因为随着年龄的增加，个体的身心功能将呈现进行性衰退的特点，身体抵抗疾病的能力将日益降低。因此，老年人往往成为慢性疾病的高发人群。

2006 年城乡老年人口状况跟踪调查发现：随着年龄的增长，各种慢性病在老年人群中的患病率均有所上升（见表 0-2）。而且，慢性病常常伴有并发症，导致老年人被多种疾病缠身。有一项针对 10796 例入院老年人的研究发现：87.2% 的老人患有 2 种慢性疾病，74.9% 的老人患有 3 种慢性疾病，55.9% 的老人患有 4 种慢性疾病。[②] 慢性病大都是终身病，预后差，且无特效药可以根治，因而会长期地、持续地损害老年人的身心功能。曾毅等学者开展的调查发现：老年人口的患病率为 538.8%，是全人口的 3.2 倍。其伤残率是全人口的 3.6 倍，平均住院时间为非老年人的 1.5 倍。[③] 2013 年全国第五次卫生服务调查发现，老年人慢性病患病率达 71.8%，两周患病率为

---

① 张萍、张奕奕：《社区老年人疾病谱分析与慢性病防治》，《中国医药指南》2010 年第 21 期。

② 张步振、张音：《军队老年患者住院疾病谱及医疗费用分析》，《解放军医院管理杂志》2011 年第 11 期。

③ 曾毅等：《老年人口家庭、健康与照料需求成本研究》，科学出版社 2010 年版，第 281 页。

56.9%，16.2%的老年人患有 2 种及以上慢性病。① 可见，人口老龄化的结果之一就是医学敏感人群的增加。

表 0-2　老年人群中的主要慢性疾病的患病率②　　　　　单位:%

年龄组	高血压	关节炎	心脏病	类风湿	脑血管	慢性支气管炎	颈/腰椎病
60—64	2.23	2.67	1.71	1.95	1.31	1.01	1.11
65—69	4.00	4.28	2.27	2.77	2.21	1.60	1.24
70—74	5.84	4.91	3.69	3.24	3.23	3.33	2.52
75—79	8.78	7.13	6.26	4.00	5.08	3.81	3.47
80—84	15.05	12.58	7.49	8.36	5.99	8.47	5.52
85—89	11.13	12.52	10.06	6.81	7.78	10.49	1.79
90+	17.85	15.36	11.12	9.72	2.73	3.51	7.85
合计	5.59	5.24	3.61	3.36	2.97	2.85	2.13

　　一般说来，罹患慢性病只是失能的起点，因为随着患病时间的延长和相关并发症的出现，老年人面临的失能风险会逐渐增大，从而使疾病与失能的关联性愈发强烈。而且，研究也发现，不同类型的疾病往往产生不同的失能症状。③ 例如，骨关节病会损伤躯体活动能力，导致老年人行动不便；一些眼部疾病会损害视力，导致老年人认知能力下降，出现社会行为退化；④ 而中风、阿尔兹海默症等则会导致长期残障。因此，老年人罹患慢性疾病（尤

---

　　① 　国家卫生计生委统计信息中心：《2013 第五次国家卫生服务调查分析报告》，中国协和医科大学出版社 2015 年版，第 92 页。

　　② 　国家应对人口老龄化战略研究课题组：《长期照料服务制度研究》，华龄出版社 2014 年版，第 49 页。

　　③ 　E. M. Crimmins, & Y. Satio, "Changing Mortality and Morbidity Rates and the Heath Status and Life Expectancy of the Old Population", *Demography*, Vol. 31, No. 1（1993）, pp. 159-175.

　　④ 　F. R. Lin, K. Yaffe, & J. Xia, "Hearing Loss and Cognitive Decline in Older Adults", *Jama Internal Medicine*, Vol. 173, No. 4（2013）, pp. 293-299.

其是多种慢性疾病）的最终结果就是失能。对于失能老年人而言，除了需要急性的医疗服务外，更需要兼顾卫生保健与生活照顾的长期照护服务。对于完全失能老人，长期照护服务更是全天候的、须臾不可离开的。总之，由急性病症转变为慢性病症，既增加了老年人口的失能风险，也意味着其对长期照护服务的依赖性将日趋增强。①

三、非正式支持弱化与老年人照护问题的日益凸显

非正式支持，也称非正式照顾，是指"通过道德或血缘关系维系的、没有国家干预的非规范性养老支持"。② 非正式支持的提供者主要是那些与老年人互动频率较高、空间距离较近，具有血缘、姻缘、地缘、业缘关系的人，因而非正式支持体系由老年人的亲属（子女、配偶、兄弟姐妹等）、朋友、邻居三个部分构成。其中，以家庭成员为代表的亲属是非正式支持的核心力量。一般而言，非正式支持的功能主要包括经济支持、生活照顾、精神慰藉。在传统社会，非正式体系是老年人主要的支持资源，甚至是唯一的资源，但是，在现代工业社会，非正式支持已经弱化了。究其原因，主要有：

（一）家庭规模小型化

家庭规模的小型化是大家庭向小家庭转变的结果，其典型表征是家庭人口数的减少、多代家庭的减少与核心家庭的增加。家庭规模缩小是工业化和城市化交互作用的产物，也是各国家庭变化的共有特点。20 世纪 60 年代以来，我国家庭规模不断收缩。从历次人口普查数据看，1964 年我国家庭人口平均为 4.43 人，1982 年为 4.41 人，1990 年为 3.96 人，2000 年为 3.44 人，2010 年为 3.10 人。统计发现，1990 年我国二人户家庭仅占 9.5%，而到了

---

① 吴老德：《高龄社会理论与策略》，新文京开发出版有限公司 2003 年版，第 351 页。
② 姚远：《非正式支持：应对北京市老龄问题的重要方式》，《北京社会科学》2003 年第 4 期。

2000 年、2005 年，其已上升至 17% 和 24.5%。同样，90 年代以来，我国三人户家庭（即标准核心家庭）一直在稳步增长，2005 年为 29.8%，2010 年为 33.14%，位居各类家庭之首。与之相反，四人户、五人户家庭则不断减少。当前，结构简单、规模小型的家庭已成为普遍的家庭形式。家庭规模小型化、家庭结构核心化的主要表现就是母家庭和子家庭的分离，其直接结果就是家庭养老功能的弱化。

（二）女性就业普遍化

在传统社会，由于社会生产力不发达，以性别为依据的劳动分工成为社会分工的基本形式。工业革命后，随着就业机会的增多和生活方式的变化，越来越多的女性进入社会生产领域。据统计，1999 年 OECD 国家女性就业率已达 55.4%。[1] 新中国成立初期，我国女性职工仅占职工队伍的 7.5%。改革开放后，我国女性就业率显著提高，已成为世界上最高的国家之一。[2] 2004 年，我国女性就业人口占全国就业人口总数的 44.8%。2008 年升至 45.4%。[3] 2010 年"第三期中国妇女社会地位调查"发现：18—64 岁女性的在业率为 71.1%。近年来，随着女性受教育程度的提升、互联网行业的快速发展，"妇女就业选择更加多元、创业之路更加宽广"。[4] 女性普遍就业，在一定程度上削弱了家庭对于老年人的照护功能。尤其是在职业女性异地就业、子女与老人分居生活的情形下，老年人从儿媳、女儿处获得照护就受到了很大的限制。

---

[1]　国际劳工局：《世界就业报告》，中国劳动社会保障出版社 2002 年版，第 14 页。

[2]　E. R. Nancy, "Gender, Power and Population Change", *Population Bulletin*, Vol. 52, No. 1 (1997), p. 10.

[3]　黄晴宜：《高举中国特色社会主义伟大旗帜，团结动员全国各族各界妇女为夺取全面建设小康社会新胜利而奋斗——在中国妇女第 8 次全国代表大会上的报告》2008 年 10 月 31 日。

[4]　黄晓薇：《高举习近平新时代中国特色社会主义思想伟大旗帜团结动员各族各界妇女为决胜全面建成小康社会实现中华民族伟大复兴的中国梦而不懈奋斗——在中国妇女第十二次全国代表大会上的报告》2018 年 10 月 30 日。

（三）社会流动常态化

改革开放以来，随着我国经济的高速发展与社会结构的深刻转型，社会流动逐步加快，特别是 1992 年以后更是进入了一个高速流动的阶段。2005 年全国 1% 人口抽样调查显示，流动人口有 14735 万人，其中，跨省流动人口 4779 万人。2010 年第六次人口普查显示，在 31 个省、自治区、直辖市的人口中，离开户口登记地半年以上的人口为 2.6 亿人，比第五次人口普查上升了 81.03%。2015 年以来，流动人口虽有所下降，但仍有 2.4 多亿。劳动人口在户口所在地之外工作和生活，助推了家庭的小型化和空巢化，也直接影响了家庭成员对非劳动人口的照顾。换言之，社会流动扩大了照顾者和被照顾者之间的空间距离，降低了老年人获得长期照护的可能性与可及性，进而直接削弱了家庭的照护功能。

第二节　问题领域：老年人长期照护

随着人口结构趋于老龄化、高龄化，加之疾病慢性化、非正式支持弱化等因素的助推，老年人照护问题已无法在私人领域得到解决，迫切要求国家进行干预。在许多发达国家，老年人长期照护已成为老年社会政策的中心议题。为了解决老年人问题，发达国家为老年人口架起了晚年生活的三根支柱——养老保障制度、医疗保障制度、长期照护制度，① 分别回应老年人的收入维持、疾病诊治、照料护理需要。当然，在庞大的老年群体中，最需获得长期照护的是那些身心功能出现损伤的老年人。他们或因罹患慢性疾病，或因年高体弱而导致生活自理能力趋于下降，因而需要借助于外力的支持方能维持基本生活。老年人生活不能完全自理以后的照护问题是每一个老龄化

---

① OECD. *Caring for Frail Elderly People*: *Policies in Evolution*. Paris: OECD, 1996, p. 182.

社会都必须积极应对的，此即老年人的长期照护。

一、老年人长期照护的内涵

长期照护（Long-term Care，简称长期照护），又译为长期照料、长期护理、长期照顾，① 是为缺乏自我照顾能力的人提供的一套长期性的医疗、护理、个人与社会支持服务。长期照护的目的是维持或增进服务对象的身心功能，协助其正常生活。世界卫生组织将"长期照护"定义为"由非正规照料者（家人、朋友、邻居）和专业人员（卫生、社会工作者和其他）进行的活动体系，以保证缺乏完全自理能力的人能够根据个人的优先选择，保持较高的生活质量，并享有最大可能的独立、自主、参与、个人充实和人格尊严"②。可见，长期照护的对象是生活自理有困难，在日常生活方面较多依赖他人的特殊群体。从国际经验看，老年人通常是长期照护的主要受益者，特别是失能老人。由此，老年人长期照护是指老年人由于生理、心理功能受损导致生活不能完全自理，因而在一个较长时期内需要他人在日常生活中给予支持，包括生活照料、医疗护理、精神慰藉等，以最大限度地维持身体机能，保障生存质量。

从性质看，老年人长期照护是一种介于养老服务与医疗服务之间的中间形态的照料服务。一方面，长期照护不同于传统意义上的养老服务，如帮助老人洗衣、做饭、如厕等，因为它还要根据老年人的身体情况，给予病情监

---

① 不同的译法反映了研究者对"care"一词的不同理解。有研究者认为，将"care"译为"照料"略显口语化，而将其译为"护理"，又略显医学化，故主张将之译为"照护"。在长期照护实践中，服务者提供的服务是形式多样的，既包括由护理之家、临终关怀机构等社会组织提供的专业护理，也包括由家庭、社区提供的生活照料和康复服务，因而将"care"译成"照护"更加全面。学者Engstex曾经在哲学层面上讨论过"care"一词，认为其既包括为满足基本生存需要而提供食物、水、衣服、住所等，也包括为维持能力、免于痛苦而提供的身体移动、情感抚慰、人格尊严等［参见 D. Engstex，"Rethinking Care Theory：The Practice of Caring and the Obligation to Care"，*Hypatia*，Vol. 20，No. 3（2005），pp. 50–74.］。可见，对于服务对象的"care"，不应局限于日常生活照料，也要兼顾健康维护、精神慰藉，甚至是社会保护，因而将"care"译为"照护"更准确。

② WHO. *Long-Term Care Laws in Five Developed Countries：A Review*，Geneva，2000，p. 6.

测、功能训练等保健型服务。另一方面，它也不同于传统意义上的医疗照顾服务，如诊疗疾病，因为它更偏重日常保健（见表0-3）。可见，长期照护的主要目标是基于老年人的自我照顾能力，提供不同形式的照护措施，使其保有自尊、自主和一定水平的晚年生活质量。换言之，提供长期照护不是为了解决特定的日常生活问题或医疗问题，而是为了保障老年人的生存品质。对于失能老人而言，长期照护是其生命历程中最后一个阶段的重要服务。

表0-3 三种服务的比较

比较的维度	养老服务	长期照护服务	医疗服务
老人健康状况 服务提供者	健康或有轻微的功能局限 亲属、社会养老服务人员	失能、半失能 亲属、社会养老服务人员、医护人员	罹患急性病症 专业医护人员
服务内容	生活照料为主	卫生与生活照料相结合	密集的医疗服务
服务持续时间	不定	长时间服务	时间有限
服务目标	协助老人日常生活	减缓功能衰退，保障有尊严的生活	治愈疾病，恢复健康

二、老年人长期照护的特点

（一）照护服务的长期性

需要长期照护的老年人通常患有短期内难以治愈的慢性疾病，或者长时间处于虚弱或残疾状态中，因而对于他们的照护会延续相当长的时间，[①] 有时候甚至是无明确期限的。

（二）照护服务的专业性

长期照护不仅要照料老人的饮食起居，关照老年人的精神需求，也要对

---

① 有研究者认为，长期照护的时间至少在3个月以上，也有研究者主张6个月以上，还有研究者认为时间难以准确界定。

老人进行康复护理、慢性病治疗等，以防范其功能衰竭。因此，长期照护服务往往需要专业机构或专业人士的介入。如果单纯依靠传统的非正式支持，老年人的生活质量将难以保障。

（三）照护服务的连续性

老年人罹患疾病不同、失能程度不同会导致其需要不同类型的照护服务。发展长期照护，往往要求建立从家庭到社会，中间包括日间照料机构、护理院、康复中心、姑息治疗机构等一系列适应各类需求的社会服务设施。

（四）照护服务的综合性

由于失能老人常常处于患病与生活能力受损交互影响的状态中，因而单一的生活照料或保健服务并不能满足他们的需要。失能老人需要的是集卫生保健和生活照料于一体的综合服务。[①] 所以，应当将社会服务与医疗服务整合起来，形成综合性的长期照护服务供给体系。

三、老年人长期照护的类型

（一）非正式照护与正式照护

依据长期照护的性质，可将之分为非正式照护与正式照护。非正式照护是指老年人主要依靠家人、亲戚、朋友、邻居等非正式支持者提供长期照护。其具有介入方式灵活、情感色彩浓厚、非专业化等特点。正式照护是指老年人主要依靠那些与自己无血缘关系、亲缘关系或道德责任，在公私立服务机构就业的工作人员提供照护，如老年公寓、护理院等对老人提供的半开放的或封闭的照护服务。正式照护具有规范化、成本高、专业化、有偿供给等特点。

---

① 裴晓梅、房莉杰：《老年人长期照护导论》，社会科学文献出版社 2010 年版，第 3 页。

（二）家庭照护与社会照护

依据长期照护的来源，可将之分为家庭照护与社会照护。在很多研究中，非正式照护常常对应于家庭照护，社会照护常常对应于正式照护。家人通常是非正式支持系统的核心力量。家庭照护是人类社会自然形成的、长期沿袭的照护模式。社会照护是人类进入工业社会以后逐渐形成的，是社会转型与社会分工的产物。

（三）居家照护、社区照护、机构照护

依据长期照护的地点，可将之分为居家照护、社区照护和机构照护。居家照护是在西方国家倡导"就地老化"的背景下，为弥补家庭照护的不足而产生的。选择居家照护意味着老年人可以在自己家中获得专门服务，行动相对自由，并可享受亲情与友情，因而被视为最人性化的照护方式。不过，需要指出的是，居家照护并不等于家庭照护，因为居家照护的地点虽然也在家中，但服务提供者却可能来自专业机构。可见，居家照护是综融性的，是非正式支持与正式支持的结合。在学术研究中，居家照护有广义和狭义之分。广义上的居家照护包括户内和户外两种形式，狭义上的居家照护通常仅仅指入户服务。

社区照护，既可以是"由社区照护"，又可以是"在社区照护"，可见，其与居家照护存在着重合的部分。与此类似，很多服务机构是在社区中或者是由社区建立的，因而机构照护与社区照护也存在着重叠的部分。总之，居家照护、社区照护、机构照护之间的界限并非是泾渭分明的。依据服务地点所做的类型划分并不意味着老年人长期照护需求可以被人为地分割开来。

综合学界的观点，我们对老年人长期照护的类型进行了总结。从表0-4可见，老年人长期照护主要包括4种模式：家庭照护、居家照护（狭义上的）、社区照护、机构照护。每种照护类型在服务性质、服务地点、服务内

容、服务提供者等方面均存在一定的差异。

从服务性质看，家庭照护是非正式的，社区照护与机构照护是正式的，而居家照护是介乎二者之间的；从服务地点看，家庭照护与居家照护是在老年人的家中，而社区照护与机构照护则是在家庭之外的相关场所；从服务提供者看，家庭照护依靠老年人的家人与亲友，社区照护与机构照护依靠护理员、医生、护士等专门人员，居家照护通常是二者的结合；从服务内容看，老年人长期照护涉及日常生活安排、行动协助、精神慰藉、保健护理等事项，既是一种专业化服务，也是一项劳务密集型工作。

可见，单一的照护类型往往难以满足老年人的需要。正因为如此，近年来，世界卫生组织一直呼吁整合家庭、社区、机构等资源，① 实现老年人长期照护的多元递送。虽然目前我国老年人的长期照护仍较多倚重家庭，但可以预见，随着长期照护政策的不断完善、老年人及其家庭经济条件的改善、社会化照护方式的发展，老年人的选择必然会更加多样，长期照护的类型必将趋于多元。

表 0-4　老年人长期照护的基本类型

性　质	类　型	地　点	主要照护内容	服务供给者
非正式支持	家庭照护	家庭	生活协助、健康照顾、精神慰藉、代办事务等	亲属、朋友、邻居
综融性支持	居家照护	家庭	家务处理、医疗处置、精神慰藉、个人护理、居所改造等	亲属、朋友、邻居、机构工作人员
正式支持	社区照护	社区	白天托养、短期照料、膳食供应、康复护理、文体活动	托老所、日间照料中心、社区老年服务中心等
正式支持	机构照护	机构	生活照料、个人护理、康复训练、文体娱乐、临终关怀等	养老院、护理院、临终关怀机构等

---

① WHO. *Health Systems: Improving Performance*. Geneva，2000，p. 8.

第三节 研究问题：长期照护服务主体与服务组合

长期照护是一个包含内容最复杂、最丰富、异质性最强的政策领域。[①]目前，学术界关于长期照护的讨论主要涉及资金筹集（长期护理保险）、服务供给、人才培养、质量监控、政策设计等问题（见图 0-1），是一项复杂的系统工程。本书主要关注的是服务供给问题。因为在笔者看来，无论是制定政策、筹集资金，还是培养人才、监管机构，其落脚点都是如何有效地供给长期照护服务，以回应老年人口的实际需要。当然，服务供给不是孤立存在的。对于服务供给问题的讨论常常要与其他问题结合起来，尤其是政策设计问题。

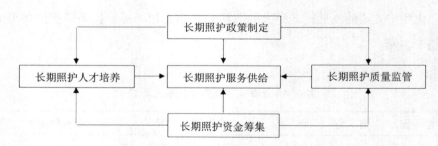

图 0-1 老年人长期照护制度建构的主要内容

理论上说，老年人长期照护服务供给又内在地包含着几个相互关联的议题：第一，老年人需要什么样的长期照护服务，或者说老年人的长期照护需要是什么？第二，老年人从哪里获得长期照护服务？服务供给者有何特点与功能？第三，老年人获得的长期照护服务是怎样的？其在多大程度上满足了老年人的需要？第四，如何有效地供给长期照护，以使其在量与质两个方面

① A. Osterle, *Equity Choice and Long-term Care Policies in Europe: Allocating Resources and Burdens in Australia, Italy, the Netherlands and the United Kingdom.* Aldershot: Ashgate, 2001, p. 2.

更贴合老年人的实际需要？为此，本书将主要内容分解为三个方面：

第一，对长期照护需要与供给的分析是研究的前提，也是展开讨论的基础。综观长期照护的发展历史，无论是主张机构照护，还是倡导社区照护、居家照护，其核心议题都是如何让服务供给更有效。确立"以需要为本"的服务模式是当前长期照护发展的内在要求。为此，本书将通过社会调查反映老年人的长期照护需要，并评估其需要满足的程度与效果，以期呈现当前老年人长期照护服务存在的主要问题。

第二，对于服务主体的探查将是本书的重点。因为服务主体是长期照护的供给者，其所拥有的照护资源、照护能力等将直接影响服务供给的过程和品质。从全球趋势看，老年人长期照护服务主体都呈现出"从单一到多元"的发展趋势。在传统社会，家庭是长期照护的主要供给者。工业革命以后，政府开始承担福利供给责任。20 世纪中叶以来，营利机构、非营利组织逐渐发展成为服务供给主体。但是，不同的服务主体往往具有不同的特性与功能，其供给长期照护的动机是有差异的。为此，本书将从理论和实证两个层面分析老年人长期照护服务主体的构成、性质、优势与不足，以厘清其在服务供给中的角色与功能。

第三，探讨服务组合将是本书的难点。从长期照护的特点看，基于老年人的服务需要，将不同的服务内容整合起来、将不同的服务主体组合起来，是改善长期照护服务供给的必然要求。从各国实践状况看，联结各服务主体，优化服务主体的关系，发挥服务主体的优势，采取灵活多样的供给模式正是当前老年人长期照护实践探索的重点课题。为此，本书将基于对老年人长期照护服务需要和服务供给存在问题的分析，结合我国长期照护的发展实际，着眼于服务主体的特性，探讨服务组合的理论、模式与策略，以厘清老年人长期照护服务供给的发展思路。

第四节　研究意义

一、理论意义

在老年人长期照护制度的建构过程中，如何促进服务有效供给始终是一个核心议题。20 世纪 80 年代以来，随着新公共管理、公共物品供给、福利多元主义等理论的提出，西方学者对于老年人长期照护问题展开了热烈的讨论。强化政府的规划、引导与监管职能，挖掘市场、社会、家庭等主体的福利供给能力已成为基本共识。在过去的三十多年时间里，西方学者深入探讨了长期照护体系的构成、照护主体之间的关系、影响照护供给的因素等主要议题，提出了非正式支持理论、安德森模型与照护关联的生存质量理论等。此外，研究者还运用福利多元主义理论、需要理论等对老年人照护问题进行阐释，取得了较为丰硕的研究成果。

与之相比，国内学界对老年人长期照护问题的研究尚显不足。相关研究较多关注于老年人的收入保障，在探讨服务供给问题时也未特别关注失能老年人这一特殊群体。但事实上，失能老年人是最可能、最急需使用社会化养老服务设施的。而随着老龄化的加快发展，加之经济条件的改善与医疗技术的进步，必然会有越来越多的高龄老人、失能老人、独居老人需要获得长期照护服务。当下，中国的老年人问题不仅仅涉及收入维持、医疗保健，还必须着手构建与经济社会发展相适应的、能够回应老龄化进程的长期照护服务体系。为此，我们应当了解老年人的照护需要及服务获得情况，应当考察服务供给主体的特性、优势、不足，并据此探讨如何改善服务供给等问题。本书将描述老年人长期照护需要及需要满足情况，分析社会转型背景下各照护主体的行动特点和价值取向，并探讨服务组合的理论与策略问题。在研究中，既强调理论视角的选择，也注重理论分析的过程，以期为老年人长期照护制度的建构提供理论支持。

二、实践意义

21 世纪以来，我国的人口老龄化呈现出不断加快的趋势。"十二五"期间，我国迎来了一次老龄化的小高峰，年均增加 860 万老年人，老年人口占比年均上升 0.6 个百分点。据预测，2022—2030 年，我国将出现第二个老年人口增长高峰，届时，每年将新增老年人口 1260 万人，平均每天有 3.5 万人步入花甲之年。① 21 世纪上半叶，我国老年人口将一直处于增长态势。在这股势不可挡的"银发浪潮"中，失能老人的增长令人担忧。"不怕年老，就怕躺倒"，因为一旦失能，任何人都必须无条件地依赖他人。失能不仅直接影响老年人的生存质量，也关乎数以亿计的中国家庭的日常生活。据统计，2010 年我国失能老人约为 3300 万，其中完全失能老年人已超过千万。② 2015 年我国失能老人已突破 4000 万，占老年人口的比例接近 2 成。有学者指出，2030 年前后，随着失能老年人所占比例的逐年上升，我国将会进入老龄化各种矛盾的爆发期。③ 一方面是长期照护的刚性需求在快速上升，另一方面是现有的服务体系不完善、供给能力不足，因而迫切要求对老年人长期照护做出制度性安排。

近年来，我国政府虽然将加快养老服务体系建设、优先发展社会养老服务作为新时期老龄工作的重点，并提出了建立"以居家养老为基础、社区养老为依托、机构养老为支撑"的发展思路，但是，如何挖掘分散在家庭、市场、社会中潜在的照护资源，如何把各服务主体整合到一个连续的、灵活的供给体系中，并没有确定的模式和现成的经验。事实上，不同的服务主体往

---

① 党俊武：《老龄社会的革命——人类的风险和前景》，人民出版社 2015 年版，第 33 页。

② 张恺悌：《"全国城乡失能老年人状况研究"新闻发布稿》2011 年 3 月 1 日，见 https://max.book118.com/html/2018/0525/168479895.shtm。

③ 陈友华、徐愫：《中国老年人口的健康状况、福利需求与前景》，《人口学刊》2011 年第 2 期。

往具有不同的功能、优势与不足，只有将服务主体的特性与服务对象的需要相匹配，形成灵活多样的服务组合模式，服务供给才有可能是有效率的、有品质的。由于多种因素的共同作用，长期照护既不可能由家庭独自承担，也不可能完全依赖国家或走市场化道路。其要求根据不同层次的照护需要合理配置照护资源。本书将基于实证研究分析老年人长期照护需要及服务供给状况，探查服务主体的特性，因而有助于在实务层面提出服务组合的模式与策略。同时，本书还将对发达国家的实践经验进行梳理，因而具有重要的实践价值。

第五节　研究假设与研究方法

一、主要概念

（一）失能老年人

长期照护的对象通常是生活不能完全自理的人士，他们或因罹患慢性疾病而行动不便，或因年事已高而身体虚弱，或因身心功能残障而无法独立生活，而"老年人往往占了此类人中的绝大多数"。[1] 正因为如此，大多数OECD国家在定义长期照护时都强调服务对象的虚弱性和依赖性，认为他们是日常生活需要别人协助的人。[2] 尽管研究者常常笼统地论及老年人长期照护问题，但研究对象通常指向的是"失能老年人"这一群体。本书也是如此。为了便于表述，本书有时也会以"老年人"笼统代之。据世界卫生组织推估，在生命晚期，人们需要长期照护的时间平均为 7—9 年。国内相关研究推算出老年人的失能时间约为 5 年。[3] 换言之，对于绝大多数老年人而言，

---

[1]　裴晓梅、房莉杰：《老年人长期照护导论》，社会科学文献出版社 2010 年版，第 2 页。

[2]　Henri de Castries, *Ageing and Long-Term Care：Key Challenges in Long-Term Care Coverage for Public and Private Systems*, http：//ideas. repec. org/a/pal/gpprii/v34y2009i1pp. 24–34. html。

[3]　张立龙、张翼：《中国老年人失能时间研究》，《中国人口科学》2017 年第 6 期。

在晚年期的某个阶段，失能难以避免，差异仅仅是时间长短不同而已。功能受损使老年人产生了对长期照护的现实需要。可见，"长期照护"总是内在地与"失能老年人"联系在一起。

所谓失能老年人，即日常生活能力受到损伤，需要由他人提供生活照料、身体护理、精神慰藉等支持的 60 岁以上的人口。对于失智老人，本书也将之纳入失能老人的范畴，因为失智症一般是不可逆的，认知功能的退化会损害老年人的日常生活能力，使其不得不依赖他人。而且，认知功能退化得越严重，老年人的失能程度就越深，对他人的依赖也就越多。失能老年人是老年人口中的特殊群体。与罹患急症的老年人相比，他们的身心功能虽然趋于衰退，甚至需要长期服用药物，但并不需要过多占用医疗资源，因此不能将他们等同于病人。当然，他们虽然具有一定的生活能力，但对他人存在一定程度的依赖性，需要照顾者协助饮食起居，并提供一定的康复保健服务，因此，也不能将他们等同于一般老年人或健康老年人。总之，失能老人需要的是综合性的、跨专业的长期照护，以维持其基本的生存品质。

在实证研究部分，本书主要根据医学模式，运用 ADL 量表对"失能"进行测量。在老年学研究中，日常生活能力评估是最常用的，也是评估长期照护需要的理想指标。[①] 测量时，本书采取 3 级评分制："完全没问题"计 0 分，"需要帮助"计 1 分，"根本不能做"计 2 分。从单项看，0 分为正常，1 分为功能下降，2 分为功能丧失。从总分看，ADL 得分应处于 0—28 分之间。参照一些研究者的做法，本书将老年人日常生活能力划分为 3 级：轻度失能（ADL 得分 2—10 分）、中度失能（ADL 得分 11—19 分）、重度失能（ADL 得分 20—28 分）。

（二）长期照护服务需要

关于服务（severs），学术界的定义大约有几十种，且大多从营销的角度

---

① 吴老德：《高龄社会理论与策略》，新文京开发出版有限公司 2003 年版，第 348 页。

加以界说。不过，尽管众说纷纭，但研究者们也都认同"服务"的一般性特点，如服务的无形性、品质的差异性、不可贮存性等。他们强调，服务体现的是一种"关系"、服务的对象是"人"、服务是一个"系统"。在社会科学研究中，人们往往将"服务"操作化为相关的具体行为，且较多关注这些行为的后果，如服务对象在客观上所获得的支持、在主观上所获得的体验等。本书也从客观与主观两个层面对"服务"进行操作化，其中，客观层面主要是服务的类别与内容，主观层面主要是老年人对于服务获得的评价。

关于需要（need），研究者指出其是"有机体在内外条件的刺激下，对于某些事物感到缺乏而力求获得满足的心理倾向性"。[①] 一般说来，需要的形成应具备两个条件：一是个体对某种外在客体的缺乏；二是个体主观上有明确的获得期望。老年人长期照护服务需要是指老年人因为日常生活能力受损，力图得到他人提供的生活照料、身体护理、精神慰藉等服务的心理倾向性。在实证研究部分，本书主要通过询问相关问题，对"需要"进行操作化。失能老年人如果回答"是"，计 1 分，如果回答"否"，计 0 分。本书测量了由家庭照护的失能老人、由机构照护的失能老人的服务需要得分。

（三）长期照护服务供给

供给（supply），原本是一个经济学概念，指"在一定时期内，在各种可能的价格条件下，生产者愿意而且能够出售的某种商品的数量"。[②] 一般说来，供给的实现是供给意愿和供给能力相统一的产物。有意愿、无能力，或者有能力、无意愿，都不能形成真正意义上的供给。在社会科学研究中，人们往往结合需求问题讨论供给，并强调供给是对需求的回应。

由此，长期照护服务供给可以界定为非正式照顾者与专业人员愿意且有能够为缺乏自我照顾能力的老年人提供的长期性的生活、护理和社会支持服

---

① 于文湖、牟文谦：《人的需要和人的全面发展的互动关系探微》，《改革与战略》2012年第 1 期。

② 李超民、伍山林：《西方经济学》，上海财经大学出版社 2015 年版，第 25 页。

务，以满足其需求，提升其生活品质。在实证研究部分，本书测算了服务供给得分，并与服务需要得分相对照，以评估失能老年人的需要满足情况。除了对服务供给进行定量评估外，本书还询问了失能老年人对家庭照护、机构照护的总体评价，并对失能老人的生活满意度进行了测查。

（四）长期照护服务主体

一般说来，主体是与客体相对应的范畴，是指对客体有认识和实践能力的人。在讨论老年人长期照护时，客体是长期照护服务，主体是长期照护服务的供给者，即为老年人提供长期照护服务的组织、单元、个人。按照福利多元主义的观点，结合我国的实际，老年人长期照护服务主体主要包括政府（公共部门）、市场（营利组织）、第三部门（非营利组织）、家庭（非正式部门）。通过这些组织，长期照护服务得以投递给有需要的老年人。

（五）长期照护服务组合

面对人口老龄化，创新服务供给模式，实施服务组合应该是老年人长期照护的重点。服务组合的立足点是回应老年人的长期照护需要，落脚点是改善长期照护服务品质。本书对服务组合的讨论将在狭义与广义层面展开。狭义上，服务组合是指在一定的规则、条件和资源约束下，基于老年人的长期照护需要，动态组织服务递送的模式及其过程。广义上，探讨服务组合还要涉及服务主体的责任与结构、服务设施的联结与整合、服务内容的选择与组合、服务方式的调整与改革等问题。

二、研究假设

假设1：受现实国情的推动和西方福利国家改革的影响，我国老年人长期照护服务正朝着多元模式发展，但政府、家庭、非营利组织、营利组织等服务主体复合供给长期照护尚处于发展初期。

假设2：失能老人所需要的照护服务是长期的、持续的、专业化的、综合性的、人性化的，单一的服务主体或服务供给模式难以胜任。

假设3：受政策制度不健全与服务体系不完善等因素的制约，各服务主体在供给长期照护服务时未能协同行动，实现优势互补，进而导致当前我国老年人长期照护服务供给效果不尽如人意。

假设4：基于供需双方的实际情况，借鉴先行国家和地区的成功经验，实施灵活多样的服务组合，能够更有效地供给长期照护服务。

三、研究方法

（一）资料搜集方法

第一，文献整理法。文献整理的内容主要包括老年政策法规、官方发布的统计数据与公报、老龄工作年鉴、国内外相关学术论文、研究专著、研究报告、新闻报道等，目的是了解学术界关于本书已经取得的成果，了解政府政策制定及其实践情况。

第二，问卷调查法。本书对已经失能，由家庭、机构提供长期照护服务的老年人进行问卷调查，目的是了解他们的生活状况、健康状况、长期照护需要及需要满足情况，及其对于照护服务的总体评价等。此外，本书还对家庭照护者、机构负责人进行了问卷调查，目的是探查作为服务主体的家庭、非营利组织提供长期照护的价值基础、行动逻辑、对照护服务的认知/感受，以及照护服务遇到的困难等。

第三，访谈法。本书对居住在家中并使用政府购买服务的老年人、使用社区照护的老年人进行了结构式访谈，目的是了解相关老年社会福利政策的执行情况，居家照护与社区照护的内容，以及老年人服务需要的满足情况。此外，本书还对机构负责人、护理员、民政干部、老年协会负责人等进行了非结构式访谈。目的是了解服务主体的运营情况、服务内容、行动逻辑等。

（二）资料分析方法

第一，统计分析。对问卷调查所获得的数据进行统计分析，以描述失能老年人的生活状况、服务需要、长期照护状况等，探讨服务主体的照护行为、照护动机，分析相关变量之间的关系。

第二，定性研究。本书对于定性研究法的运用主要涉及访谈资料、研究文献、政策文件等相关资料的处理。采用的具体方式主要有归纳法、图表法、举例说明法、历史研究法、比较分析法等。总之，本书力图做到定性与定量研究相结合，规范分析与实证研究相结合。

第六节　研究思路与内容安排

一、研究思路

总的说来，本书大致按照"老年人长期照护服务主体有哪些"——"失能老人需要什么样的长期照护？哪些服务主体为其供给长期照护？"——"各类长期照护服务供给效果如何、存在哪些问题"——"各服务主体为何供给长期照护服务"——"如何通过服务组合促进长期照护的有效供给"这一思路探讨研究议题。为此，本书将回顾我国老年人长期照护服务主体的演进历程，分析老年人长期照护需要及其满足情况，探讨服务主体的行动逻辑与价值选择，归纳老年人长期照护存在的问题，梳理我国境外老年人长期照护服务的经验，并探查服务组合的理念与策略。

二、内容安排

围绕研究问题，按照研究思路，本书将内容架构安排如下：

开篇为"导论"。本部分首先描述了研究开展的背景，说明了研究所涉

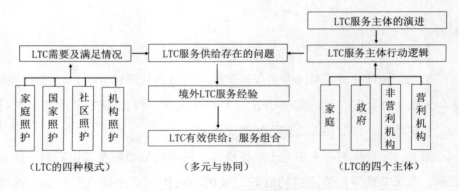

图 0-2　研究思路说明

及的问题领域和具体议题，阐述了研究意义，并对主要概念、研究方法、研究思路等做了说明。

第一章为"文献回顾"。本部分围绕老年人长期照护服务需要、老年人长期照护服务主体、老年人长期照护服务供给、老年人长期照护服务改善等4个议题，分别梳理了欧美学者、东亚学者、国内学者的研究成果，并对国内外研究的特点、成绩与不足进行了简要的评价。

第二章为"理论基础"。本部分交代了研究所涉及的主要理论，其中，老年人社会支持理论主要关注长期照护服务的来源、性质，以及服务主体的特点；需要满足理论主要关注老年人的共性问题，并讨论满足需要的途径；公共物品供给理论主要关注老年人长期照护服务的特性与生产机制；福利多元主义理论与福利治理理论主要关注服务供给主体的构成、角色与关系。

第三章为"历史回溯：我国老年人长期照护服务主体的演进"。本部分主要回顾了不同历史时期我国老年人长期照护服务主体的构成及其供给服务情况，分析了服务主体演进的原因与特点。该部分从宏观上呈现了老年人长期照护服务主体的构成情况，在本书的整体框架中，其主要作用在于回应研究假设1。

第四章为"现实考察：老年人长期照护服务需要与需要满足"。本部分以社会调查资料为基础，描述了失能老年人的基本情况、服务需要、需要满足情况。分析了老年人长期照护服务供给存在的问题，特别探讨了单一主体供给服务模式存在的弊端。该部分是研究的重点，在本书的整体框架中，其主要作用在于回应研究假设2。

第五章为"多维解析：老年人长期照护服务主体探查"。该部分是研究的重点。本部分将结合实证调查资料，分析老年人长期照护服务主体的构成、性质、优势与不足，分析各服务主体的行动逻辑。在本书的整体框架中，该部分的主要作用在于回应研究假设3。

第六章为"理性借鉴：境外老年人长期照护经验分析"。本部分将选择欧美和东亚具有代表性的国家或地区，梳理其老年社会福利制度改革的导向与政策，总结其老年人长期照护服务供给的经验与启示，特别关注其在服务主体的责任分担、关系重构、服务组合等方面的做法，从而为第八章讨论相关问题奠定基础，并部分回应研究假设4。

第七章为"改善之策：老年人长期照护服务组合探讨"。本部分将基于现实国情、国际经验、老年人的资源禀赋等因素，讨论我国老年人长期照护服务主体的责任与结构、服务设施的联结与整合、服务内容的选择与组合、服务方式的调整与改革、服务递送的模式与策略等问题。该部分是研究的难点，在本书的整体框架中，其主要作用在于回应研究假设4。

第八章为"结语"。本部分将从总体上总结本书观点，指出研究的不足之处，讨论未来研究的方向与议题。

第一章　文献回顾

文献回顾的目的是通过呈现相关的研究成果与结论，为即将开展的研究提供基础。关于老年人长期照护问题的研究，国内外学术界都已经积累了一定的成果。但由于经济水平、社会发展、文化传统的不同，以及所面临的老龄化情势的差异，研究所呈现出的主要样态也不尽相同。本章首先回顾了欧美国家的研究，因为欧美国家最早建立了社会福利体系，更早迎接了人口的老龄化，其研究的议题更多样，更有深度。然后，本章梳理了东亚学者的研究成果，从中可以看出东西方社会的一些差异。接着，本章重点回顾了国内学术界的研究概况。最后，笔者对既有研究进行了简要的评价。

第一节　欧美学者关于老年人
长期照护服务的研究

战后三十年，发达国家在经济增长较快、政治环境相对和平的背景下，大力发展社会福利制度，使大量人口被社会福利体系所覆盖。作为弱势社群，老年人的经济保障、医疗保健、社会服务等问题也受到了较多的关注。由于较早迎接了人口老龄化，发达国家也成了老年人长期照护制度的设计者和实践者。

从理念看，欧美国家对老年人口的照护服务大致经历了一个从家庭到机构再到家庭/社区的过程。正如苏珊·特斯特所说，20 世纪 60 年代，将老人安置在专业机构进行照料，曾被视为一剂灵丹妙药，但到了 70 年代中晚期，老人照顾政策出现了转折。[①] 面对"福利国家危机"，西方国家基于经济的、政治的、人文的等方面的原因，开始发展社区照顾。让老年人"就地老化"（aging in place），发展混合的福利经济（mixed welfare economy）逐渐得到了认同。对于实务领域中发生的变化，学术界也做出了积极回应。这里，主要依据 20 世纪 80 年代以来的相关成果进行综述，以期大体呈现研究概貌。

一、分析老年人长期照护服务需要

总的看来，学者们对此问题的探讨主要从三个方面展开。第一，推估老年人口中有多少人需要长期照护。美国学者 Cantor & Little 认为老年人中约有 60% 是健康的、能自理的，另有 30% 和 10% 分别是中度衰弱老人（moderately impaired elderly）和极度衰弱老人（frail impaired elderly）。[②] 也就是说，大约有 40% 的老年人需要长期照护。也有研究者认为不同年龄段的老年人面临着不同的失能风险，在 65 岁以上人口中，部分失能老人约为 15%；在 75 岁以上人口中，部分失能会达到 25%；而到了 80 岁以上，失能率和重度失能的比例将会显著增加。[③] 这一观点也在其他的研究中得到了印证。例如 WHO 指出，在美国，一个人需要长期照护的概率在 65—74 岁期间约为 17%，而到了 85 岁以上则会升至 60%。Scott & Elstein 研究发现，有超过 40% 的美国老年人期望在生命的某些时段使用护理之家提供的长期照护服务。他们预测，2030 年美国的老龄化水平将会达到 20% 左右，届时，长期照

① ［英］苏珊·特斯特：《老年人社区照顾的跨国比较》，周向红、张小明译，中国社会出版社 2001 年版，第 221—223 页。

② M. Cantor, & V. Little, "Aging and Social Care", *In Handbook of Aging and Social Sciences*, R. H. Binstock, E. Shanas, (eds.), New York: Van Nostrand Reinhold, 1985, p. 756.

③ J. Pacolet, R. Bouten, H. Lanoye, et al., *Social Protection for Dependency in Old Age: a Study of the 15 EU Member States and Norway*, Aldershot: Ashgate, 2000, p. 31.

护的供给压力将非常大。① Brown & Finkelstein 也有类似看法，他们指出，大约 35%—49% 的美国老年人会使用护理之家提供的长期照护服务。②

牛津大学的研究团队指出，人口老龄化会导致长期照护需求的不断增长。随着年龄的增加，老年人的失能概率将呈现出明显上升的趋势。80 岁以后，老年人的失能率会达到 40%—50% 以上，其中女性老人的失能情况更为严重。他们预测，未来英国会有越来越多的功能依赖型老人需要获得长期照护。③ 世界卫生组织发现，挪威 80 岁以上人口中有 25% 住在疗养院中，由专业人员提供长期照护。④ 但它同时也提醒说，只衡量机构情况，不足以评估老年人的照顾需求，因为有很多慢性病人和残疾人主要依靠家人提供长期照护。苏珊的研究支持了 WHO 的观点，她发现，尽管工业化国家在讨论老年人照顾问题时依然较多关注机构照护，但事实上，绝大部分照护服务（大约 75%—80%）都是由非正式支持者提供的。⑤

第二，分析老年人需要什么样的长期照护。Cantor & Little 研究发现：不同年龄段的老年人有不同的服务需要。65—75 岁的老年人最需要的是老人中心、午间聚餐、成人教育、志愿服务的机会；75—85 岁老年人主要需要日常生活照顾、家庭杂事的处理、购买日常用品、交通接送；85 岁以上的老年人的需求重点是到宅服务、个人照顾服务、临托服务。⑥ Baldock 认为由于人类平均寿命趋于延长，80 岁及其以上人口往往最需要长期照护，但他们一般更

---

① J. C. Scott, P. Elstein, "Research in Long-term Care: Issues, Dilemmas, and Challenges from the Public Purchaser's Perspective", *Medical Care*, Vol. 42, No. 4 (2004), pp. 11-18.

② J. R. Brown, A. Finkelstein, "The Private Market for Long-term Care Insurance in the United States: a Review of the Evidence", *Journal of Risk and Insurance*, Vol. 76, (2009), pp. 5-29.

③ P. Ovseiko, *Long-term Care for Older People*, March, 2007, http://www.ageing.ox.ac.uk/ageinghorizons.

④ WHO. *Long-Term Care Laws in Five Developed Countries: A Review*, Geneva, 2000, p. 5.

⑤ ［英］苏珊·特斯特：《老年人社区照顾的跨国比较》，周向红、张小明译，中国社会出版社 2001 年版，第 11 页。

⑥ M. Cantor, & V. Little, "Aging and Social Care", In *Handbook of Aging and Social Sciences*, R. H. Binstock, E. Shanas, (eds.), New York: Van Nostrand Reinhold, 1985, pp. 757-759.

希望在家中得到帮助。① Gunnarsson 对瑞典老人的深度访谈揭示：受访老人对"内部照顾者"认可度很高，他们希望失能后仍然能够依靠子女提供长期照护。② Bihan & Martin 也指出，很多欧洲国家都为社区照护、居家照护提供了政策性支持，使得老年人有望在家中获得长期照护，因而绝大多数老人都首选居家照护。③

第三，分析影响长期照护需要的因素。研究者对于该问题的探讨较多受到安德森模型（Andersen Model）的影响。20 世纪六七十年代，美国学者安德森及其研究团队在一系列有关医疗服务使用的研究中提出并完善了"医疗服务使用行为模型"（简称"安德森模型"）。该模型认为有 3 类因素影响人们对医疗服务的使用：一是前置性因素，如性别、年龄、婚姻、教育程度、职业、宗教、健康观念等；二是使能性因素，如经济收入、家庭人口、有无医疗保险等；三是疾病性因素，如临床诊断结果、个人对疾病的主观感知等。有些学者在研究中对安德森模型进行了修正，例如 Bass 将认知功能障碍，Calsyn & Roades 将躯体功能障碍加入疾病性因素中，结果发现功能障碍严重者会较多使用正式支持。④ Miller & Weissert 对老年人选择护理之家的原因进行了分析，发现日常生活自理能力 ADL、先前在护理之家的居留情况、护理之家床位供给等都会影响老年人的选择，他们将影响因素归纳为 4 类：前置性因素、使能性因素、需要性因素、使用性因素，⑤ 从而对安德森模型

---

① J. Baldock, "Social Care in Old Age: More Than a Funding Problem", *Social Policy & Administration*, Vol. 31, No. 1（1997），pp. 73-89.

② E. Gunnarsson, "The Welfare State, the Individual and the Need for Care: Older People's Views", *International Journal of Social Welfare*. Vol. 18, No. 3（2010），pp. 252-259.

③ BL Bihan, C. Martin, "Reforming Long-term Care Policy in France: Private-Public Complementarities", *Social Policy & Administration*, Vol. 44, No. 4（2010），pp. 392-410.

④ 吴淑琼：《建构长期照护体系先导计划（第二年计划）》，台湾行政院社会福利推动委员会长期照护专案小组 2002 年编印，第 29 页。

⑤ EA. Miller, WG. Weissert, "Predicting Elderly People's Risk for Nursing Home Placement, Hospitalization, Functional Impairment, and Mortality: A Synthesis", *Medical Care Research and Review*, Vol. 57, No. 3（2000），pp. 259-297.

进行了补充。

也有一些研究者关注到照顾者对服务需要的影响。他们发现，承受着较高照顾负荷的照顾者常常会将老人送入机构。压力大会促使照顾者使用居家护理、居家助理服务。[①] 还有其他一些研究揭示，丧偶、与子女接触少、独居、文化程度高、认知缺陷、获得政府经济支持等因素会促使老年人使用正式服务。[②] 欧康诺的研究指出，如果照顾者感到服务使用会威胁到自我胜任感、干扰个人和家庭生活的隐私，就会倾向于不使用正式服务。[③] Boisaubin 等人通过深度访谈发现，老人及家人虽然倾向于住在家中，但最终选择何种照护方式往往受到照护成本的影响。[④] 总之，研究者认为影响照护需要的因素有很多，既有宏观层面的人口结构老化、社会福利制度等因素，也有微观层面的主观偏好、失能情况、资源条件等因素。

二、剖析老年人长期照护服务主体

老年人长期照护往往通过家庭、社区、机构三个平台进行投递，因而既有的关于照护主体的研究也常常围绕三者展开。Cantor & Little 较早对老年人的社会支持系统进行了深入研究，并将之分为正式支持和非正式支持两种形式。他们将非正式支持体系划分为亲属、朋友和邻居三个部分，认为家庭成员提供的照护是老年人长期照护的核心。[⑤] Pelham & Clark 研究指出，影响

---

① DM. Bass, LS. Noelker, "The Influence of Family Caregivers on Elder's Use of In-home Services: an Expanded Conceptual Framework", *Journal of Health and Social Behavior*, Vol. 28, No. 2 (1987), pp. 184-196.

② MJ. Penning, "Cognitive Impairment, Caregiver Burden and the Utilization of Home Health Services", *Journal of Aging and Health*, Vol. 7, No. 2 (1995), pp. 233-253.

③ DL. O'Conner, "Supporting Spousal Caregivers: Exploring the Meaning of Service Use", *Families in Society*, Vol. 76, No. 5 (1995), pp. 296-305.

④ EV. Boisaubin, A. Chu, JM. Catalano, "Perceptions of Long-Term Care, Autonomy and Dignity, by Residents, Family and Care-Givers: The Houston Experience", *The Journal of medicine and philosophy*, Vol. 32, No5 (2007), pp. 447-464.

⑤ M. Cantor, V. Little, "Aging and Social Care", In *Handbook of Aging and Social Sciences*, R. H. Binstock, E. Shanas, (eds.), New York: Van Nostrand Reinhold, 1985, p. 756.

家庭照护质量的主要因素是照顾者的意愿与能力。① Marcia & Alfred 发现，配偶有照护能力时通常不会使用其他形式的服务。女性照顾者抗压能力较强，男性照顾者偏好通过使用正式支持来增强自己的照顾能力。② Qureshi & Walker 认为，家庭照护虽然可以让老人享受家庭温暖，且成本较低，但存在着性别不平等、危及家庭关系等弊端。③ Brickell 指出，一些文献对于"家庭高尚情感"夸大其词，忽略了有些家庭环境可能充满了紧张和冲突。④

近年来，欧美发达国家积极倡导福利多元主义，并将之作为老年照护政策改革的重要举措。在这一背景下，很多学者重新开启了对家庭照护的研究。Spillman & Pezzin 的研究发现，在美国，配偶及成年子女为失能老人提供了所需照顾的 80%。⑤ Pickard 指出，在英国，老人们对非正式支持的依赖高于正式支持。80%老人主要依靠非正式照顾。⑥ Kröger 考察了多个欧盟成员国，发现在所有国家中，非正式照顾者都提供了照顾服务的大部分。⑦ 可见，家庭在长期照护中的地位是非常重要的。正是基于上述认识，世界卫生组织于 2000 年、2003 年分别通过了《建立老年人长期照顾政策的国际共识》《长期照护主要政策议题》，强调正式照顾应当支持而不是取代非正式照护，呼吁学术界将家庭及非正式照护的角色、家庭的支持机制等作为研究

---

① AO. Pelham, WF. Clark (eds.), *Managing Home Care for the Elderly*, New York: Springer, 1986, pp. 35-36.

② G. Marcia, P. Alfred (eds.), In *Home Care for the Older People*. CA: Sage, 1992, p. 66.

③ H. Qureshi, A. Walker, "Caring for the Elderly People: the Family and the State", In *Aging and Social Policy: a Critical Assessment*, C. Phillipson, A. Walker, (eds.), London: Gower, 1986, p. 139.

④ K. Brickell, "'Mapping' and 'Doing' Critical Geographies of Home", *Progress in Human Geography*, Vol. 36, No2 (2012), pp. 225-244.

⑤ BC. Spillman, LE. Pezzin, "Potential and Active Family Caregivers: Changing Networks and the 'Sandwich Generation'", *The Milbank Quarterly*, Vol. 78, No. 3 (2000), pp. 347-374.

⑥ L. Pickard, "Carer Break or Carer-blind? Policies for Informal Carers in the UK", *Social policy and administration*, Vol. 35, No. 4 (2001), pp. 441-458.

⑦ T. Kröger, "Comparative Research on Social Care: The State of the Art. Social Care", Project 1 (Contract No. HPSE-CT-1999-00010), February, 2001.

课题，倡导成员国出台相关政策，支持家庭照顾者。

　　发达国家在发展老年人长期照护之初是比较推崇机构照护的，但随着实践的发展，人们发现院舍照护模式存在着老年人与社会隔绝、服务与管理不够人性化等问题，特别是其成本很高，使得各国政府都面临着较大的财政支付压力。20 世纪 70 年代后，研究者开始关注机构照护的改革问题。他们呼吁发展社区照护，让老年人在熟悉的环境中获得长期照护。Bayley 将社区照顾分为"在社区照顾"和"由社区照顾"，[1] 前者强调服务提供的地点在社区，后者则强调把社区作为老年人照护服务的供给主体。后来，有学者又增加了"为社区照护"，主张通过支持社区或为社区增能，以促进社区照顾的可持续发展。苏珊发现欧美国家对"社区照顾"一词的理解和运用是不同的。在英国，其通常是指"以非制度性的方式对老年人进行照料和安置"；在其他欧洲国家，研究者常常用"以家庭为中心的关怀"指代社区照顾，因为其意味着"老年人在自己家中接受照料"；而在美国，研究者更关注其是否具备"长期关怀"功能。[2]

　　欧美学者虽然十分重视对社区照顾的研究，但相关结论却并不清晰。例如，一些学者认为社区照顾具有成本低、可借助非正式支持力量、可预防老年人问题的恶化、可避免机构照顾中的"监禁现象"等优点，但也有研究者发现，社区照护虽然提高了服务使用者的满意度，但其在延长寿命、维持老人社会功能等方面的优势并没有得到证实。有些研究者认为社区照护成本低，但也有些学者表示质疑。有些研究者认为，发展社区照护可以"去机构化"，但也有研究者调查发现，虽然精神病人离开了精神病院，但他们却住进了社区的养护机构，并未真正达到"去机构化"之目的。OECD 也指出，经合组织国家的实践经验表明：社区照护能否替代机构照护，效果是不明确

---

　　① M. Bayley, "Neighborhood Care and Community Care：A Response to Phillip Abrams", *Social Work Service*, Vol. 5, No. 26（1981），pp. 4–9.

　　② ［英］苏珊·特斯特：《老年人社区照顾的跨国比较》，周向红、张小明译，中国社会出版社 2001 年版，第 6—9 页。

的，因为在很多大力推动社区照护的国家中，机构照护的使用并没有明显降低。①

关于机构，欧美学者较早关注的是其在老年人长期照护中的作用及服务开展情况。例如，有些研究者认为机构照护虽然存在着成本高、不够人性化等弊端，但其在服务的专业化、规范性、全面性等方面具有优势，因而是长期照护中不可缺少的部分。② 当然，老年人通常因失能程度不同而需要不同的机构照护。Gelfand 根据照护的密集程度将机构式照护分为技术性护理之家、中度照护设施、住宿照顾之家，认为技术性护理之家和中度照护设施的服务对象是失能老人，应当采取以"健康照顾为主、社会服务为辅"的服务供给模式。③ Turrell 等人发现，独立的护理机构已经成为英国长期照护的主要提供者，但许多机构的服务水平有待提高。④ 在另一项关于养老机构关闭问题的调查中，研究者发现 2000—2001 年英格兰地区有 225 家机构关闭。规模小、护理人员不足、收费低、成本高是导致机构关停的主要原因。此外，相关研究也指出，虽然很多老年人对机构照护模式不太认同，但入住以后的满意度却较高。

20 世纪 80 年代以来，随着长期照护私有化议题的提出，研究者开始关注照护机构的分类及其比较、长期照护的服务效率及供给品质等问题。例如，Rosko 等人对宾夕法尼亚州 461 所照护机构的调查发现，兴办主体、机构规模、入住率、工资水平等因素会影响机构的服务效率，较之非营利机构，营利机构的服务效率更高。⑤ Ozcan 等人对美国 324 所照护机构的调查

①　OECD, *Caring for Frail Elderly People*：*Policies in Evolution*, Paris：OECD, 1996.

②　E. Litwak, *Helping the Elderly*：*The Complimentary Roles of Informal Networks and Formal Systems*, New York：Guilford Press, 1985.

③　Donald E. Gelfand, *The Aging Network*：*Programs and Services*, New York：Springer, 2006.

④　A. R. Turrell, C. M. Castleden, B. Freestone, "Long Stay Care and the NHS-Discontinuities Between Policy and Practice", *British Medical Journal*, Vol. 10, No. 3 (1998), pp. 942-944.

⑤　M. D. Rosko, J. A. Chilingerian, J. S. Zinn and W. E. Aaronson, "The Effects of Ownership, Operating Enviroment, and Strategic Choices on Nursing Home Efficiency", *Medical Care*, Vol. 33, No. 10 (1995), pp. 1001-1021.

研究也发现，最好的营利机构的技术效率比非营利机构高出86%，最好的大型机构的技术效率比小型机构高出89%。① 但也有研究指出，私有化导致恶性竞争，使得一些非营利机构的服务质量缺乏保障。而且，在私立机构中，有付费能力的老年人往往能够得到较好的服务，但贫困老人只能接受次级的或不合格的服务，进而导致长期照护供给的"双重标准"问题。② 研究发现，以美国为代表的自由主义国家，老年人照护的市场化色彩更浓。根据美国疾控中心2004年的调查，全国约有62%的机构为私有性质，31%的机构为非营利机构，由政府举办的约占7.7%。在英国，受新自由主义的影响，营利机构的发展势头也较为迅猛。而在荷兰、芬兰等国家，非营利机构则是长期照护的供给主体。

三、讨论老年人长期照护供给状况

除了在对供给主体进行分析时讨论服务供给外，相关研究还从以下两个方面探讨了长期照护供给问题。第一，对长期照护供给状况进行描述。Soldo调查发现，在美国，约有73%的失能老人完全依靠非正式支持体系提供长期照护，16%的老年人混合使用非正式支持与正式支持，10%的老人完全依赖正式支持。③ 1999年，OECD在报告中也指出，在欧盟成员国中，家庭支持依然显示出了令人惊奇的结果。在英国，80%的老人依靠非正式照顾，10%的老人完全依靠正式照顾，另有10%处于二者之间。④ 2004年，美国有照护床位17万张，总体入住率为86.3%。根据"欧洲老龄化和老年人观察组织"

① Y. A. Ozcan, S. E. Wogen and L. Wen Mau, "Efficiency Evaluation of Skilled Nursing Facilities", *Journal of Medical Systems*, Vol. 22, No. 4 (1998), pp. 211-224.

② D. Stoesz, "the Gray Market: Social Consequences of For-profit Elder Care", *Journal of Gerontological Social Work*, Vol. 14, No. 3/4 (1989), pp. 19-33.

③ B. J. Soldo, "Supply of Informal Care Service: Variations and Effects on Service Utilization Patterns", In *Project to Analyze Existing Long-term Care Data*. (*Volume* Ⅲ), W. Scanlon (Ed.), Washington, DC: The Urban Institute, 1984, p. 62.

④ L. Pickard, "Carer Break or Carer-blind? Policies for Informal Carers in the UK", *Social policy and administration*, Vol. 35, No. 4 (2001), pp. 441-458.

的考察，20世纪90年代前期，"去机构化"趋势已在一些欧洲国家初步呈现，例如丹麦、荷兰、英国等。这些国家都为老年人提供了大量的到宅服务，覆盖了大约10%的老年人口。不过，希腊、意大利、葡萄牙、西班牙等南欧国家提供的仅有3%。多数欧洲国家则处于5%—7%之间。①

20世纪90年代以来，一些发达国家设立了长期护理保险，试图通过制度化的筹资方式对老年人长期照护提供经济支持。从政策执行情况看，老年人的获益资格主要取决于失能情况。保险管理机构通常根据功能评定的结果，决定服务供给的内容和时间。当然，也有些国家还会考虑老年人的年龄、有无家人支持、生计情况等。在这一背景下，长期照护供给逐渐覆盖到更多的老年人口，且服务程序、服务内容、支持方式等都趋于规范化。统计显示：截至20世纪末，奥地利有32万人获得长期照护津贴补助，其中，60岁及其以上人口占比为83%；德国有180万人受益于长期照护保险，其中120万人受惠于居家照护、43万人受惠于机构照护，另有少数失能人士受惠于短期照护或日间照料；在荷兰，9.5%的老年人受惠于机构照护，33.5%的老年人获得了各种形式的居家护理服务。②

第二，对长期照护供给状况进行检视。欧美学者对长期照护的批评主要集中在服务效率和服务效果两个方面。例如，Kane & Kane指出，美国老人通过医疗保险（Medicare）获得的居家照护存在着服务不适当、层次过高、资源浪费等问题。而且实证研究发现，养护之家提供的居家照护既没有提高老年人的日常活动能力，也没有降低老人死亡率和住院率。③ Reif认为工业化国家在长照领域面临的共性问题包括资金有限、不充分的服务体系、严重

---

① Tonio Kröger, "Comparative Research on Social Care. Social Care Project 1 （Contract No. HPSE-CT-1999-00010）", February, 2001.

② WHO. *Long-Term Care Laws in Five Developed Countries：A Review*. Geneva：World Health Organization, 2000.

③ R. A. Kane, R. L. Kane, *Long-Term Care：Principles, Programs, and Policies*, New York：Springer, 1987, p. 345.

依赖家庭、缺乏长期照护知识和计划、缺乏综合性的国家政策。[1] Campen &
Gameren 指出，在许多欧洲国家，老年人的照护需求远远超出了照护供给，
并导致了一些令人难以接受的社会后果。例如，在荷兰，过长时间的排队等
候被视为政府长期照护体系存在的最大问题。[2] Gunnarsson 通过深度访谈发
现瑞典老人对"外部照顾者"认可度较低，他们认为公共照顾机构质量
不高。[3]

尽管 OECD 国家为长期照护投入的资金规模大约占 GDP 的 0.2%—3%，
且在不断增长，但调查显示，无论是在机构还是在社区，供给不充分问题依
然普遍存在。研究发现，在机构照护模式下，老年人普遍面临着居住面积
小、社会联系脆弱、个人隐私得不到保护、慢性病不受重视等问题。[4] 2007
年，一项针对发达国家的社会调查显示，在人们最担心的生活风险中，疾病
（失能）排在第 1 位，高于经济困难、失业等选项。调查对象普遍担心未来
缺乏长期照护，说自己在心理上、行动上都缺乏足够的准备。[5] Blok 等选择
了荷兰南部的 4 个照护机构，分别对管理者、护士等进行了访谈，发现所有
机构都面临着拓展服务内容的挑战。[6] Ceci & Purkis 发现，虽然 20 世纪 90
年代以来加拿大政府对家庭照护提供了许多支持，但受制于"预算的现实"，

---

① L. Reif, "Long-Term Care: Some Lessons from Cross-National Comparisons", *Home Health Care Services Quarterly*, Vol. 5, No. 3-4 (1985), pp. 329-341.

② C. V. Campen, E. V. Gameren, "Eligibility for Long-term Care in the Netherlands: Development of a Decision Support System", *Health and Social Care in the Community*, Vol. 13, No. 4 (2004), pp. 287-296.

③ E. Gunnarsson, "The Welfare State, the Individual and the Need for Care: Older People's Views", *International Journal of Social Welfare*, Vol. 18, No. 3 (2009), pp. 252-259.

④ OECD, "*Ensuring Quality Long-term Care for Older People*", March, 2005, http//: www.oecd.org/publications/policybriefs.

⑤ Henri de Castries, "*Ageing and Long-Term Care: Key Challenges in Long-Term Care Coverage for Public and Private Systems*", http//: www.palgrave-journals.com/gpp/.

⑥ C. D. Blok, K. Luijkx, B. Meijbom, et al., "Improving Long-term Care Provision: Towards Demand-based Care by Means of Modularity", *BMC Health Services Research*, Vol. 10, No. 1 (2010), pp. 278-290.

仍普遍存在着"未被满足的需求"。①

四、探讨老年人长期照护服务改善问题

怎样解决长期照护供给中存在的问题？研究者或从微观层面讨论服务方式与模式的改进，或从宏观层面分析制度与体系的建构。例如，Baldock 指出，虽然很多人都在讨论长期照护的资金问题，但事实上资金问题远没有服务供给那么复杂和难以安排。② 发展长期照护，必须关注于做什么、怎样做。他认为必须引入竞争机制，以使服务供给者对需求的反应更加灵敏。此外，他指出，政府应当强化评估工作和问责机制，以推动服务供给者优胜劣汰，进而提高服务质量。Kane & Kane 则提出，应当研究老年人群的服务偏好，找出集中趋势，并据此调整服务方案。他们认为，现有的服务计划之所以效果不佳，在很大程度上是因为政策制定者并不清楚老年人的真实想法。他们认为机构应当让老年人（或代理人）参与服务计划的制定，并向其提供更多的信息服务，以协助老年人及其家人做出适当的选择。③ 卡洛琳等人也强调建立"以需求为本"的服务模式，并提出服务供给应当着眼于 4 个维度：服务对象的选择自由、服务内容的多样性、案主互动、服务联结。

20 世纪 90 年代以来，福利多元主义成为长期照护研究的重要视角。Fine 分析了澳大利亚长期照护服务中福利混合经济的发展状况，指出长期照护服务供给已出现了公立机构、私人机构、家庭并立的局面，他认为，未来澳大利亚的老年人照护工作会走向多元化，因而需要加强政府、市场、志愿

---

① C. Ceci, M. Purkis, "Means without Ends: Justifying Supportive Home Care for Frail Older People in Canada, 1990-2010", *Sociology of Health & Illness*, Vol. 33, No. 7 (2011), pp. 1066-1080.

② J. Baldock, "Social Care in Old Age: More Than a Funding Problem", *Social Policy & Administration*, Vol. 31, No. 1 (1997), pp. 73-89.

③ R. L. Kane, R. A. Kane, "What Older People Want from Long-Term Care, And How They Can Get It", *Health Affairs*, Vol. 20, No. 6 (2001), pp. 114-127.

部门、社区和家庭之间的联系。① Munday & Ely 将老年人照顾分为非正式支持和正式支持两部分，认为发展照护混合经济将是欧洲老年人社会照顾的方向。② 2001 年，欧盟委员会在一份报告中指出，其成员国对老人福利的供给事实上都是"混合式"的，特别是社区照顾的发展更强化了福利多元主义的政策导向。该报告认为，多元的福利混合体制优于单维的福利供给。与此类似，Beynon & Kitchener 认为良好的服务投递机制应当是制度性的机构照顾、选择性的家庭照顾和社区服务三者之间的平衡。③ 法国学者 Bihan & Martin 也主张在家庭、市场与国家之间寻求折中。④

作为全球最大的公共卫生机构，世界卫生组织于 2000 年通过了《建立老年人长期照顾政策的国际共识》，指出应当明确个人和家庭、社会、政府在长期照护中的作用和责任，促进公、私立机构之间的合作和伙伴关系。它强调指出，正式照顾应当支持而不是取代非正式照护，家庭照护的重要地位不能忽视。2003 年，WHO 又组织多名专家学者共同撰文，讨论长期照护发展问题，并发布了《长期照护的主要政策议题》。《议题》再次强调，人口结构的变化和流行病学的发展将导致长期照护需求的稳步增长，公共政策应对此做出积极回应。WHO 指出，发展中国家在构建长期照护制度时，既要立足于自身实际，又要了解工业化国家的经验和教训。《议题》认为老年人长期照护服务提供主体应当是多元化的，包括家庭、非营利机构、政府、医疗部门等，主张将长期照护服务项目和相关部门整合到一个大的体系中，以便灵活地回应老年人的照护需要。

---

① M, Fine, "The Changing Mix of Welfare in Health Care and Community Support Services", *University of New South Wales*: *Meeting Australia's Social and Economic Needs*, 31 March, 1995.

② B. Munday, P. Ely (eds.), *Social Care in Europe*, Hemel Hemstead: Prentice Hall, 1996.

③ M. Beynon, M. Kitchener, "Ranking the 'Balance' of State Long-Term Care Systems: A Comparative Exposition of the SMARTER and CaRBS Techniques", *Health Care Management Science*, No. 8 (2005), pp. 157-166.

④ B. L. Bihan, C. Martin, "Reforming Long-term Care Policy in France: Private-Public Complementarities", *Social Policy & Administration*, Vol. 44, No. 4 (2010), pp. 392-410.

第二节　东亚学者关于老年人
长期照护服务的研究

东亚是儒家文化的发源地，是世界上人口分布最稠密的地区之一。早在2000年，东亚就已经整体进入了老龄化社会，是亚洲老龄化程度最快的区域。① 近年来，面对汹汹而来的"银发浪潮"，东亚学者基于历史传统、文化习俗、现实国情等展开了热烈的讨论。本部分主要回顾日本、韩国学者发表的成果，以期大致反映出东亚学术界对此议题的研究概貌。在东亚，日本最早步入老龄化，其在1970年进入老龄化社会后，人口结构老化的速度相当惊人。老年人口占比从7%增至14%仅用了24年。② 韩国进入老龄化国家的时点几乎与中国同步，不过，其人口老化的速度略快于中国。2010年，韩国65岁及以上人口占比为11%，比中国同期老龄化程度高出2个百分点。2018年底，韩国65岁及以上人口占比已超过14%。也就是说，韩国老年人口占比从7%上升到14%，用时仅18年。

一、分析老年人长期照护服务需要

在日本，老龄化被视为头号政策议题，因为日本是全球老龄化程度最严重的国家。2004年，日本65岁及以上老年人占总人口的比例已达到19.5%，据预测，2050年日本老龄化率将达到35.7%。研究发现，日本需要长期照护的老年人的数量1996年约为120万，2000年达到了220万，占65岁以上人口的9%。③ 特别是

---

① 范硕、李俊江：《亚洲人口老龄化的发展、挑战以及应对策略》，《人口学刊》2013年第4期。

② 也有研究者测算结果为26年。见杜鹏、杨慧：《中国和亚洲各国人口老龄化比较》，《人口与发展》2009年第2期。

③ Asahara, K., Konishi, E. and Soyano, A. et al., "Long-term Care for the Elderly in Japan", *Geriatric Nursing*, Vol. 20, No. 1 (1999), pp. 23−28.

2000 年实施长期护理保险以后，日本需要长期照护的老年人更是迅速增长。2002年日本有 21.3%的老年人在日常生活能力或工具性日常生活能力方面存在障碍。此外，身体残疾的老人也超过百万。毫无疑问，残疾老人、失能老人急需获得长期照护服务。① 对于这一发展趋势，日本学术界的主流观点认为，促使更多老年人使用长期照护服务的原因主要是：人口老龄化、传统照护资源的缩减、价值观念的变化、老年人健康状况的恶化。②

与日本类似，韩国在老龄化社会到来之际面临的现实状况也是：家庭核心化、传统家庭价值观念的瓦解、女性就业不断增长等。2001 年，韩国开展了失能老年人专项调查，推算得出：在 65 岁及以上人口中，有 1.68%的老人深度依赖；重度残疾、轻度残疾、智力障碍和处于虚弱状态的老年人分别为 3.24%、4.98%、4.92%和 5.85%，他们都急需长期照护服务。③ 研究者指出，与日本相比，韩国失能老年人在洗澡、行走、穿脱衣服等方面需要的协助更多。④ 韩国统计厅在《2014 年高龄者统计》中报告说，在 65 岁及以上人口中，分别有 38.5%的男性和 54.4%的女性认为自己健康状况"不好"。

二、剖析老年人长期照护服务主体

总的看来，在老年人长期照护服务的供给上，日本和韩国面临的主要问题是一致的。那就是，在老龄化快速发展、家庭结构核心化、女性就业普遍化、传统价值观趋向式微的社会背景下，如何让老年人得到妥善的安置与照料，如何在现代的应对方式和传统的价值选择之间找到平衡。毕竟，受儒家文化的影响，家庭

---

① Schoeni, R. F., Liang, J. and Bennett, J. et al., "Trends in Old-Age Functioning and Disability in Japan, 1993-2002", *Population Studies*, Vol. 60, No. 1 (2006), pp. 39-53.

② Fukuda, Y., Nakao, H. and Yahata, Y. et al., "*In-depth Descriptive Analysis of Trends in Prevalence of Long-term Care in Japan*", Vol. 8, No. 3 (2008), pp. 166-171.

③ Woo, D. S., "Long-term Care Policy for Functionally Dependent Older People in the Republic of Korea", *International Social Security Review*, Vol. 57, No. 2 (2004), pp. 47-62.

④ Kim, I. K. and Maeda, D., "A Comparative Study on Sociodemographic Changes and Long-term Health Care Needs of the Elderly in Japan and South Korea", *Journal of Cross-Cultural Gerontology*, Vol. 16, No. 3 (2001), pp. 237-255.

曾经都是三地老年人最主要的依靠。所以，尽管当前需要长期照护的老年人在不断增长，但东亚地区仍非常重视家庭在老年人照护中的核心地位。正如日本学者熊谷文枝所说，现代日本家庭虽然在形式上已接近于西方，但在内容上仍保存着日本社会的传统性。[①] 韩国学者 Chee 也强调，代际之间的互惠式循环是东方社会的突出特点。[②] 正因为如此，在对老年人长期照护服务主体进行研究时，很多研究者首先关注的都是家庭照顾者。

Arai & Washio 用日本版照顾者负担访谈表（ZBI）调查了部分家庭照护者，发现老人心智是否受损，是否存在行动障碍，是影响照护者感受的主要因素。照顾有 2 种及以上行为障碍的老人，照顾者会感觉到"负担沉重"。相较于自理老人，照顾 ADL 部分失能的老人，照护者的负面感受更强烈。[③] 2000 年日本厚生省开展的"国民生活基础调查"发现，在日本，家庭照顾者年龄偏大，"老人护理老人"现象十分突出。Asahara 等研究者认为，为了减轻家庭照顾者的负担，政府应加强对健康护士的培养，由其提供到宅式的健康服务，以协助家庭照护老人。[④] 2002 年，在一项纵向研究中，Arai & Zarit 等人发现，日本实施长期护理保险后，人们对照护设施的使用虽然显著增加，但照顾者的负担并未减轻，照护感受也未发生明显变化。[⑤] Campbell & Ikegami 指出，日本虽然长期倚重家庭照护，但社会化照护已成必然选择。他们主张发展社区照护机构，为家庭提供支持，但也坦言日本社区服务面临

①　王炜：《日本的老龄化、家庭与有关政策》，《日本学刊》1993 年第 6 期。

②　Chee，Y. K.，"Elder Care in Korea：The Future is Now"，*Ageing International*，Vol. 26，No. 1（2000），pp. 25–37.

③　Arai，Y. and Washio，M.，"Burden Felt by Family Caring for the Elderly Members Needing Care in Southern Japan"，*Aging & Mental Health*，Vol. 3，No. 2（1999），pp. 158–165.

④　Asahara，K.，Konishi，E. and Soyano，A. et al.，"Long-term Care for the Elderly in Japan"，*Geriatric Nursing*，Vol. 20，No. 1（1999），pp. 23–28.

⑤　Arai，Y.，Zarit，S. H. and Sugiura，M. et al.，"Patterns of Outcome of Care Giving for the Impaired Elderly：a Longitudinal Study in Rural Japan"，*Aging & Mental Health*，Vol. 6，No. 1（2002），pp. 39–46.

着人力不足、管理低效、资金紧张等问题。① Lee 发现，尽管越来越多的老年人使用社会化的长期照护服务，但由于文化信念和性别分工的根深蒂固，女性照护者的压力并没有减轻，甚至可能愈发增大。② Yoshioka 等研究者比较了公、私立机构的服务内容，发现公立机构设施条件较好，偏向于接收年轻的男性老人，而私立机构的策略更灵活，更注重使用社区长期照护设施。他们认为，私立机构是不可忽视的服务主体，但其服务质量有待提高。③

Chee 指出，约有 3/5 的韩国老人与子女共同生活，但老龄化、家庭规模缩小、妇女就业、孝道衰落等正影响着韩国家庭照顾老人的意愿和能力。由于缺乏有效的居家服务和社区服务设施，儿子与媳妇的照顾压力很大。④ Woo 的调查发现，42.3% 的家庭照顾者是 60 岁以上的老人，他们承受着较大的身心压力。⑤ Kim & Kim 调查发现，虽然韩国老人照顾已从传统模式趋向非传统模式，但依然有 81.2% 的老人希望由子女照顾自己。Cho 等人的研究也有类似的结论。他们发现，在 68 万重度依赖的老人中，只有 0.39% 进入正式的长期照护设施中，其余仍然依靠家庭提供照料。不过，韩国家庭成员之间的情感纽带依然较为紧密，多数子女愿意照顾失能父母。⑥ Lee 等分析了 2006—2010 年间韩国护理之家及养老床位的增长情况，指出护理之家存在着缺乏灵活性、隔离化等问题，主张向美国学习，通过改革机构的文

---

① Campbell, J. C. and Ikegami, N., "Japan's Radical Reform of Long-term Care", *Social Policy & Administration*, Vol. 37, No. 1 (2003), pp. 21–34.

② Lee, K. S., "Gender, Care Work and the Complexity of Family Membership in Japan", *Gender and Society*, Vol. 24, No. 5 (2010), pp. 647–671.

③ Yoshioka, Y., Tamiya, N. and Kashiwagi, M. et al., "Comparison of Public and Private Care Management Agencies under Public long-term Care Insurance in Japan: A Cross-sectional Study", *Geriatrics and Gerontology International*, Vol. 10, No. 1 (2010), pp. 48–55.

④ Chee, Y. K., "Elder Care in Korea: The Future is Now", *Ageing International*, Vol. 26, No. 1 (2000), pp. 25–37.

⑤ Woo, D. S., "Long-term Care Policy for Functionally Dependent Older People in the Republic of Korea", *International Social Security Review*, Vol. 57, No. 2 (2004), pp. 47–62.

⑥ Cho, K. H., Chung, Y., and Roh, Y. K. et al., "Health Care for Older Persons: A Country Profile-Korea", *Journal of American Geriatric Sociology*, Vol. 52, No. 7 (2004), pp. 1199–1204.

化，为老人们提供"以需求为导向"的个性化服务。①

综上可见，研究者基于对本国经济社会发展状况、人口结构变化、家庭生活方式等问题的分析，讨论了增加长期照护供给的必然性和重要性，并阐明了老年人长期照护的发展趋势。即传统的照护模式已经难以维系，政府干预、社会参与、企业化管理是建构新的照护模式时应当考量的主要问题。虽然在东方社会，老年人及其家人仍倾向于将家庭看作是长期照护服务的主体，但越来越多的人士也强调政府有责任推动社区服务和机构照护的发展，以弥补家庭的不足。正如 Arai 等研究者所观察到的，日本实施长期照护保险后，家庭照护者对于服务供给的态度发生了变化，很多人开始意识到政府也有责任照顾老人。这一研究发现说明，国家干预强化了日本国民的社会权利意识。

三、讨论老年人长期照护服务供给状况

战后，日本颁布的新宪法和新民法都明确规定了直系血统、兄弟姐妹、夫妻之间有相互扶养的义务。近年来，日本通过实施护理保险，加大社区服务投入等方式，试图将老人福利的重心从家庭模式转移到居家福利模式上。例如，向有护理需要的家庭派遣服务员，给家庭照顾者发放"慰劳金"等，以表达国家对家庭的支持。Campbell & Ikegami 分析了日本长期照护政策的改革，发现护理保险实施后，社区服务机构快速发展，已形成了公共服务、营利机构服务、非营利机构相互竞争的局面。他们认为，长期照护服务供给应当建立在消费者对服务内容、服务者选择的基础上。②

Shirasawa 分析了日本居家照护服务菜单，认为种类齐全的服务项目较好地回应了老人的需要，但他同时也指出政策设计存在的不足，如排队等候时

---

① Lee, M., Choi, J. S. and Lim, J. et al., "Relationship Between Staff-reported Culture Change and Occupancy Rate and Organizational Commitment among Nursing Homes in South Korea", *The Gerontologist*, Vol. 53, No. 2 (2013), pp. 235–245.

② Campbell, J. C. and Ikegami, N., "Japan's Radical Reform of Long-term Care", *Social Policy & Administration*, Vol. 37, No. 1 (2003), pp. 21–34.

间过长、居家服务成本高于机构照护花费等。他认为政府制定长期照护政策的目标应当是促使老年人生活在社区里，同时使用正式服务和非正式支持。[①]Fukuda 等人认为长期照护服务需求的增长不能单单用人口老龄化进行解释，主张先明确影响因素，再设计政策，而不是盲目地扩张服务设施。[②] 与此相似，Imai 等也讨论了长期照护设施使用的影响因素，发现年龄、伤残情况、地区照护设施的数量与分布都是重要的自变量，主张适度供给服务，避免供给不足或供大于求。[③]

Chee 分析了当前韩国政府的老年人政策，认为应当拓展正式服务，但不能替代家庭支持。政府的政策导向应当是鼓励老年人尽可能长久地生活在家中或社区里。与此相似，Kim 也认为，在人口快速老龄化的背景下，虽然政府应当干预老人照护问题，但儒家文化中的孝亲传统也不可忽视。政府既要通过发展经济与医疗事业改善老人的健康状况，也要支持家庭照护老人。家庭照护是首位的，机构照顾是最后的手段，是不得已的替代方式。对于上述观点，Woo 表达了不同的看法，他依据政府调查数据指出，将老年人口中近 20% 的残疾老人、智力障碍老人、ADL 功能受限老人交由家庭照顾是不现实的，那样既不利于减轻家庭照护者的压力，也不能保障长期照护的质量。[④]

四、探讨老年人长期照护服务改善问题

Izuhara 认为日本政府应当制定政策，加强对家庭照护的支持，以帮助老年人生活在熟悉的环境中。同时，要纠正照护工作中存在的性别偏见，认可

---

① Shirasawa, M., "The Evaluation of Care Management under the Public Long-term Care Insurance in Japan", *Geriatrics and Gerontology International*, Vol. 9, No. 4 (2004), pp. 167-168.

② Fukuda, Y., Nakao, H. and Yahata, Y. et al., "In-depth Descriptive Analysis of Trends in Prevalence of Long-term Care in Japan", *Geriatrics and Gerontology International*, Vol. 8, No. 3 (2008), pp. 66-171.

③ Imai, H. and Fushimi, K., "Factors Associated with the Use of Institutional Long-term Care in Japan", *Geriatrics and Gerontology International*, Vol. 12, No. 1 (2012), pp. 72-79.

④ Woo, D. S., "Long-term Care Policy for Functionally Dependent Older People in the Republic of Korea", *International Social Security Review*, Vol. 57, No. 2 (2004), pp. 47-62.

女性提供的家庭照护的市场价值。① 鞠川阳子认为，人口老龄化要求调整现有的产业结构，以满足老年人对物质和精神文化生活的特殊需求，如发展养老设施产业，增加老年人所需要的社会服务业等。这些有助于提高老年人口的生活质量。② Hsu & Yamada 指出，日本老年人在改革中受苦，因为他们缺乏足够的时间调整他们的资源，对此，政府应给予其实质性的补偿，要帮助他们获得所需要的照护服务，降低退休后的生活风险。③

　　Chee 呼吁韩国政府出台家庭支持方案，支持家庭照护老年人。Woo 认为，政府应从全局出发，设计广覆盖、多层次的长期照护政策体系。Cho 指出，长期照护服务应该是一个相互合作的系统，包括家庭护理、日托服务、机构照顾、老年评估、康复保健、志愿服务、人才培养等。他认为，当今的韩国老人正处于独特的时代背景中，他们年轻时为工业化做出了贡献，年老时却所剩不多，政府要思考如何调动国家、市场、社区、家庭、老人个人的资源，并促进资源系统之间的相互合作，以保障老人的生活质量。④ 严东旭呼吁扩充老年福利设施，培育老年产业，引进长期护理保险。⑤ 鲜于譓分析了当前韩国老龄产业的发展状况和未来趋势，认为国家应当保障国民最低水平的基本福利需求。对于高层次的、有助于充实文化生活的附加需求，则应鼓励民间市场加以满足。建议针对中等收入阶层开发相应产品，使老年人有能力使用护理设施。研究者们呼吁韩国政府扩大财政投入，改善长期护理机

① Izuhara，M.，"Social Inequality under a New Social Contract：Long-term Care in Japan"，*Social Policy and Administration*，Vol. 37，No. 4（2003），pp. 395-410.

② 鞠川阳子：《日本老龄化社会的启示：中国银发产业大有可为》，《第一财经日报》2009 年 9 月 29 日。

③ Hsu，M. and Yamada，T.，Population Aging，Health Care，and Fiscal Policy Reform：The Challenges for Japan. *Scandinavian Journal of Economics*，Vol. 121，No. 2（2019），pp. 547-577.

④ Cho，K. D.，"*Social Services for the Elderly in Korea*"，2012 年 12 月 5 日，见 http：//www. doc88. com/p-401540405285. html。

⑤ ［韩］严东旭、吴莲姬：《浅谈韩国的老龄化问题及对策》，《国外社会科学》2003 年第 3 期。

构的服务及居家服务的质量。①

综上可见，由于历史文化的差异，与西方国家相比，东方社会更强调家庭在老年人照护服务体系中的基础地位。但是，在现代社会，人口老龄化、家庭核心化、妇女职业化已成为全球性现象，仅仅依靠家庭已难以独自应对老人照护问题。由此，如何在评量西方的经验与教训、本国的经济社会发展、传统文化与价值观的基础上，设计出适宜的长期照护制度及服务供给体系，就成为了东亚学者关注的重要政策议题。总的看来，东亚学者更倾向于将老年人安置在熟悉的生活环境中，以避免西方社会在老年人照顾实践中出现的"监禁化"现象，维持老年人与家庭和社会的联系。他们主张就近、就便地提供社区服务，让老人们在家中或社区中接受照护。他们要求政府制定出台相关政策支持居家照护、社区服务。相对而言，东方学者对机构照护的态度是审慎的，他们既强调机构照护不可或缺，但也认为其并非首选，担心老年人离开熟悉的生活环境会损害其认知与社会功能。

第三节 国内学者关于老年人
长期照护服务的研究

检索文献可见，国内学界关于老年人长期照护的研究主要出现于 2010 年以后。从事研究的主要为医务工作者、社会科学研究者，研究人员的专业背景涉及人口学、社会学、护理学、政治学等，说明老年人长期照护属于多学科交叉的应用型研究。② 回顾已有文献可以发现，国内学界对老年人长期照护的研究主要着眼于两大议题：老年人长期照护服务供给、老年人长期护

---

① ［韩］鲜于惠、田香兰：《韩国老龄产业现状及未来趋势》，《东北亚学刊》2015 年第 2 期。

② 李文杰：《基于关键词共词分析的我国老年人长期照护热点探讨》，《广州大学学报（社会科学版）》2015 年第 12 期。

理保险。这里仅对前一问题的相关研究进行梳理。

一、分析老年人长期照护服务需要

从宏观层面看，学界对于这一问题的讨论通常是和老年人口的增长，尤其是高龄老人、失能老人的增长联系在一起的。例如，朱铭来、贾清显采取由下向上推估方法测算出 2010 年我国需要长期护理服务的老年人为 1287 万人。他们预测到 2050 年这一群体可达到 3331 万人，呼吁重视老年护理产业的发展。① 尹尚菁和杜鹏分析了北京大学 2008 年老年人健康状况调查数据，发现随着年龄的增加，老年人对长期照护的需求将呈现增加趋势。在低龄阶段，老年人主要以轻度依赖为主，到了高龄阶段，重度依赖的比例将明显上升。② 陈友华和徐愫分析了 2005 年中国 1% 人口抽查资料，发现失能老人占15.02%，规模达到 2169 万人。他们预测，2030 年后，我国老年人长期照护需要将急剧增长。③

钱军程等人分析了国家卫生服务调查（NHSS）数据，预测 2020 年我国失能老人将达到 6402 万，2050 年将达到 1.4 亿。他们认为，不断增加的失能老人将会产生对长期照护的突出需要。④ 2010 年，全国老龄办和中国老龄科学研究中心开展了全国失能老年人专题调查，推估全国失能老年人的规模约为 3300 万，约占老年总人口的 19%，其中完全失能老年人约为 1080 万。该调查发现，在完全失能的老人中，城市、农村分别有 77.1%、61.8% 的调查对象表示需要长期照料。CHARLS 研究团队 2011—2012 年开展"中国健康与养老追踪调查"显示，全国约有 4400 万 60 岁及以上的老年人在基本日

① 朱铭来、贾清显：《我国老年长期护理需求测算及保障模式选择》，《中国卫生政策研究》2009 年第 2 期。
② 尹尚菁、杜鹏：《老年人长期照护需求现状及趋势研究》，《人口学刊》2012 年第 2 期。
③ 陈友华、徐愫：《中国老年人口的健康状况、福利需求与前景》，《人口学刊》2011 年第 2 期。
④ 钱军程、陈育德、饶克勤、孟群：《中国老年人口失能流行趋势的分析与建议》，《中国卫生统计》2012 年第 1 期。

常活动中需要帮助。①

张文娟、魏蒙合并处理了 2010—2011 年国内开展的三项老年人专项调查的数据，并以第六次人口普查老年人数据为基础进行加权，测算得出"2010 年中国老年人口的失能率水平为 11.20%，失能老年人口的绝对规模超过 1989 万人。其中，城镇失能老年人口的规模超过 748 万人，农村失能老年人口的规模为 1241 万"。② 国家应对人口老龄化战略研究课题组预测，2030 年我国失能老人将超过 2700 万。虽然国内学界对失能老人的总体数量的推估存在差异，但研究者一致认为，随着人口老龄化的发展，高龄老人、失能老人将持续增长，进而导致对长期照护服务的刚性需求。这是中国进入老龄化社会需要着力破解的重大社会问题。

从微观层面看，学界对长期照护需求问题的研究主要从两个方面展开：其一，老年人需要哪些长期照护服务？其二，影响老年人长期照护服务需求的因素有哪些？倪荣等人在杭州市拱墅区的调查发现，失能老人希望获得的社区服务主要是家庭康复、定期探访、帮助配药、家庭护理和健康咨询。③ 陈昫利用"全国第二次残疾人抽样调查数据"分析了北京市残疾老年人的基本情况，认为这一群体的照护需求具有"集中性"特点，所需要的服务主要是基本生活支持、日常生活照料、心理支持、初级保健服务。④ 黄方超、王玉环等人用德尔菲法，在征询专家意见后，梳理出社区长期照护需要项目，包括日常生活照料、专业医疗护理等 3 个一级指标和社区暂托、健康咨询等 15 个二级指标。⑤ 何贵蓉、何文俊问卷调查了南京市 279 名老年人，发现老

---

① CHARLS 研究团队：《中国人口老龄化的挑战：中国健康与养老追踪调查全国基线报告》2013 年 6 月 4 日，见 http://pkunews.pku.edu.cn/xxfz/2013-06/04/content_274291.htm。
② 张文娟、魏蒙：《中国老年人的失能水平和时间估计——基于合并数据的分析》，《人口研究》2015 年第 5 期。
③ 倪荣、刘新功、朱晨曦：《城市失能老人长期照料现状及对策》，《卫生经济研究》2010 年第 7 期。
④ 陈昫：《我国老年残疾人的家庭长期照护体系研究》，《理论月刊》2011 年第 9 期。
⑤ 黄方超、王玉环、张宏英：《社区—居家式老年人长期护理的服务内容》，《中国老年学杂志》2011 年第 11 期。

年人常见的长期照护服务需求依次是：安全用药指导、疾病知识教育、饮食营养指导、安全知识宣教、紧急救护、运动指导等。[①] 刘晔翔等对上海市普陀区 3556 名老人的调查发现，慢性病护理是调查对象的首要需求，其后依次是日常生活协助、康复护理服务、长期卧床护理等。[②]

就影响长期照护需要的因素而言，相关研究发现：第一，年龄与需要强度呈正相关，高龄老人是长期护理需求最高的人群；第二，健康状况越差，老年人长期照护需求越多；第三，农村老人长期照护需要更强烈，因为他们拥有的照护资源非常有限；第四，药物依赖、情绪低落程度高、无业、女性、就医不方便、独居、体育锻炼少的老年人对长期照护的需求更高。一项跨省比较研究揭示，无子女老人、农村老人、受教育程度高的老人、有退休金的老人、经济不发达地区的老人、半身不遂的老人对长期照护服务需求更强烈。[③] 也有研究者认为，生活自理能力受损程度是影响需要强弱的关键指标，只有失能程度较高的老人才需要长期照护。[④] 那么，老人会选择何种照护方式来满足其需要呢？一些调查发现：丧偶、独居、文化程度高的老人更有可能选择社会化照护方式，配偶健在、有家人共同生活、文化程度低的老人则倾向于家庭照顾；个人或家庭经济条件越好，越可能使用社会性长期照护服务。

二、讨论老年人长期照护服务供给

关于老年人长期照护服务供给问题，国内学界主要从两个方面展开讨

① 何贵蓉、何文俊：《老年人长期照护需求及影响因素》，《中国老年学杂志》2015 年第18 期。

② 刘晔翔、罗力、李文秀等：《普陀区老年人长期照护服务需求及其影响因素分析》，《中国卫生资源》2016 年第 1 期。

③ 戴卫东：《老年长期护理需求及其影响因素分析——基于苏皖两省调查的比较研究》，《人口研究》2011 年第 4 期。

④ 胡宏伟、李延宇、张澜：《中国老年长期护理服务需求评估与预测》，《中国人口科学》2015 年第 3 期。

论。其一，探查老年人长期照护服务供给现状。研究者认为，虽然老年人长期照护的潜在需求非常可观，但服务供给却未能做出有效回应。主要表现为：第一，虽然近些年我国老年服务机构增长较快，但长期照护机构及服务设施依然不足。大多数省市没有政府层面的老年护理院、老年康复院和临终关怀医院，不能满足失能老人的长期照护需要。[①] 第二，多数养老机构主要提供日常生活照料，没有相关的医护设施，即使部分大型公办养老机构有一定的医疗设施，但仍存在着水平低、医护人员不足等问题。[②] 第三，低收入老人难以进入照护机构与机构床位利用率不足同时存在。虽然近几年各级政府纷纷出台政策激励社会资本进入养老领域，但总的看来，官办养老院"一床难求"，民办养老院负债前行、"步履维艰"的状况依然没有多少改变。[③]第四，照护服务专业化、职业化水平低。从业者以城镇失业人员和农村剩余劳动力为主，文化程度低，职业技能不足，照护服务质量不高。第五，长期照护涉及领域多，与民政、卫生、人社、住建等政府部门相关，但政府层面尚难以有效整合分散于各系统中的福利资源，提供连续性服务。目前老年人卫生服务与社会服务分属于卫生部门和民政部门，也不符合长期照护服务综合性的要求。第六，城乡发展不平衡。相对于城市，我国农村老龄化程度更严重，有数量可观的失能、半失能老人，但长期照护仍然依赖于家庭。

其二，分析长期照护服务供给不足的原因。研究者认为：第一，全社会防范老年失能的风险意识还比较淡薄，对于长期照护的重要性和迫切性认识不足。第二，政策制度建设滞后，执行力度不足。虽然近几年政府出台了大量文件推动养老服务，但条文空洞、操作性不强、配套政策跟不上。加之照护服务标准与规范不完善、地方政府对机构监管不力等，都导致照护服务质量难以保证。第三，针对照护服务提供者的专业教育和职业培训发展迟缓，

① 宋岳涛：《对我国实施老年长期照护服务的思考》，《人口与发展》2009 年第 4 期。

② 涂爱仙：《供需失衡视角下失能老人长期照护的政府责任研究》，《江西财经大学学报》2016 年第 2 期。

③ 戴卫东：《中国长期护理制度建构的十大议题》，《中国软科学》2015 年第 1 期。

长期照护服务入职门槛低，影响了服务的供给水平，进而阻碍了长期照护需求的释放。第四，长期照护参与主体不足、服务供给整合差。孙建娥、王慧在长沙市的调查发现：家庭照护资源不足且缺乏专业性；社区照护没有发挥依托功能，内容上不能回应失能老人的特殊需要；机构照护门槛高，高质量的照护机构不足。① 第五，长期照护需要消耗大量的财力、人力资源，如果没有长期护理保险作为依托，老年人的照护需求就很难转化为有效需求。如果不能对家庭照护提供支持，居家长期照护服务也很难保障照护品质。总之，研究者认为，我国现行的社会福利制度尚缺乏针对生命晚期的政策设计，以至失能老人的长期照护既耗竭了家庭资源，又难以保障老年人的生存质量。

三、剖析老年人长期照护国际经验

发达工业化国家的长期照护制度建设大多起步于 20 世纪六七十年代，已在实践中日臻完善。中国建构长期照护制度无疑应当向西方国家或其他先行地区学习，并加以适应性地改造。关于这一议题，国内研究大体聚焦于两个群体：欧美发达国家、东亚先行国家（地区）。党俊武从制度设计角度总结了发达国家的四条经验：一是适度发展社会养老服务机构，解决服务载体问题；二是建立长期照护保险制度，解决资金问题；三是健全长期照护服务标准和服务规范，解决评估与准入问题；四是建立相应的机构，解决监督和管理问题。② 施巍巍认为我国在建立长期照护制度时要借鉴发达国家的经验，包括注重选择性，兼顾公平，合理配置照护资源；对居家照护给予更多的政策支持；发挥政府主导作用；通过立法解决资金问题。③

---

① 孙建娥、王慧：《城市失能老人长期照护服务问题研究——以长沙市为例》，《湖南师范大学社会科学学报》2013 年第 6 期。

② 党俊武：《长期照护服务体系是应对未来失能老年人危机的根本出路》，《人口与发展》2009 年第 4 期。

③ 施巍巍：《发达国家破解老年长期照护难点带给我们的启示》，《西北人口》2013 年第 4 期。

　　刘亚娜评估了美国 2000 年实施的"国家家庭照护者支持计划"的效果，认为我国在发展老年人长期照护服务时，一方面要肯定家庭照料者的作用，通过资金和政策支持家庭和非正式照顾者给予老年人长期照护服务。另一方面要和非直接利益相关者协同努力。① 刘德浩考察了荷兰长期照护制度的发展情况，认为荷兰经验值得借鉴之处包括妥善处理好政府和家庭在长期照护中的责任；妥善处理好政府与市场的角色定位，充分动员社会资本和社会力量；处理好不同制度的功能定位与协调配合，处理好中央政府与地方政府的关系，以降低内耗，提高绩效。② 总之，研究者认为，欧美国家老年人长期照护制度建设是在实践中不断调适的结果，其成功经验就是把多种服务主体整合到一个体系中，并坚持"以需求为导向"发展老年人长期照护服务。

　　作为东亚最早探索老年人长期照护的国家，日本在发展老年护理方面积累了很多经验。张旭升认为日本经验对我国的启示包括：一是不断完善制度保障。将政府、非营利组织、家庭和个人在老年护理中的权责纳入法制化轨道；将老年护理的财权和人事权逐渐向地方政府倾斜等。二是构建多方参与的支持系统。三是保障服务主体的自主性。四是推进专业人才培养。③ 詹军着眼于韩国长期护理保险制度的建设经验，认为其服务内容、类型、时间设计较为细致，能够满足老年人的多样化护理需求，在实施中兼顾了统一性与差异性。此外，韩国注重培训专业护理人员、中央财政投入力度较大、重视地区差异等做法也值得学习。④ 唐咏、徐永德分析了中国香港老年服务的理念与趋势，认为大陆地区应当借鉴香港经验，在政策上给非营利机构以更多的支持，提高服务机构的工作水平和运行质量，建立持续照顾的服务体系，

---

　　① 刘亚娜：《中美老龄者家庭长期照护比较与启示——基于美国"国家家庭照护者支持计划"的考察》，《学习与实践》2016 年第 8 期。

　　② 刘德浩：《荷兰长期照护制度：制度设计、挑战与启示》，《中国卫生事业管理》2016 年第 8 期。

　　③ 张旭升：《日本老年护理发展历程的启示》，《中国社会导刊》2008 年第 2 期。

　　④ 詹军：《韩国老年人长期护理保险制度述要——兼谈对中国建立养老服务新体系的启示》，《北华大学学报（社会科学版）》2016 年第 2 期。

设立统一的长期照顾管理机构。①

杨成洲研究了我国台湾地区实施的"长期照顾十年计划",认为其取得了良好效果,并为大陆地区发展老年人长期照护提供了3条重要经验:一是要整合各种制度、机构和服务流程,建构连续性照顾体系;推动财源筹措方式从政府向商业过渡;建立照顾服务质量的监督及提升机制。② 沈君彬也提炼了台湾地区长期照顾服务体系转型进程中积累的经验,如包含多元主体的社会服务供给结构,在机构式照顾、社区式照顾、居家式照顾模式下培育出种类丰富、各具特色的照顾服务类型,筹资方式从税收制转向社会保险制,通过严谨完善的法令推动长期照顾服务体系的转型发展。他建议大陆地区学习台湾经验,与之开展合作交流,以更好地适应人口老龄化及失能风险的挑战。③

四、探讨老年人长期照护服务改善问题

理论上说,老年人长期照护服务供给体系的建构涉及两个关键问题:由谁供给?如何供给?解决前一问题,需要界定服务提供者。回答后一问题,则要关注各供给者的功能及关系模式。研究者认为,家庭、社区和机构是老年人长期照护服务三大平台,但它们各有其优势与不足。家庭照护是老年人的优势偏好,具有突出的情感慰藉功能,但存在着严重缺陷,如缺乏专业技能,难以满足老年人的护理需求;照护者身心俱疲,生活质量不高等。而且,随着社会经济的发展,妇女就业的普遍化以及家庭的小型化趋势,家庭照护功能已不断弱化,无法承载对失能老年人群的长期照护。④

---

① 唐咏、徐永德:《香港"持续照顾"的老年福利政策及其借鉴意义》,《山东社会科学》2010年第11期。

② 杨成洲:《台湾"长期照顾十年计划"研究》,《社会保障研究》2015年第2期。

③ 沈君彬:《台湾地区长期照顾服务体系转型发展经验及其对大陆地区的启示——以福利国家的目标为分析框架》,《中共福建省委党校学报》2016年第1期。

④ 李明、李士雪:《福利多元主义视角下老年长期照护服务体系的构建》,《东岳论丛》2013年第10期。

家庭照护的式微促使研究者关注家庭外的照护资源。他们认为，社区照护具有介入灵活、成本低、服务形式新颖、老年人接受度相对较高等优势，主张采取"家庭照料和社区照料相结合"的模式。李凤琴认为社区照护融合了家庭养老、机构养老、邻里互助的长处，是适应人口老龄化和社区服务发展趋势的新型养老模式，具有强大的生命力，应当成为养老方式的主流选择。① 汪波对北京市朝阳区的调查发现，社区养老在一定程度上填补了家庭养老的退化空间。他认为社区可以将家庭范畴由小家庭扩展到社区大家庭，可以将家庭养老的情感依赖、机构养老的专业服务融合起来，应当成为养老的国家战略平台。②

关于照护机构，研究者基本认同其在服务的专业性、及时性，项目的可选性等方面所具有的优势，但也强调机构只是长期照护供给主体之一，并不能替代家庭照护和社区照护。他们认为，当前我国机构照护尚处于外延型扩张时期，还存在一些突出问题，如机构床位总量与老年人口的需求不匹配，公办机构供不应求与民办机构利用不足现象同时并存，护理型机构增长缓慢，分级护理标准不统一、不精细，偏重于日常生活照料等。研究者指出，改进机构照护的关键是加强机构能力建设，规范服务提供，提高照护品质。

至于如何协调家庭、社区和机构的关系，避免服务的碎片化，研究者认为需要在政府层面进行政策设计和管理改革。他们认为政府应当发挥"主导"作用，如制定相关政策和法律法规，鼓励社会力量参与养老服务，加大对长期照护的财政投入，培养专业化的照护人才等。换言之，政府应当扮演政策制定者、服务使能者和服务监督者角色。不过，也有研究者认为"主导"一词含义含糊，需要推敲。由于政府具有强大的社会动员能力，因此，在推动长期照护服务发展时，应当承担"主体"责任，包括超前规划、政策

---

① 李凤琴：《老龄化背景下城市社区居家养老服务——南京市鼓楼区的政府购买服务模式》，《南京人口管理干部学院学报》2011 年第 4 期。

② 汪波：《需求—供给视角下北京社区养老研究——基于朝阳区 12 个社区调查》，《北京社会科学》2016 年第 9 期。

扶持、制订标准、加强培训、权益维护、监督检查等。①

面对日益严峻的老龄化，研究者纷纷呼吁抓紧建立老年人长期照护服务体系。当然，至于如何构建这一服务体系，研究者则各有其观点。有的着眼制度要素，主张建立老年人长期护理保险、科学制定相关政策、调动社会各方力量、引入竞争机制、树立积极老龄观。② 有的针对服务投递中的具体问题，如机构服务、社区服务和居家服务各自为政的情况，主张建立以家庭照护为基础，以专业服务为贯通上下的经线，以社区服务为遍布基层的纬线，最终整合成一个"纵向到底，横向到边"的养老服务体系。③ 有的提出政策理念，如杜鹏等就分析了欧盟国家的"整合照料"理念，认为其对于我国发展养老服务极具借鉴意义，是老年社会政策的一个新方向和新方法。④

有的讨论基本原则，认为构建长期照护服务体系要坚持以人为本，做到保基本、强基层、建机制；坚持全面整合，努力实现横向管理整合、横向支付整合、横向服务整合、纵向机构整合。⑤ 有的从政策靶向出发，呼吁国家将"底线"和"基本"的度量从"三无""五保"等特殊困难老年群体转向失能老年人，建立财政兜底的对失能老年人的长期照护政策。⑥ 有的从他国（地区）经验出发，例如王玥和裴振奇在分析了日本、德国和中国台湾地区的老年人照护服务后指出，应当完善中国长期照护政策体系，统筹安排居家照护、社区照护和机构照护，加强长期照护服务队伍建设，建立多层次的照

---

① 董红亚：《构建以照护为重心的基本养老体系，努力实现老有所养》，《西北人口》2009 年第 3 期。

② 翟绍果、郭锦龙：《构建和完善老年人长期照料服务体系》，《中州学刊》2013 年第 9 期。

③ 唐钧、赵玉峰：《失能老人长期照护的政策思路》，《中国党政干部论坛》2014 年第 4 期。

④ 杜鹏、李兵、李海荣：《"整合照料"与中国老龄政策的完善》，《国家行政学院学报》2014 年第 3 期。

⑤ 宋惠平、陈峥：《构建长期照护体系是解决养老问题的根本途径》，《老龄科学研究》2015 年第 8 期。

⑥ 杨团：《农村失能老年人照料贫困问题的解决路径——以山西永济蒲韩乡村社区为例》，《学习与实践》2016 年第 4 期。

顾标准和服务体系，推行老年长期照护保险，发展质量评估监督体系。[①]

第四节　评价与反思

一、研究评价

第一，从研究时点看，欧美发达国家起步最早、日韩次之、大陆地区最晚。由于率先迎接了人口老龄化，欧美国家于 20 世纪中叶即开始了对于老年人照护服务的研究，并积累了较为丰富的成果。以日韩为代表的东亚地区则在 20 世纪 80 年代以后开始较多关注老年人照护问题。相较之下，国内学术界聚焦于老龄问题主要是最近十余年，尤其是 2010 年以后。正是因为起步时间不同，国内外研究也处于不同的发展阶段。总的说来，欧美国家由于研究时间长、学术队伍齐整、成果数量多、研究有深度而处于成熟期。日韩因研究时间相对较长、注重学术规范性、参与国际交流较多等已进入到深入研究阶段。相较之下，关于老年人长期照护问题的研究，国内学界尚处于起步阶段，虽然研究成果正在快速增加，但研究议题、研究深度等都亟待拓展。

第二，从研究背景看，国内外学者关注老年人长期照护问题有一个共同的出发点，即回应人口老龄化。但就研究的立足点而言，国内外又有所差异。发达国家是在经济发展水平较高、社会福利制度体系已经成型的背景下迎接人口老龄化的，因而研究者较多关注的是如何优化制度体系、发挥服务主体的优势、保障服务对象的尊严与自主、促进长期照护设施相互衔接、提高长期照护的品质等问题。我国的人口老龄化呈现出未富先老、未备先老的特点，以致研究者往往更注重发出呼吁，如加快社会保障制度建设、加快建

[①]　王玥、裴振奇：《经济社会新常态下中国长期照护体系完善路径研究——基于台湾地区、日本、德国的经验借鉴》，《经济研究导刊》2016 年第 1 期。

设养老服务设施、向发达国家或先行地区学习取经。

第三，从研究特点看，欧美学者与东亚学者非常重视研究的规范性和科学性，较多采用实证方法研究相关问题，注重用事实说话。他们重视研究设计和对数据的科学解读，形成了多种研究范式。此外，他们也非常重视用理论解释老年人照护问题，并积极提出新的理论视角或分析框架。他们强调理论与实践相结合，研究具有较为鲜明的问题意识。相较而言，国内有些研究人员并不重视数据的采集与分析，他们更倾向于逻辑推演、坐而论道。而且，国内学界较少理论建树，往往更习惯于用西方理论解释中国问题，或采取"现象描述—原因分析—对策建议"式研究策略。此外，与欧洲学者相比，东方学者更强调学问的实用性，更重视向决策者建言献策。

第四，从研究导向看，西方学者常常从公民权、生活质量、服务支持等视角讨论老年人长期照护问题，较多关注多元服务主体的构成、角色、功能和相互关系等，主张由政府、社会、市场、家庭共同承担老年人的长期照护，强调建立准入机制和服务标准，在充实各类资源的同时，整合服务投递。比较而言，东方学者更多从人口老龄化、低生育率、社会转型变迁、女性就业等角度立论，因而较多关注家庭照护面临的挑战、养老服务社会化等议题。由于历史文化的差异，东方社会更重视家庭在老年人照护体系中的基础地位。无论是老年人、照顾者还是研究者，都强调非正式支持的重要性，但又不得不面对家庭照护趋于弱化的社会现实。如何维系家庭与老年人的关系、平衡家庭与社会的责任、兼顾现实国情与传统文化，是研究者要回答的主要问题。

二、研究反思

应当承认，与欧美发达国家和东亚先行国家相比，国内关于老年人长期照护的学术研究与实践推动都存在一定的差距。就学术研究而言，第一，尽管近几年成果数量增速加快，但研究议题仍较为局限。其中不少研究或注重从宏观层面分析长期照护的重要性，或着眼于实践中存在的具体问题，或偏重于介绍经验。第二，研究范式亟待创新。老年人长期照护问题的解决涉及政治学、人口学、经济学、护理学、社会学等多个学科，需要更开阔的视野、更多样的研究方法。目前相关研究主要是在养老的范畴下讨论长期照护问题，研究视角往往囿于本学科，学科之间的交叉与融合不够。第三，理论与实践结合不足。发展老年人长期照护服务既是一个实践议题，也是一个理论问题，需要以理论解释和引领实践，以及在实践中运用和建构理论。但当前研究还存在着理论与实践相脱节、空发议论与就事论事等现象。

基于此，在下一阶段的研究中，第一，应当积极拓展研究议题，如失能评估工具的开发与运用、失能失智老人服务需求调查、长期照护服务成本核算、长期照护服务主体整合、长期照护服务质量评估等。因为对这些问题的探讨关系到服务体系的建构和实务模式的拓展。第二，开展多学科交叉研究。突破学科限制，联通长期照护服务涉及的相关学科知识，突破养老研究的思维局限性，形成长期照护研究的话语与范式。第三，重视理论分析和实践研究。近些年，国外学者将福利多元主义、生活质量理论、社会性别理论等运用于长期照护研究，得出了一些富有洞见的结论。也有一些研究者基于实证研究提出了新的理论，如自护理论、医疗卫生服务利用行为模型理论等，都值得借鉴。当然，无论是理论探讨还是实践分析，都要基于本国的经济、社会和文化背景。

改革开放以来，我国从计划经济转向了社会主义市场经济，逐渐形成了以公有制为主体、多种经济成分并存的经济体制。在 GDP 多年高速增长之下，我国已成为全球第二大经济体。但由于人口基数大、地区发展不平衡等原因，我国依然是全球最大的发展中国家。相对于经济增长，我国的社会福利事业发展较为滞后。20 世纪 90 年代以来，社会问题大量出现，迫切要求政府统筹经济社会发展、弥合城乡差距。在这一背景下，依托经济总量的快速增加，我国开始构筑制度化的社会保障体系，并强化了国家福利供给的职能。最近十余年，我国社会组织快速增长，在经济、文化、生态等领域崭露头角，承担了部分福利供给责任。总之，改革开放以来我国的社会发展十分复杂，经济增长、社会转型、人口老龄化等诸多问题相互交织。就长期照护而言，一方面是家庭福利供给功能的不断削弱，另一方面是社会服务能力不足，因此，推动多元主体的发展，构建整合性的福利服务体系，形成灵活多样的服务供给方式就显得尤为迫切。

第二章　理论基础

从某种程度上说，推动老年人长期照护服务的发展，既有技术层面的操作问题，也有理论层面的阐释问题。本章交代了研究所涉及的相关理论，其中，老年人社会支持理论主要关注长期照护服务的来源、性质，以及服务主体的特点；需要满足理论主要关注老年人的共性问题，并讨论满足需要的途径；公共物品供给理论主要关注老年人长期照护服务的特性与生产机制；福利多元主义理论与福利治理理论主要关注服务供给主体的构成、角色与关系。

第一节　老年人社会支持理论

20 世纪后期，西方学者在研究老年人照顾问题时提出了老年人社会支持理论。他们认为老年人的社会支持由非正式支持和正式支持构成。社会支持可以是工具性的，也可以是情感或心理上的。社会支持可以满足老年人社会化与个人成长的需求、协助日常生活的需求、获得照顾与化解危机的需求，因而在维持老年人的生理、心理和社会整合方面扮演着重要角色。

一、非正式支持

非正式支持又称非正规照顾，服务提供者主要是老年人的家人（配偶、子女等）、其他亲属（手足、姻亲等）、非亲属（朋友、邻居、同事）。非正式支持的特点在于：①能够提供非技术性的协助；②能够满足老年人不可预测的、即兴的需要；③介入及时，在时间上和内容上富有弹性；④往往基于互惠关系；⑤在情绪支持方面具有优势。[1] 非正式支持的功能是多方面的，其中最主要的是经济支持、生活照料、情感慰藉。[2]

那么，家人及亲属为什么照顾老年人呢？研究者提出了公平论、义务论、依恋论，认为照顾者之所以愿意照料老年人，第一，为了回报老人曾经对自己的照料和对家庭的付出；第二，遵循社会规范，认同亲人之间有相互照顾的义务；第三，基于双方在情感上的亲密关系和依恋感，这是一个持续性的互惠过程。[3]

研究者指出，在讨论老年人能否获得非正式支持时，有无亲属是一个关键性要素，但有亲属不一定能保障老年人获得照顾，因为还需要考虑亲属之间的互动频率、居住的邻近性和关系的亲疏等。他们认为非正式支持体系能够为老年人提供照顾的种类和数量往往因老年人身体功能的不同而有所差异。若老年人较为健康，非正式支持只在确有必要时才介入。而当老年人健康状况恶化时，非正式支持会在时间架构、介入范围、协助项目、互惠关系四个方面发生变化，即从断续的、短期的转变为持续的、长期的，从介入范围有限转变不断扩大，从次要项目转变为重要项目，从平衡的互惠关系转变

---

① M. Cantor, V. Little, "Aging and Social Care", *In Handbook of Aging and Social Sciences*, R. Binstock, & E. Shanas, (eds.), New York: Vannstrand Reinhold, 1985, pp. 756-757.

② ［澳］哈尔·肯迪格：《世界家庭养老探析》，刘梦译，中国劳动出版社 1997 年版，第7页。

③ V. G. Cicirelli, "Helping Relationship on Later Life: A reexamination", *In Aging Parents and Adult Children*, J. A. Mancini, (ed.), MASS: Lexington, 1989, pp. 168-172.

为老年人较多依赖子女。①

二、正式支持

老年人正式支持是指由那些与老年人没有孝道责任、情感和社会连接的照顾者提供的照顾，如公私立服务机构的工作人员、医疗机构的工作者、非服务性的社会团体的工作者。正式支持者通常是在科层制结构下，以可以预测的、有组织的方式输送服务。正式支持的特征包括：①任务取向；②目标导向；③只在特定时段提供；④专业化，且需要付费。②

研究者认为，就依赖型老人而言，典型的正式支持体系的人员包括居家式、机构式服务方案的工作人员及负责医疗保险、社会保障相关业务的工作人员。此外，正式支持也可能来自非服务型组织，如宗教组织、邻里地域性团体，它们偶尔也为老年人提供协助。正式支持体系提供的服务往往因老年人的身体状况而有所不同。针对低龄健康老人的服务项目一般包括资讯服务、继续教育、文体活动等，针对中龄衰弱老人则提供家务协助、交通接送、友善访问等服务项目，对于重度失能老人则涉及身体护理、生活照料、个案管理等。③ 在研究者看来，随着老年人口的增长和家庭照顾功能的弱化，发展正式支持体系，拓展服务内容是老年人社会支持的必然要求。

三、二者之间的关系

除了探讨老年人社会支持体系的构成外，研究者还围绕着非正式支持与正式支持的关系进行了学术争鸣。Cantor 和 Little 提出了"层级补偿模式"（或称"替代模式"），认为家庭是老年人照顾的核心力量，然后是朋友和

① 吕宝静：《老人照顾：老人、家庭、正式服务》，五南图书公司 2001 年版，第 8 页。
② S. S. Travis, "Families and Formal Networks", In *Handbook of Aging and the Family*, *B. Rosemary*, & *H. Virtoria*, (*eds.*), New York: Greenwood Press, 1995, p. 461.
③ M. Cantor, V. Little, "Aging and Social Care", In *Handbook of Aging and Social Sciences*, *R. Binstock*, & *E. Shanas*, (*eds.*), New York: Vannstrand Reinhold, 1985, p. 750.

邻居，最后才是正式组织。换言之，老人照护具有层级替代色彩，只有当非正式支持失去作用时，正式支持才会介入。他们构建了老年人社会支持同心圆模型。在此模型中，老年人居于圆心，各支持元素依据其与老年人的社会距离（由近及远）、支持元素的科层化程度（由弱到强）向外辐射。他们认为层级替代是不可逆的，老年人一旦入住机构，将很难再重返家庭。

Litwak 提出了"职务取向模式"（或称"分工模式"），认为正式支持和非正式支持具有不同的特点，可以相互合作、取长补短，它们之间应当是分工关系或互补关系。① 正式组织依循科层制运作，强调成员以技术性知识提供服务。非正式支持的提供则基于血缘、姻亲、友情等，更强调对于老人的爱与责任，而非技术为先。因此，非正式支持适合从事不可预测的、偶发的、简单的项目，而正式支持适宜从事可预测的、例行的、需要技术性知识的工作。熊跃根也持类似观点，认为非正式支持与正式支持在功能上是互补的。家庭在日常照顾、情感交流、应付突发事件、提供即时帮助等方面的功能是正规组织不能完全替代的，正规组织在技术、信息、专业知识等方面的优势是非正规组织难以具备的，因此二者在照顾老人时应建立责任分担机制。② 依据上述观点，老年人社会支持系统的各要素应当基于不同的连带关系和结构特性提供相异的照顾项目，形成合理分工。

对于分工模式，有些研究者提出了异议。例如，Stoller 提出"补充模式"，认为非正式支持是基本的、主要的照护力量，正式支持则处于边缘的、次要的地位。只有当家人不能承受照顾负荷或老年人的需要无法通过非正式支持获得满足时，正式服务才被用来补充非正式服务，所以正式支持只是对非正式支持的一种补充。③ 与之类似，Chappell 和 Blandford 也主张，以配偶

① E. Litwak, *Helping the Elderly*: *The Complimentary Roles of Informal Networks and Formal Systems*, New York: Guilford Press, 1985, pp. 8–12.

② 熊跃根：《需要、互惠和责任分担——中国城市老人照顾的政策与实践》，格致出版社 2008 年版，第 21—22 页。

③ E. Stoller, "Formal Services and Informal Helping: The Myth of Service Substitution", *Journal of Applied Gerontology*, No. 8（1989），pp. 37–52.

和子女照顾作为老年人社会支持的基础，只有当非正式支持功能不良时才引入正式服务。[①] 而且，即便使用正式支持，非正式支持仍不能完全放手。可见，他们也强调非正式支持是基础性的，正式支持是补充性的。

就非正式支持与正式支持的关系，还有研究者提出了"挤出假设"与"挤入假设"。前者认为老年人从社会福利和公共部门获得了经济资源和照顾资源，降低了对家庭的依赖，从而使家庭成员照顾老年人的意愿有所下降。换言之，成熟的社会福利系统把养老责任从非正式系统推向了正式系统，降低了子女向老年父母提供经济保障和日常照料的意愿，弱化了代际联系，损害了家庭团结。[②] 后者认为政府或社会提供的正式支持强化了老年人的交换能力。由于交换预期和互惠关系的存在，老年人能够支配的资源越多，其能够参与交换的范围就越广，因而得到的回报也就越多。换言之，完善的社会福利制度对老年人照顾具有"挤入效应"：社会福利水平越高，子女对老年人的支持也就越高，代际关系就越紧密。[③]

第二节　需要满足理论

一、需要

西方对于"需要"的探究由来已久，甚至可追溯至古希腊时期。哲学、政治学、心理学、经济学等诸多学科都关注需要问题，其中尤以心理学的研究成果最多。但"人究竟有什么需要"？研究者的观点却不尽相同。在沙利文看来，需要是"造成内部不平衡状态的生理缺乏"，如饥饿、渴、性、睡

---

① N. Chappell, & A Blandford, "Informal and Formal Care: Exploring the Complementarity", *Aging and Society*, Vol. 11, No. 3 (1991), pp. 299-317.

② N. Glazer, The Limits of Social Policy, Cambridge, Mass: Harvard University Press, 1988.

③ H. Künemund, M. Rein, "There is More to Receiving than Needing: Theoretical Arguments and Empirical Explorations of Crowding in and Crowding out", *Ageing and Society*, Vol. 19, No. 1 (1999), pp. 93-121.

眠、排泄等。而在弗洛姆眼中，需要是嵌于人的本性中的，包括联系、超越、根、身份和倾向。马斯洛认为人的需要是有层次的，依次为生理需要、安全需要、归属和爱的需要、尊重的需要和自我实现的需要。麦克利兰强调个体对权力、归属及成就的需要。阿尔德弗的需要理论则以存在、关系、成长为基本范畴。

从个体角度看，需要常常被定义为"一种达不到满足的状态"，它是由于特定的缺乏而产生的一种动机力量；或者是"有机体对其生命的存在、延续和发展所不可缺少的条件的依赖性"。① 在布伦塔诺那里，个体的需要多达 10 种，如食物、衣服、休息、娱乐、消遣、被认可等。而在多亚尔和高夫看来，人的基本需要就是健康和自主。马斯洛认为，需要的形成有 2 个条件：一是个体对于某种外在客体的缺乏；二是个体的获得欲望。人的一生就是不断产生需要、满足需要，再产生需要、满足需要的过程。

至于"个体的需要是怎么产生的"这一问题，布拉德肖的解释是：一是感觉到的，对应于感觉性需要（felt need）；二是说出来的，对应于表达性需要（expressed need）；三是通过比较产生的，对应于比较性需要（comparative need）；四是由专业人士界定的，对应于规范性需要（normative need）。而埃菲则指出，人的需要经由三种途径产生：一是由社会成员定义的需要（population-defined need）；二是由照顾者定义的需要（caretaker-defined need）；三是由实务工作者推断出的需要（inferred need）。

从群体角度看，"当个体社会成员的需要聚集成为同一社会文化背景下社会成员都具有的需要时，个体的需要就变成了社会需要"。② 从一般意义上说，衣、食、住、行是人类社会最基本的物质需要，教育、文化、道德、政治、法律等是人类社会基本的精神需要。在社会福利研究中，社会需要通常指向的是社群层面的共同需要。这种需要是某些社会群体在生命过程中的

① 黄鸣奋：《需要理论及其应用》，中华书局 2004 年版，第 2 页。
② 彭华民：《社会福利与需要满足》，社会科学文献出版社 2008 年版，第 14 页。

一种缺乏的状态。研究者强调，如果这种缺乏的状态得不到满足，就会损害个体的生命意义，进而导致社会问题的产生。所以，社会需要催生社会政策。在任何社会，国家都要制定相应的社会政策，以保证正当的社会需要的实现，限制或取消那些妨碍社会需要实现的因素。社会需要的多样性，决定了社会政策的多样性。[①]

二、需要满足

研究"需要"，自然要讨论"如何满足需要"这一问题。多亚尔和高夫将人的需要分为基本需要和中间需要。他们认为基本需要（包括身体健康和自主）具有普遍性和客观性。中间需要，即实现基本需要的满足物，则具有相对性和多样性。如营养食品和洁净的水、具有保护功能的住房、无害的工作环境、无害的自然环境、适当的保健、童年期安全、重要的初级关系、人身安全、经济安全、适当的教育等。在他们看来，"每个人都有一种最优化需要满足的道德权利"。[②] 不过，他们也指出满足基本需要的方式是多样的，而且存在着社会文化的差异。

阿尔德弗区分了"需要"与"福利需要"，认为前者主要通过两种途径获得满足，一是依靠家庭，二是透过市场机制，依个人的经济消费能力从市场购买。至于后者，他认为可以通过政治力量的介入，推动社会福利机构向有需要的个人和家庭提供各种福利资源（免费或部分收取费用）。福利需要是在家庭等非正规系统和市场二者都无法满足时向福利系统提出的一种需要。[③]

在社会福利领域，研究者常常在群体层面讨论需要满足问题。多亚尔和高夫在比较了三个世界的需要满足情况后指出，"只有国家的行为受到限制，

---

① 张敏杰：《社会政策论：转型中国与社会政策》，北京大学出版社 2015 年版，第 2 页。
② ［英］莱恩·多亚尔、伊恩·高夫：《人的需要理论》，汪淳波、张宝莹译，商务印书馆 2008 年版，第 222 页。
③ 张敏杰：《社会政策论：转型中国与社会政策》，北京大学出版社 2015 年版，第 4 页。

使其追求与需要相关的目标，需要满足的最优化才可以获得成功"。① 换言之，政府是满足社会需要的关键因素。他们主张建立一种满足需要的政治经济学，吸收社会主义和自由主义的精华。他们认为制定社会政策应采取一种"双重战略"，将中央计划与社会参与作为必要成分。

彭华民认为社会福利是满足社会需要的重要条件。需要满足的福利结构有多种内容，包括非正式福利提供网络、正式社会福利机构和社会福利项目的不同组合。非正式的福利提供网络和正式的福利提供组织之间是相互依赖、相互补充的。它们在需要满足方面的功能有些能够彼此替代，有些则不能。社会福利制度处于不同的发展阶段，满足需要的福利结构也存在差异。② 她认为理想的社会福利制度可以通过三种途径实现需要的满足：一是通过社会福利政策提供资源给弱势社群；二是通过能力建设增强社会成员满足需要的能力；三是通过经济与社会的协调发展减少社会生活的障碍。③

曹艳春指出，需要满足的途径是多样的，也各有其优点与缺点。由不同的福利提供主体提供社会福利，既可以由单个方面来提供，如家庭照顾、社区互助、非政府组织、市场就业、国家再分配，也可以采用不同途径的组合模式。④ 总之，社会科学研究需要问题时常常关注的是群体层面的社会需要。在学者们看来，社会福利制度是为了满足人类需要而存在的，对需要的研究往往是社会福利理论的核心内容。

---

① ［英］莱恩·多亚尔、伊恩·高夫：《人的需要理论》，汪淳波、张宝莹译，商务印书馆 2008 年版，第 365 页。

② 彭华民：《社会福利与需要满足》，社会科学文献出版社 2008 年版，第 71 页。

③ 彭华民：《社会福利创新中的政府责任：理论演变与制度设计》，彭华民主编：《东亚福利：福利责任与福利提供》，中国社会科学出版社 2014 年版，第 2—3 页。

④ 曹艳春：《我国适度普惠型社会福利制度发展研究》，上海人民出版社 2013 年版，第 30 页。

第三节　公共物品供给理论

一、公共物品

萨缪尔森对公共物品的研究具有开创性。他于 20 世纪 50 年代发表《公共支出的纯粹理论》，将公共物品定义为"每个人对这种产品的消费并不能减少他人对于该产品的消费"。萨缪尔森认为私人物品具有排他性和竞争性。所谓排他性，是指拥有产权者能够完全独自享用该物品，拥有绝对的处置权，并能有效地排除他人对该物品的占有。所谓竞争性，是指某种物品的消费者的增加会引起边际成本的增加。他认为，与私人物品相比，公共物品具有非排他性与非竞争性的特征。所谓非排他性，即当某人在消费某种公共物品时，不能排除他人使用这一公共物品。所谓非竞争性，即个人对公共物品的消费并不影响他人同时消费这一公共物品。公共物品的效益并不因使用者的增加而大幅衰减。

萨缪尔森的观点受到了一些学者的质疑。这种质疑使公共物品理论的研究不断深入。布坎南以"可分性"为标准，将物品分为不可分物品、部分可分物品与完全可分物品。巴泽尔提出了"准公共物品"的概念，认为它是纯公共物品与纯私人物品的混合。这样，物品的分类由公共物品和私人物品两类扩展为公共物品、混合物品、私人物品三类。奥斯特罗姆以"排他性"和"共同使用"为标准，将物品分为私益物品、收费物品、公共池塘资源与公益物品四类。[1]

关于公共物品，有狭义与广义之分。狭义上，公共物品是指那些既具有非排他性又具有非竞争性的物品，即纯公共物品，其通常是免费提供的。广

---

[1]　沈满洪、谢慧明：《公共物品问题及其解决思路——公共物品理论文献综述》，《浙江大学学报（人文社会科学版）》2009 年第 6 期。

义上，公共物品是指那些具有非排他性或者非竞争性的物品，如俱乐部物品、公共资源。广义上的公共物品也可称作准公共物品，它通常意味着有限的非排他性或非竞争性。一般说来，准公共物品有"拥挤性"，在消费中存在一个"拥挤点"。当消费者数目低于"拥挤点"时，增加一个额外的消费者并不导致成本上升。但是当使用者的数目超过"拥挤点"时，该公共物品消费的非排他性就会显现出对抗性，即每增加一个消费者，将导致产品使用的效用下降，边际成本上升。[①]

表2-1 物品的分类及特征

		排他性	
		有	无
竞争性	有	私人产品	公共资源
	无	俱乐部产品	纯公共产品

二、公共物品供给

20世纪五十至七十年代，以福利经济学和凯恩斯经济学构成的主流经济学认为，如果一种产品是纯公共物品，则应由公共部门来提供，因为竞争性的市场不可能达到公共产品的帕累托最优。20世纪80年代，随着福利国家危机的出现，人们逐渐认识到，由政府垄断公共物品的供给在实践中存在着"政府失灵"问题。因为政府缺乏竞争对象，即便低效运行或过度投资，仍然能够生存。加之公共物品估价困难、监督机制不健全等因素，导致由政府提供公共物品往往效率低、浪费多。

以美国学者埃莉诺·奥斯特罗姆和文森特·奥斯特罗姆夫妇为核心的一

---

① 吴敏：《基于需求与供给视角的机构养老服务发展现状研究》，经济科学出版社2011年版，第23页。

批学者提出了公共物品供给的"多中心理论"。他们指出政府不是公共物品的唯一供给者，在政府之外还存在其他公共物品的供给形式，"每一公民都不由'一个'政府服务，而是由大量的各不相同的公共服务产业所服务"。①也就是说，提供公共物品的主体可以是多种多样的，它们既可以独立地追求自身的利益，又能够为达成目标而相互合作。因为每种主体都有优势与不足，共同参与公共物品的供给才能够取长补短、实现共赢。就政府与各行为主体之间的关系而言，它们不仅是管制与被管制、服务与被服务的关系，更应该是以公共利益为核心的合作关系、伙伴关系。多中心理论突破了传统的单中心治理模式的局限，反对集权和垄断，主张分权和协商，提倡"由社会中多元的独立行为主体基于一定的集体行动规则，通过相互博弈、相互调适、共同参与合作等互动关系，形成多样化的公共事务管理制度或组织模式"。②

综上，一般说来，如果一种公共物品的供给能够惠及很多人，同时这种公共物品的供给成本又相当高昂（如国防），由政府提供此类公共物品会更有效率，因为它能够在消费无竞争原则的基础上实现更好的资源配置，同时也能够增进国民福利。相反，如果一种公共物品的受益范围有限，而国民又有着多样化的愿望和需求，将此类公共物品交与市场部门或者社会组织，会实现更佳的供给效果。所以，萨瓦斯主张将公共物品的安排和生产相对分开。政府更多扮演"安排者"角色，市场部门、社会组织则更多充当"生产者"和"递送者"角色。20世纪后叶，全球公民社会的成长推动了政府治理理念的变革，将准公共物品交由营利组织、非营利组织提供，已成为日益普遍的现象。公共物品供给模式已从单一的政府供给转变为政府供给、市场供给、志愿供给等多元主体供给模式。

---

① ［美］埃莉诺·奥斯特罗姆：《公共事物的治理之道——集体行动制度的演进》，余逊达等译，三联书店2000年版，第114页。
② ［美］迈克尔·麦金尼斯：《多中心体制与地方公共经济》，毛寿龙译，三联书店2000年版，第65页。

第四节　福利多元主义理论

一、福利多元主义的发展

20世纪70年代，福利国家制度所隐含的各种弊端日益显现，福利国家陷入危机。西方学者在反思、修正、重塑福利国家的过程中提出了一些新理念，福利多元主义就是其中之一。简而言之，福利多元主义是指"福利的运作规则、筹资和提供由不同的部门共负责任，共同完成"。① 最早对福利多元主义进行明确阐释的是英国学者罗斯。他在《相同的目标、不同的角色：国家对福利多元组合的贡献》一文中剖析了福利多元主义的内涵。罗斯认为福利国家在提供福利上虽然扮演着重要角色，但并不是唯一的提供者。社会福利应当是全社会的产物，市场、雇员、家庭和国家都可以提供。在现代社会，福利的总量等于家庭提供的福利，加上通过市场机制获得的福利，再加上国家提供的福利。

罗斯指出，市场、国家和家庭作为单独的福利提供者都存在缺陷，它们不能独自应对社会风险，满足人们的福利需要。因此，三个部门可以联合起来，相互补充。家庭可以提供基本福利，但如果家庭的福利功能受到削弱，国家和市场就应当进行补充。同样的，市场可以为人们提供一定福利，但是对于那些劳动能力受损，购买能力低下的弱势社群，国家的介入可以解决"市场失灵"问题。当三者共同提供福利服务时，这种混合型的社会福利供给模式就产生了。由此，国家、市场和家庭就构成了一个福利供给组合。在福利需求既定的情况下，三者之间存在此消彼长的关系。不过，罗斯也强调

---

① 彭华民、黄叶青：《福利多元主义：福利提供从国家到多元部门的转型》，《南开学报（哲学社会科学版）》2006年第6期。

三者的地位并非完全平等，国家始终是福利最主要的生产者和提供者。①

关于福利多元主义，研究者有三分法和四分法之说。所谓的三分法就是福利三角。"福利三角"这一概念是伊瓦斯于1988年提出来的。他认为罗斯关于福利多元主义的定义过于简单，应把福利三角分析框架放在文化、经济和政治的背景中，并将三角中的三方具体化为对应的组织、价值和社会成员关系。其中，（市场）经济对应的是正式的组织，体现的价值是选择和自主，社会成员作为行动者建立的是与（市场）经济的关系；国家对应的是公共组织，体现的价值是平等和保障，社会成员作为行动者建立的是和国家的关系；家庭是非正式的/私人的组合，在微观层面上体现的是团结和共有的价值，社会成员作为行动者建立的是和社会的关系。② 伊瓦斯的深入分析使得福利三角更具解释力。

关于福利三角，奥尔森将之归纳为国家、市场和民间社会。其所使用的"民间社会"这一术语试图将家庭、邻里互助、志愿服务涵盖到福利供给体系中。尽管研究者关于福利三角的具体界定不尽相同，但都强调三方互动关系的平衡性和稳定性。他们认为，均衡状态一旦被打破，就会产生问题。例如，过分强调国家的作用，就会产生福利国家危机。此外，福利三角理论也特别强调在三种制度的互动过程中分析行动者与制度的关系。③ 作为行动者，人们的福利既可以通过就业从劳动力市场获得，也可以来自家庭，同时还可以根据相关政策，从国家获得支持。

至于四分法，其代表人物是伊瓦斯和约翰逊。伊瓦斯修正了福利三角，

① R. Rose, "Common Goals but Different Roles: the State's Contribution to the Welfare Mix", *in the Welfare State East and West*, *R. Rose*, & *R. Shiratori*, （eds.）, Oxford: Oxford University Press, 1986, pp. 13–39.

② A. Evers, "Shifts in the Welfare Mix: Introducing a New Approach for the Study of Transformations in Welfare and Social Policy", *In Shifts in the Welfare Mix*: *Their Impact on Work*, *Social Services and Welfare Policies*, *A. Evers*, & *H. Wintersberger*, （eds.）, Vienna, 1988.

③ 彭华民、黄叶青：《福利多元主义：福利提供从国家到多元部门的转型》，《南开学报（哲学社会科学版）》2006年第6期。

将之扩展为四元结构，即政府、市场、社区（家庭）和民间社会。他特别强调民间社会在福利投递中的纽带作用。约翰逊也主张四分法，他将政府对应于公共部门，将市场对应于商业部门，将民间社会对应于志愿部门，将家庭（社区）对应于非正式部门。他比较了四种部门福利供给的来源、特征和渠道，讨论了不同部门联结、整合、协同的基本原则。约翰逊主张通过"分权"与"参与"实现社会福利的多元化。此外，平克、吉尔伯特和特瑞尔等也对福利供给主体的构成提出了自己的观点（见表2-2）。尽管学者们在福利主体的构成、名称、性质等具体问题上还存在观点方面的差异，但都强调福利来源的多样性，以及福利主体之间的责任分担。

表2-2 学者们关于多元福利供给主体的看法

	家 庭	国家（政府）	市 场	社 区	民间社会
罗斯（1986）	○	○	○		
伊瓦斯（1988）	○	○	○		
伊瓦斯（1996）		○	○	○	○
约翰逊（1987，1999）	○（非正式部门）	○（公共部门）	○（商业部门）	○（非正式部门）	○（志愿部门）
平克（1992）	○（非正式部门）	○（公共部门）	○（私人部门）	○（互助部门）	○（互助部门）
奥尔森（1993）		○	○		○（家庭/邻里/志愿组织）
吉尔伯特、特瑞尔（2005）		○	○（商业组织）	○（非正式组织）	○（志愿组织）

二、对福利多元主义的评价

福利多元主义是当今社会政策研究的重要范式。它的核心价值在于突破了由政府提供社会福利的传统思维模式，提出了包括政府、市场、社会组织、社区、家庭在内的多元供给主体，进而建构了有别于传统的社会福利供给模式。福利多元主义试图以多元主体相互协作为运行机制，以克服单一主体供给福利的局限性，为社会政策的制定与调整提供了一种新视角。近些年，福利多元主义理论指导下的政策实践都强调将政府权力分散化，实行福利服务民营化，福利责任由政府、市场、非营利组织、家庭和个人共同承担，而且来源是越多越好。

福利多元主义关注福利供给责任的分配。其中，政府侧重于制定规则、筹集资金、监督服务，市场侧重于满足消费者的多样的、个性化的需求，非营利组织侧重于协助特定社群，家庭侧重于非正式支持与团结互助。此外，个人也应积极提升自我，为改善个人福祉而努力。可见，福利多元主义倡导的是一种整合各个服务主体的系统论观点。① 福利多元主义并非倡导"小政府"，而是希望由多元力量介入和参与，打破政府垄断社会福利的格局，形成更灵活、多样、有效的福利供给模式。而且，福利多元主义不仅关注服务的多种来源，也关注服务供给和传输的结构，尤其是各部门之间的均衡关系。在它看来，过于倚重某个主体是有风险的。理想的状态是多元主体协同供给社会福利。

福利多元主义的政策实践在不同国家是有差异的。因为对多元主体的理解，以及如何构筑各主体之间的关系，会受到自由主义、保守主义、社会民主主义等价值观念的制约。所以，奉行自由主义的国家往往更强调个人自我负责，对以政府之名实施的福利项目持审慎的态度，而推崇民主主义的国家则倾向于维护政府的主导角色，留给市场的空间相对较小。此外，还应当指出，福利多元主义作为一种分析范式，并没有一幅标准化的面孔，也并不必然带来好的结果。学术界对福利多元主义理论虽有较多肯定，但也不乏批评的声音。例如，一些批评家认为，福利多元主义"仅仅是伪装下的福利倒

---

① 林闽钢：《现代社会服务》，山东人民出版社 2014 年版，第 39 页。

退",是将国家应当承担的责任转嫁给家庭、市场和慈善机构。① 因此,将福利多元主义转化为政策实践时必须着眼于现实国情。

第五节 福利治理理论

一、治理理论

1989 年,世界银行在世界发展报告中首次使用了"治理危机"一词,自此之后,政治学、经济学和管理学等学科广泛引入"治理"概念,用以分析经济、政治和社会等领域的各种公共事务的管理,以治理为研究对象的著述大量涌现。二十年来,研究者将治理赋予了极其丰富的内涵,使之逐渐发展成为一个具有丰富内容的理论。在我国,自 2013 年中国共产党十八届三中全会通过《中共中央关于全面深化改革若干重大问题的决定》以来,学术界关于治理与社会治理的研究也迅速升温。治理已经成为当前国内学术研究的热点领域。

全球治理委员在 1995 年一份名为《我们的全球伙伴关系》的研究报告中,对治理做了界定:治理是各种公共的或私人的机构管理其共同事务的诸多方式的总和。它是使相互冲突的或不同的利益得以调和并且采取联合行动的持续过程。既包括有权迫使人们服从的正式制度和规则,也包括各种人们同意或以为符合其利益的非正式的制度安排。它有四个特点:治理不是一套规则或一种活动,而是一个过程;治理的基础不是控制,而是协调;治理涉及公共部门,也包括私人部门;治理不是正式的制度,而是持续的互动。②

美国学者罗西瑙将治理定义为一系列活动领域里的或隐或显的规则,或一系列活动领域里的管理机制。英国学者罗茨认为治理代表的是一种新的统

① M. Fine, "The Changing Mix of Welfare in Health Care and Community Support Services", *University of New South Wales*: *Meeting Australia's Social and Economic Needs*. 31 March, 1995.

② 俞可平:《治理与善治》,社会科学文献出版社 2000 年版,第 4—5 页。

治过程，或者是一种新的管理社会的方式。英国学者斯托克归纳了关于治理的五种观点：第一，治理意味着一系列来自政府但不限于政府的社会公共机构和行为者；第二，治理意味着在为社会和经济问题寻求解决方案过程中存在着界限和责任方面的模糊性；第三，治理明确肯定了在涉及集体行为的各个社会公共机构之间存在着权力依赖；第四，治理意味着参与者最终将形成一个自主的网络；第五，治理意味着办好事情的能力不限于政府。①

我国学者俞可平比较了"治理"与"统治"的不同。他认为：治理的主体可以是公共机构，也可以是私人机构，或者是二者的合作；治理是政治国家和公民社会的合作、公私机构的合作、强制与自愿的合作；治理的权力向度是多元的、相互的，不是单一的、自上而下的。② 治理的最高目标是善治，即实现公共利益的最大化。

综上，治理理论的主要观点是：第一，采取多中心的治理模式。弱化国家在公共事务中的核心地位，将权力让渡给政府之外的治理主体，实现政府与其他主体的共治与社会的自治。第二，模糊公私边界，倡导多主体共同参与、共担责任。第三，主张各治理主体相互依靠与合作。正如俞可平所言，治理是一个上下互动的过程，它主要通过协商、合作、伙伴关系、确立认同和共同的目标等方式实施对公共事务的管理。第四，治理需要形成一种处理公共事务的机制，其目的是维护和增进公共利益。

二、福利治理理论

西方学术界对于治理理论的探讨最早聚焦于政府角色，并在实践层面推动了政府范式向治理范式的转型。治理理论产生后，受到了社会政策学者的关注，他们将治理理论引入社会福利改革领域，进而形成了"福利治理"（welfare governance）这一新术语。福利治理一词由"福利"和"治理"构

---

① 高轩：《当代中国政府组织协同问题研究》，三联书店 2015 年版，第 44 页。
② 俞可平：《治理与善治》，社会科学文献出版社 2000 年版，第 6 页。

成，其中，治理是手段，福利是对象也是目标。换言之，福利治理的目标是增进社会福祉，福利治理的对象是社会福利事务，如儿童保护、贫困社群救助、老年人照护等。福利治理是"在人类福利的提升道路上，经由不同行动主体的介入、权力或权威形式的转型以及作用机制的融合来实现福利目标的路径突破"。①

理论上说，要在社会福利领域实现"善治"，至少应当具备以下条件：第一，多元化的福利供给主体。② 社会需要的复杂性决定了满足社会需要的方式的多样性。社会福利的发展业已揭示，在福利供给问题上，家庭范式、政府范式、市场范式都存在缺陷，过多倚重某一主体无法完全满足社会需求。20 世纪 80 年代以来，西方学者积极倡导福利多元主义，提出了福利三分法、福利四分法，认为福利供给来源越多，越有利于提高社会福利水平。福利治理理论沿着这一思路继续前行，讨论权力与责任的分散化，研究市场与社会的主体性，分析国家、市场、社会、家庭（公民）在福祉改善中的角色。它关注变化中的福利的定义、变化中的福利投递制度，以及福利投递的实践过程，把多元主体的共同参与视为福利治理的核心内容。

第二，各主体间良性互动的合作关系。治理视角下的社会福利运行机制是一种福利协作机制。在这种机制下，每一个福利主体都是相对独立的，它们之间的关系不再是管控与依从，而是协商与合作。其中，与"协商"对应的是利益平衡问题。每个福利主体都有自己的利益诉求，如政府对于政治合法性的关注、企业对于经济回报的关心、志愿部门对于社会责任的追求等。福利治理理论认为，在一种适当的关系模式下，各福利主体的利益诉求是可以彼此吸纳、相互共存的。"合作"对应的是福利投递的运作逻辑，意指通过对话与信息交换，使福利主体彼此了解、求同存异、相互协作。各主体间

---

① 韩央迪：《从福利多元主义到福利治理：福利改革的路径演化》，《国外社会科学》2012 年第 2 期。

② 赵怀娟、刘玥：《多元复合与福利治理：老年人长期照护服务供给探析》，《老龄科学研究》2016 年第 1 期。

良性互动的合作关系有助于最大限度地调动不同福利主体的积极性与能动性，进而使社会福利事务的解决过程更加民主化、科学化与高效化。

第三，多样化的治理手段。面对复杂的社会福利事务，各主体可采用的治理手段是不同的。其中，政府的治理手段主要是立法和制度设计、财政支持、监督和实施，营利组织的治理手段包括服务的标准化、价格杠杆、竞争机制等，非营利组织的治理手段可以是志愿精神与志愿服务、社会行动、社会倡导等，家庭的治理手段有血缘亲情、孝道责任、代际互惠等。福利治理理论认为，不是只有政府依靠行政和法律手段才能够把事情办好，在社会实践中还存在着其他管理方法和技术，因此要综合运用各种有效手段，以回应社会福利需要。

综上，福利治理理论秉持多元主义视角，主张"经由不同的行动主体和多元的权力与权威来进行特定事务的管理，并最终实现公众需要的更好满足"。① 福利治理理论主张由多个主体合作解决社会福利事务，并不过多强调政府职责，因而是对福利国家所面临的"管理性危机"的一种突破。总之，福利治理理论可以为社会福利改革提供一种新的思路，即各福利供给主体基于自身的职能与优势发挥作用，在特定的福利体制下相互合作与补充，形成良性伙伴关系，可以更有效地配置资源，满足福利对象的需要。可以说，在社会福利改革问题上，福利治理理论提供了政府范式与市场范式之外的"第三条道路"。在西方，政府范式被批评"应当为福利国家危机的发生承担责任"，市场范式也因加剧了阶层分化而备受诟病；而福利治理理论反映了人们对国家与市场、社会、公民之间相互关系的新思考，主张联合多种力量共同处理社会福利事务。

---

① 李宏：《新常态下的社会福利治理》，《光明日报（理论版）》2016 年 4 月 18 日。

第六节 本书中的理论运用

讨论老年人长期照护问题，涉及的相关理论很多。理论具有描述、解释、预测等功能。本书以上述理论作为基础或视角，主要着眼于理论的描述和解释功能，同时考虑其与本课题的关联性。本课题关注的是老年人长期照护服务主体与服务组合，因而必然要讨论老年人长期照护服务的性质、现状、效果、服务主体的构成与特点、服务投递机制与策略等问题。在上述理论中：

老年人社会支持理论区分了两种性质的支持资源，分析了它们的特点及其相互关系。讨论老年人长期照护服务，也要区分非正式支持与正式支持，因为它们对应于不同的服务主体，各服务主体具有不同的角色功能、行为特点和价值基础，也面临着不同的困扰。本书在分析长期照护服务供给状况时将涉及上述内容。

需要满足理论讨论了需要的内涵、类型与满足途径。失能老年人因日常生活能力受损，必然产生对于长期照护服务的需要。但受制于失能程度、资源禀赋、服务供给可及性等因素的影响，需要满足的方式与效果必然存在差异。本书在分析老年人长期照护服务需要与供给状况，讨论长期照护服务体系存在的问题时，将涉及该理论。

公共物品供给理论讨论了公共物品的类型与递送问题。它主张根据物品的性质采取不同的供给策略。依据《宪法》《老年人权益保障法》的相关内容，总体上来看，老年人长期照护具有准公共物品的特点，应当在政府的指导、引领、支持下，以复合供给的模式进行递送。本书在探讨长期照护服务主体的构成、长期照护服务供给存在的问题时将涉及该理论。

福利多元主义理论是当今社会政策研究的重要范式，它讨论了社会福利供给的机制与模式，提出了社会福利改革的思路，即由多元主体合作供给社会福利。"一个多元化的福利结构应该包括哪些部门以及这些部门之间的关系如何是'福利多元主义'概念的两个重要命题"。① 福利多元主义的实质是社会福利供给在不同部门之间的重新分配。作为准公共物品，老年人长期照护服务既不能寄希望于政府包办，也不能完全依靠家庭供给，而应引入包括市场、社会组织在内的多个部门共同参与。本书在讨论长期照护服务主体的构成、长期照护服务供给现状等问题时将涉及该理论。

福利治理理论在某种程度上可视为对福利多元主义的深化。如果说福利多元主义关注的是多元主体在福利供给结构中的责任分担，那么，福利治理理论则秉持过程视角，它更关注福利资源的挖掘、整合、递送、监督等环节。它主张各福利供给主体基于自身的职能与优势发挥作用，在特定的福利体制下相互合作与补充，形成良性伙伴关系，以便更加有效地满足福利对象的需要。相对于福利多元主义，福利治理更注重福利供给主体之间的互动机制与关系模式。本书在讨论服务组合模式、机制、策略等问题时将涉及该理论。

---

① 胡薇：《国家回归：社会福利责任结构的再平衡》，知识产权出版社 2011 年版，第 15 页。

第三章　历史回溯： 我国老年人长期照护服务主体的演进

老年人长期照护服务供给是具有鲜明时代特征的福利事务，服务主体的发展也是一个动态的过程。在不同的历史时期，老年人长期照护服务的供给主体是不同的。总体上来看，我国老年人长期照护服务供给经历了家庭供给模式、家庭—政府供给模式、市场导向供给模式、（准）多元供给模式等阶段。与之相应，服务主体也呈现出从"单一"到"多元"的发展趋势。老年人长期照护服务主体的拓展，既基于特定的经济与社会发展状况，又折射出既定时代背景下福利治理理念的变化、福利目标的扩展和福利责任的转换。本章梳理了我国老年人长期照护服务主体演化的历史轨迹，分析了其原因和特点，目的是呈现研究课题所处的背景与场景，将研究嵌入特定的社会环境中。

第一节　我国老年人长期照护服务主体的演变轨迹

一、单一主体： 家庭独挑照护责任

家庭是由血缘、婚姻和收养关系联结起来的单位，是人类历史上最悠久

的一项制度，也是一个"自给自足的单位"。在传统社会，家庭就是一个微型社会，承担着从人的孕育到进入坟墓的各项功能。① 照顾家庭成员一向是家庭制度的重要功能，正如 Gilbert 所言，"历史经验表明，家庭为老年人提供了最多的照顾"。② 当然，相对来说，东方社会更强调个体对家庭的归属和依靠，更推崇子女对父母的孝顺和赡养，甚至通过立法明确代际的权利和义务关系，所以，家庭照护模式也曾被称为"亚洲模式"。

在我国，家庭照护模式源远流长，横亘数千年，绵延至今。它初步形成于先秦时期，在两汉至隋唐时期得以快速发展，在两宋至清末得以强化，在清末至新中国成立前受到新思潮的冲击。③ 但尽管如此，时至今日，家庭仍是老年人长期照护的主要供给主体，其基础地位难以撼动。可以说，稳定的家庭制度为老年人获得长期照护提供了重要保障。

大致说来，从先秦至新中国成立前的三千多年间，家庭独自承担了老年人长期照护的责任。当然，在古代社会，虽然个体式家庭是独立的经济生产和生活单位，但其通常处于宗族的庇佑之下。由于多数宗族都处于聚居状态，形成了一个封闭性的、具有一定规模的初级社会群体，因而宗族对于个体家庭的事务具有明显的影响。在古代，由家族内为官者、殷富者捐置的族田就起到了接济贫穷、赈恤孤寡的作用。可以说，由家庭、宗族提供的非正式支持构成了老年人长期照护的基本形态。

在此时期，虽然统治集团也逐步建立了一套尊老、敬老、养老制度，如给予封号、赐予宴饮等政治待遇，给予赏赐实物、减免徭役等经济支持，甚至设立专门机构供养无依无靠的鳏寡孤独废疾人士，但覆盖面与支持力度都极为有限。而且，老年社会福利制度的制定和实施受到统治者的德行和意志的影响，效果通常是难以保证的。此外，统治集团象征性地提供一点老年福

---

① 杨菊华：《生育政策与中国家庭的变迁》，《开放时代》2017 年第 3 期。
② ［美］Neil Gilbert Paul Terrell：《社会福利政策引论》，沈黎译，华东理工大学出版社2013 年版，第 5 页。
③ 姚远：《中国家庭养老研究》，中国人口出版社 2001 年版，第 96—105 页。

利，往往也是为了彰显国君的仁德，以达到教化臣民、维护统治秩序的目的，并未将照护老年人视为国家应当承担的责任。

综上，在此时期，家庭是老年人长期照护唯一的责任主体。在小农经济的基础上，在家庭主义的影响下，人们对于个体与家庭的关系非常清楚，但对于个体与社会的关系则不甚关心。就老年福利而言，人们认可并践行家庭对老年人的照护责任，对于公权力并不抱有期待。老年人长期照护被视为家庭（宗族是家庭共同体，是扩大化的家庭）的内部事务，社会主流观念认为其应当在私人领域得以解决。当然，家庭能够独立承担老年人照护责任有两个重要前提：

一是家庭规模较大。研究发现，从汉代到清末，我国家庭人口数基本在5人以上（例如，西汉为4.87人、东汉为5.29人、隋朝为5.17人、唐代为5.94人、宋代为2.24人、元代为4.46人、明代为5.83人、清末为5.54人①），主干家庭、联合家庭是主要的家庭类型。可见，传统家庭可以提供长期照护的人力资源是较为充足的。

二是家庭愿意照护老年人。传统社会以孝文化打造家国共同体，"家国同构"的政体和宗族制度互相支撑，使得老年人享有较高的政治、社会和家庭地位。这强化了老年人的资源交换能力和晚辈对长辈的依附地位，为老年人获得家庭照护提供了重要的思想基础。加之人均寿命较短、老年人口比重较低以及家族主义的庇护，老年人及其家庭并不特别需要社会化的照护服务。

二、二元主体：家庭为主、国家为辅

这一时期大致是从新中国成立到20世纪70年代末。新中国成立后，为了尽快恢复社会秩序、巩固新生的人民政权、推动政治与经济步入正常的发展轨道，政府强化了对市场和社会的控制，将权力触角全面伸展至基层社

---

① 杨立雄：《老年福利制度研究》，人民出版社2013年版，第60—61页。

会，进而造就了一个政企不分、政社不分的"总体性社会"。这种总体性社会建立在计划经济的基础上，是总体性权力与再分配经济相结合的产物。

在城市，严密的单位组织系统成为国家施行政治控制和分配社会资源的载体。单位集发展生产、政治动员、社会服务等职能于一身，具有超强的社会整合能力，几乎将全部社会成员都吸纳其中。就老年福利事业而言，政府部门、事业单位、全民所有制和集体所有制企业的退休职工的医疗服务、生活服务等都交由各单位负责。很多单位为此成立了专门的管理机构，帮助老年人解决了一些实际困难。对于无劳动能力、无经济来源、无法定赡养人的"三无"老人则由公办福利机构进行集中供养。据记载，1959 年全国共建立残老院（后来改名为社会福利院或养老院）379 处，收养安置老人近 6.5 万。到 1964 年，全国老年福利机构达到 723 家，收养老年人近 7.9 万。①

在农村，人民公社成为集党、政、经于一体的基层组织，通过支配农民的日常生活而将之整合到自上而下的集权体系中。② 集体不仅成为生产单位，也成为福利资源的分配单位。在老年福利制度建设方面，1956 年通过的《高级农业生产合作社示范章程》规定："农业生产合作社对于缺乏劳动能力或者完全丧失劳动能力，生活没有依靠的老、弱、孤、寡、残疾的社员，在生产上和生活上给以适当的安排和照顾，保证他们的吃、穿和柴火的供应，保证年幼的受到教育和年老的死后安葬。"这份文件提出的对农村孤老残幼人员的照顾政策，后来被形象地简称为"五保"。1958 年中共八届六次全会通过的《关于人民公社若干问题的决议》进一步指出："要办好敬老院，为那些无子女依靠的老年人（五保户）提供一个较好的生活场所。"1958 年底，全国共办了 15 万所敬老院，收养五保对象达 300 余万人。

可以说，在计划经济时代，国家通过就业单位与人民公社实现了对城乡社会的强有力的管理和控制，进而逐渐形成了一种新的公共物品的供给模

---

① 崔乃夫：《当代中国的民政》，当代中国出版社 1994 年版，第 228 页。

② 吴理财：《20 世纪村政的兴衰及村民自治与国家重建》，《当代中国研究》2003 年第 3 期。

式。这种供给模式被称为"国家包办"（因为就业单位和人民公社都是国家机器的部件）、"混合福利体制"（城乡二元体制）。也有学者将计划经济时代社会福利制度的发展特点概括为"去家庭化"或"去家庭主义",① 因为单位制与公社制使家庭的功能发生了变化，国家成了社会福利的供给主体。但是，从实践层面看，老年社会福利制度并未随着"去家庭主义"而转型成为制度主义。当时，受经济水平、政治形势、国际环境等因素的限制，老年社会福利事业发展非常缓慢。据《民政部大事记》的记载，1952 年我国人均民政事业开支是 0.31 元，1978 年是 1.45 元，可见，当时国家对老年社会福利事业的资金投入是极其有限的。"文革"时期，我国老年福利事业遭受重创、几近解体。据统计，1978 年全国社会福利院工作人员仅有 3233 人，收养对象仅 3.8 万人。农村敬老院仅存 7000 余所，在院老人不足 10 万。

总的看来，在此时期，国家、社会与家庭的关系发生了变化。国家部分地介入了老年福利的供给，社会的意涵变得模糊，家庭的生产功能有所弱化，但养老功能依然稳固。在城市，有家庭的老年人主要依靠家人提供长期照护，并从就业单位获得疾病诊治、医疗费报销、生活服务等福利资源。"三无老人"则通过政府举办的福利机构获得基本的衣食住等生活保障和日常照料。民政系统主管的老年社会福利事业覆盖面有限，资金投入少，运行机制僵化，发展非常缓慢。在农村，有家庭的老年人主要通过自己和家庭成员的生产劳作获得生活资料，并从集体获得合作医疗。"五保老人"则依靠国家救济、集体照顾维持基本生活。由于宗族组织趋于解体、经济发展水平低下，农村老年人实际上能够从国家获得的福利资源是极其有限的。所以，城乡家庭都是老年人最重要的支持系统，在福利供给系统中处于中心位置。政府在福利和救济方面进行有限的直接参与，在社会福利供给系统中处于边缘位置（参见图 3-1）。

---

① 杨立雄:《老年福利制度研究》，人民出版社 2013 年版，第 64 页。

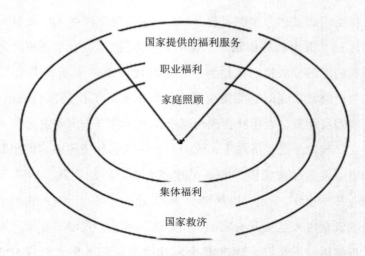

图 3-1　计划经济时代中国的混合福利体制①

三、服务主体的有限扩展：市场化的尝试

改革开放以来，我国老年社会福利事业开始了新的探索。1979 年，民政部在"全国城市救济福利工作会议"上提出，社会福利院在做好"三无"老人收养工作的前提下，可以开展孤老职工的自费收养工作。这为社会福利事业单位扩大服务对象、拓宽筹资渠道开了先河。1983 年，民政部在"第八次全国民政工作会议"上进一步提出，兴办社会福利事业要"广开门路，采取多种渠道。国家可以办，社会团体也可以办，工厂、机关可以办，街道可以办，家庭也可以办。要依靠基层，组织动员社会力量，举办小型多样的社会福利事业单位"。按照这一说法，老年人长期照护服务的主体可以是政府、企事业单位、社会团体、公民个人，与之相对应的供给模式分别是国家包办、集体兴办、社会举办。可见，当时民政部门已经产生了"社会福利社会办"的改革思路。

① 黄黎若莲：《中国社会主义的福利：民政福利工作研究》，唐钧译，中国社会科学出版社 1995 年版，第 31 页（略有改动）。

　　1984 年，民政部在福建省漳州市召开"全国城市社会福利事业单位改革整顿工作会议"，将"社会福利社会办"确立为新时期城市社会福利改革的指导思想，希望城市社会福利的供给模式由国家包办转变为国家、集体、个人共同举办。1986 年，民政部正式提出了"社会福利社会办"的概念，并决定在全国开展社会福利有奖募捐活动，以筹集福利发展资金。1988 年，社会福利彩票的公开发行揭开了从民间直接筹集福利资源的序幕。1989 年，民政部在湖南湘潭召开"全国城市社会福利事业单位深化改革工作座谈会"，会议指出，社会福利事业单位要实行"院长负责制"，引入竞争机制，不能只靠事业费吃饭，要开辟生产门路，增加经济收入。上述一系列会议都释放出一个重要信号：老年社会福利事业发展可以动员社会力量广泛参与，在资金筹集上可以采取市场化机制。

　　此后，在民政部门的推动下，许多国家办的、集体办的社会福利机构开始为弥补资金不足、改善设施和环境而兴办各种形式的经济实体，以增加经济收入。同时，在管理体制上，讲求效益、追求效率的趋势也日益明显。对社会老人的有偿服务和院办经济的发展表明，传统社会福利体制率先在"资金筹集"方式上开始了社会化改革。[①] 在此时期，随着经济体制改革的施行，重新定位国家、市场、社会的关系，成为政府必须要解决的现实课题。受西方新自由主义思潮的影响和现实国情的制约，政府希望社会能够承接由"单位"剥离出来的社会福利职能。

　　这一时期，随着计划生育政策全面而严厉地施行，我国的人口结构开始从成年型转向老年型，家庭规模也快速下降。与此同时，随着国企改革、提前退休和"下岗潮"来袭，社区中拥塞了大批中年人和低龄老人，社区服务的需求日益凸显。[②] 在此背景下，20 世纪 80 年代后期，民政部开始大力倡导"福利服务社区化"，认为社区更贴近居民生活，更了解居民的需求，因

---

　　① 胡薇：《国家回归：社会福利责任结构的再平衡》，知识产权出版社 2011 年版，第 54 页。

　　② 杨团：《中国长期照护的政策选择》，《中国社会科学》2016 年第 11 期。

而可以成为"单位"的继替者。当时虽然社区被推到了养老服务的前台,但由于政府在人力、资金、物资方面提供的保障较少,迫使社区不得不"以服务养服务"。这种模式客观上推动了城市家政服务业和社区便民服务业的发展。

20世纪90年代,在"社会福利社会化"(服务对象社会化、资金来源社会化、管理主体社会化、服务设施社会化、服务队伍社会化)的浪潮中,街道办事处、居委会、民间组织、个体家庭开始兴办养老院、老年公寓等老年服务机构,为退休孤老、身边无子女照料的老人,以及其他有需求的老人提供照护服务。从表3-1可见,90年代我国城乡各类社会福利机构的床位数逐年增加,其中,社会办的服务机构(社区、个人等为兴办者)的床位数达到八成以上,老年照护服务的社会化程度明显提高。

表3-1 20世纪90年代我国福利机构发展状况 单位:%

年份	城乡福利院总数	床位数	收养人数	社会办机构数	床位数	社会化比例
1991	4.23	82.8	64.6	4.03	67.9	82.0%
1992	4.33	89.8	69.6	4.13	74.2	82.7%
1993	4.37	92.7	72.4	4.16	76.6	82.7%
1994	4.3	95.5	73.6	4.1	78.7	82.4%
1995	4.3	97.6	74.7	4.1	80.2	82.2%
1996	4.3	100.8	76.9	4.1	84.4	83.7%
1997	4.2	102.6	78.5	4.0	84.4	82.3%
1998	4.2	105.8	80.0	4.0	86.0	81.3%
1999	/	108.8	/	/	87.6	80.5%

资料来源:根据1991—1999年《民政事业发展统计公报》整理。"/"表示数据缺失。

综上可见,20世纪八九十年代,我国在发展社会福利事业方面发生了重要的思想转变。政府试图突破家庭—国家二元供给格局,发动社会力量参与福利投递。社会化、竞争、效率成为这一时期社会福利改革的关键词。在实践层面，为了建立适应社会主义市场经济体制的社会福利事业新体制和新机制，政府开始积极倡导和推进社会福利社会化。老年人长期照护服务主体除了家庭、国家外，还扩展至街道、社区、民间组织、公民个人，在一定程度上出现了国家、集体、个人共同提供老年人照护服务的局面。但应该指出，这种拓展是有限的、缓慢的、不均衡的，并不能满足老年人群日益增长的服务需要。

在此时期，与老年人口的基本生活保障问题相比，老年人口的医疗服务、长期照护等问题并未受到应有的关注。不论是公办机构收养自费老人，还是社会力量兴办养老机构，其主要动机都在于获取经济收益。但由于政策不健全、照护服务盈利空间小，社会资本对于进入养老服务领域兴趣并不大。从表3-1可知，20世纪90年代，虽然全国各类社会福利机构的床位数有所增加，但增长缓慢，养老服务社会化基本处于停顿状态。1999年全国每万人拥有床位数仅8.6张。[①] 而在农村，由于社队集体资源的枯竭，老年人长期照护不得不完全依靠家庭。原来受到集体关照的"五保"老人甚至成了"无保"老人，处于经济生活贫困、精神生活孤寂、生病硬撑苦熬的境地。

四、服务主体逐渐壮大：社会化的推进

2000年8月，中共中央、国务院发布了13号文件《关于加强老龄工作的决定》（下文简称《决定》），分析指出我国老龄工作存在认识不到位、政策法规不健全、社会保障不健全、老年服务滞后等问题，将老龄工作界定为"关系国计民生和国家长治久安的一个重大社会问题"，要求各级政府把老龄工作纳入国民经济和社会发展中长期规划和年度计划，认真加以解决。《决定》颁布后，国务院随即主持召开了21世纪第一次"全国老龄工作会

---

① 民政部：《1999年民政事业发展统计报告》2000年4月3日，见 http://www.mca. gov.cn/article/sj/tjgb/200801/200801150093969.shtml。

议"，对新时期老龄工作进行部署。以《决定》的颁布和老龄工作会议的召开为标志，老龄工作开始进入各级政府的议事日程。

2000 年和 2010 年，我国先后组织了第五次、第六次人口普查。结果显示，我国于世纪之交步入老龄化国家的行列，而且老龄化速度很快。2006 年全国老龄委办公室发布研究报告指出，人口老龄化将会使养老、医疗、社会服务压力迅速膨胀，认为"老龄社会是 21 世纪中国社会的一个重要国情"，① 呼吁政府在 2030 年前做好各项准备。2001—2016 年，我国先后制定了 4 个老龄事业发展五年规划，各地以国家《规划》为蓝本，结合地方实际，制定省（自治区、直辖市）《规划》，对老龄工作进行具体安排。党的十八大以来，习近平总书记多次对老龄工作做出重要指示，要求各级政府下大力气应对人口老龄化带来的社会问题，搞好顶层设计。他强调要健全老龄工作体制机制，形成老龄工作大格局。②

2000 年以来，中央政府颁布了一系列涉老政策文件。这些政策出自中共中央、国务院及相关部委，内容已从前一时期的经济保障拓展至老年社会服务、老年教育、老年卫生、老年优待等，显示出我国老龄工作正不断深化。尤其值得关注的是老年服务政策的陆续出台，这些政策明确了老年社会服务的形式与内容、机构管理办法、服务标准与规范、税收优惠政策等，为老年社会服务的快速发展注入了动力。以民政部、老龄委为代表的涉老部门（机构）更是设计和开发了不少服务项目，通过星光计划、霞光计划、金晖行动、银龄行动等建设了一批社区为老服务设施，提高了社会对老年人及其问题的关注度。各级地方政府更是结合本地经济与社会发展情况，出台了数以千计的涉老文件。随着各级政府财政支出的增加，社会服务机构的养老床位数也从 2000 年的 113 万张增加到 2017 年底的 744.8 万张，每千名老年人拥

---

① 全国老龄办：《中国人口老龄化发展趋势预测研究报告》2006 年 2 月 24 日，见 http：//www.china.com.cn/chinese/news/1134589.htm。

② 新华社：《习近平：推动老龄事业全面协调可持续发展》2016 年 5 月 28 日，见 http：//www.xinhuanet.com/politics/2016-05/28/c_ 1118948763.htm。

有床位达到了 30.9 张。①

　　与前一时期相比，老年人长期照护服务主体多元化发展趋势更显著、速度更快、队伍更壮大，多元供给格局初步显现。主要表现为：首先，政府积极作为，认可并强化了福利供给的国家责任。在各级政府文件中，老龄工作往往被称为民生工程、民心工程、德政工程、惠民工程、实事工程，成为政府彰显"执政为民"理念的一个注脚。教育部、民政部等还组织召开了全国老龄宣传工作座谈会、全国居家养老经验交流会、全国养老服务社会化经验交流会、全国尊老敬老经验交流会等。立法、司法、行政部门，以及工会、妇联等群团组织也依据自身职能，积极回应老年服务对象在权益保障、收入维持、文化娱乐等方面的需求。官方体系逐渐形成了在党委统一领导下，由政府相关领导牵头、民政部门负责协调、各部门共同参与的工作机制。特别是最近一轮的国务院机构改革，着力优化了老龄工作管理体制，进一步明确了民政、卫生等部门的职能，为医养结合、社会养老服务的开展提供了组织保障。

　　其次，社区照护由虚向实。2000 年《决定》提出了"建立以家庭养老为基础、社区养老服务为依托、社会养老为补充的养老机制"，社区被视为供给养老服务的重要平台。2001—2004 年，通过拨付福彩公益金、安排财政预算等方式，各级政府先后投入 134.85 亿元建成了 32490 个"星光老年之家"，充实了社区养老服务设施。2006 年以来，在政府的财政支持下，各地又掀起了兴建社区服务站、老年日托所（日间照料中心）的浪潮。统计显示（见表 3-2），近几年我国社区照护设施建设稳步增长，2017 年社区留宿和日间照料床位占全国养老床位的比例已达 45.4%。可见，"以社区为依托"已从政策设想转变为实践产物。当然，社区照护设施利用不足也是一个现实问题，真正让社区照护"实起来"尚有一些难题亟待破解。

---

　　①　民政部：《2017 年社会服务发展统计公报》2018 年 8 月 2 日，见 http：//www.mca. gov.cn/wap/article/sj/tjgb/。

表 3-2 2015—2017 年我国社区照护设施硬件建设情况

	2015	2016	2017
社区养老服务机构与设施（万个）	2.6	3.5	4.3
社区互助型养老设施（万个）	6.2	7.6	8.3
社区留宿和日间照料床位（万张）	298.1	322.9	338.5
社区床位占养老总床位比例（%）	44.3	44.2	45.4

资料来源：根据民政部 2015、2016、2017 年社会服务统计公报整理得出。

最后，社会力量积极参与服务供给。相关部委先后制定了《关于加快实现社会福利社会化的意见》①（2000）、《关于支持社会力量兴办社会福利机构的意见》（2005）、《关于加快发展养老服务业的意见》（2006）、《关于鼓励和引导民间资本进入养老服务领域的实施意见》（2012）、《关于鼓励民间资本参与养老服务业发展的实施意见》（2015）、《关于全面放开养老服务市场提升养老服务质量的若干意见》（2016）等文件，提出通过信贷支持、用地保障、补助贴息、购买服务、分类管理等方式吸引社会力量参与养老服务，取得了明显成效。营利机构与非营利机构参与长期照护服务供给，进一步充实了养老资源。有研究者认为，2016 年以来，我国养老服务社会化进入了"政策体系的稳定期"。②

不过，需要指出的是，尽管家庭照护受到工业化、城市化的影响，服务供给能力趋于下降，但其基础地位仍较为稳固。因为家庭不仅为个人发展提供物质与经济保障，也为人们提供爱与关怀。2010 年全国第六次人口普查发现，49% 的老年人依靠家庭提供养老经济资源。同年，全国老龄办和中国老龄科学研究中心开展的全国失能老年人状况调查也发现城乡完全失能老年人的照料主要依靠传统家庭成员。③ 杜鹏等分析 2014 年中国老年社会追踪调查（CLASS）

---

① 该文件将"社会福利社会化"正式表述为投资主体多元化、服务对象公众化、服务方式多样化和服务队伍专业化。

② 李丽君：《习近平关于老龄工作重要论述的思想特质》，《中国社会工作》2017 年第10期。

③ 张恺悌：《"全国城乡失能老年人状况研究"新闻发布稿》2011 年 3 月 1 日，见 https://max.book118.com/html/2018/0525/168479895.shtm。

数据发现，选择在自己家或子女家养老的老年人占 94.16%。[1] 可见，家庭始终都是庇佑个体的一道重要屏障。对于老年人而言，家庭的某些支持功能具有无法替代性，尤其是精神慰藉。因此，在讨论人口老龄化问题时，有必要加强对"家庭"这一服务供给主体的深入研究。总之，最近十余年，随着国家福利责任的"回归"，以政府为主导，构建适应经济社会发展水平和老年人需求的服务供给体系已初具形态。多元主体共同参与服务递送的格局已基本形成。

表 3-3　我国老年人长期照护服务主体的变化

历史时期	供给主体	基本形态
新中国成立前	家庭（族）	照护老人是家庭的内部事务
1949—1978 年	家庭、政府	城乡二元格局，家庭为主、国家有限介入
1979—2000 年	家庭、政府、社区、市场、社会组织	家庭为主，政府干预增多，其他主体出现，但力量小、联系少，老龄工作虚化
2000 年以来	家庭、政府、社区、营利组织、非营利组织	家庭独木难支，政府主动作为，多元主体逐渐壮大，社会化服务体系快速发展

第二节　我国老年人长期照护服务主体变迁的原因

一、内在动机：维护执政合法性

任何政治统治的存在都必须以人民的认可和接受为前提，即具有合法性。[2]

---

[1]　杜鹏、孙鹃娟等：《中国老年人的养老需求及家庭和社会养老资源现状——基于 2014 年中国老年社会追踪调查的分析》，《人口研究》2016 年第 6 期。

[2]　倪星：《政府合法性基础的现代转型与政绩追求》，《中山大学学报（社会科学版）》2006 年第 4 期。

为了维护执政合法性，政府必须根据经济社会环境的变化，适时与适当地转变职能。政府职能是政府管理社会公共事务时所承担的职责和功能。政府职能的范围和力度不是一成不变的，其实质是执政者对内外部环境的不断调适。从我国老年社会福利事业的发展历程看，政府职能始终处于动态的调整中。在计划经济时代，执政者面对的是脆弱的经济、不稳固的政权和凋敝的社会，因而政府的首要职能是发展经济、保卫政权、重建社会，为此，政府强化了对经济生产和社会生活的控制，并通过发展社会福利事业彰显社会主义制度的优越性，以便在意识形态领域得到人民的认可。所以，这一时期，政府加强了对社会福利的干预，以直接提供保障和间接提供资源的方式供给老年社会福利，成为家庭之外的服务主体。

但是，计划经济时代的社会福利供给模式既给政府财政和集体经济造成了沉重的负担，又抑制了其他供给主体的发展，并使老年社会福利处于较低的保障水平。为了改变这一局面，改革开放至 20 世纪末，政府将"社会福利社会办"作为导向，试图以收缩政府福利职能的方式将社会福利供给责任分摊给社会组织、社区、家庭等。这在一定程度上推动了服务主体的多元化发展，尤其是第三部门的成长。可是，由于我国的社会福利社会化建立在不完善的市场机制、不成熟的社会组织、非专业的服务队伍的基础之上，因而并未取得预期效果，社会福利供需矛盾甚至有所激化。例如，原来由政府供养的特殊老人的生活状况长期得不到改善甚至缩水，有社会化照护需要的老人因种种主客观原因难以获得专业化服务，社区为老服务不能真正落地。

为了解决以上问题，2000 年以来，政府显著强化了福利供给职能。其一，通过大量创制社会政策，布局老年社会福利事业的发展，加强对老龄工作的指挥和引导。这些政策推动了社会力量进入养老服务领域，使民办机构成为老年人照护服务主体。其二，通过加大投资力度，构筑了更完善的服务供给体系。社区为老服务设施不断增加，成为服务供给的重要载体。机构供给服务机制更灵活，公办公营、公办民营、民办公助、民办民营等运营模式纷纷出现。其三，通过加强对老龄工作的宣传，引导全社会关注老年人问题的重要性、现状和成果，进而认可政府在老年社会福利领域取得的政绩。党的十六大明确了政府在社会管理与公共服务方面的职能，党的十七大、十八大都强调将建设"服务型政府"作为行政管理体制改革的目标，党的十九大则是在中国特色社会主义进入新时代的背景下提出了深化简政放权、创新监管模式，赋予地方政府更多自主权等施政举措。总之，政府试图通过转变职能，重构国家、市场、社会之间的关系，使多元主体共同承担老年人社会福利供给责任。

二、外在压力：　人口结构的老龄化

通过前面的梳理可见，2000 年以来，各级政府都将老龄工作提上议事日程，出台了大量的涉老文件，对养老服务体系进行规划，对多元服务主体进行培育，对服务递送进行指导。这背后有一个重要的推动因素，那就是人口老龄化。中国当代人口结构变迁最显著的特征是老年人口在总人口中的比重快速上升。据全国老龄办预测，21 世纪中国人口老龄化将经历 3 个阶段：快速老龄化阶段（2000—2020 年）、加速老龄化阶段（2021—2050 年）、重度老龄化阶段（2051—2100 年）。① 当前，我国已经进入人口老龄化快速发展阶段。截至 2018 年底，我国 60 周岁以上老年人口已达 2.49 亿，占总人口的17.9%。预测显示，2025 年我国老年人口可能会突破 3 亿。② 21 世纪的中国，人口老龄化是不可逆转的经济社会常态现象，正在改变国家发展的人口基础。③ 人口老龄化是现实国情，它要求政府转变政策思维，进行制度设计，开展实践探索，否则就可能激化社会矛盾，危及社会稳定。

因为老龄化程度的加深往往意味着高龄老人与失能老人的增加，意味着

---

① 中国网：《中国人口老龄化发展趋势预测研究报告》2006 年 2 月 24 日，见 http://www. china. com. cn/chinese/news/1134589. htm。

② 民政部：《国务院关于加快发展养老服务业的若干意见》2013 年 10 月 23 日，见 http://jnjd. mca. gov. cn/article/zyjd/zcwj/201310/20131000534003. shtml。

③ 原新：《积极应对人口老龄化是新时代的国家战略》，《人口研究》2018 年第 3 期。

将有更多的老年人需要使用长期照护服务。关于全国老年人的长期照护需要，有学者曾做过预测：他们将一年内卧床或住院超过30天的、年龄在50岁以上的人作为研究对象，推断出2000年全国有1133余万人需要长期照护服务，2015年有1813余万人需要长期照护，而到人口老龄化趋近于高峰的2025年，这一数字会进一步增至2558余万（见表3-4），是2000年的2.3倍，平均每年净增57万人。而现实情况远比预测的更加严峻。据统计，截至2014年底，我国80岁以上的高龄老人已达2400多万，失能老年人口已接近4000万。[①] 长期照护服务的刚性需求必然引发人们对服务投递、资金筹集、质量监控等问题的关注，要求政府必须做出政策回应。

表3-4 对全国50岁以上人口长期照护需要的预测[②]

年　份	男　性	女　性	合　计
2000	5283968	6051244	11335212
2005	6347490	7339331	13686821
2010	7287661	8469253	15756914
2015	8338185	9793828	18132013
2020	9897121	11713992	21611113
2025	11641105	13943925	25585030

随着老年人口的快速增长，依靠家庭提供非正式支持去满足老年人的照护需要是不现实的，因为低生育率导致的家庭规模缩小使得传统的"养儿防老"照护模式已难以为继。寄希望于国家包办也是不现实的，因为政府供给服务也会受制于财力、能力、效率等问题而出现"失灵"现象。同样，依靠

---

① 中新网：《中国首部养老机构发展研究报告在京发布》2015年7月16日，见http://www.chinanews.com/gn/2015/07-16/7409367.shtml。

② 张恺悌等：《社区服务与人口老龄化的对策研究》，载《21世纪上半叶中国老龄问题对策研究》，华龄出版社2000年版，第337页。

社会力量提供局部的、阶段性的正式支持，也无法满足老年人口的照护需要，因为长期照护服务具有综合性、专业性、持续性等特点。特别是随着人口结构趋于高龄化，需要长期照护的老年人必将快速增加，迫切需要发展老年社会服务事业。为此，政府有责任对老龄事业进行整体设计、系统规划、资金保障、监督管理，以使老年人口能够维持一定的生存品质。可见，发展多元化的照护服务主体，激发各类服务主体的活力，创新服务供给模式，是政府回应人口老龄化的必然选择。

三、保障条件：　经济社会的发展

社会福利供给主体的发展还受到经济与社会发展状况的制约。其一，经济发展水平影响国家对社会福利事业的投入。例如，在计划经济时代，虽然国家通过就业单位向城镇居民供给社会福利，但由于经济发展水平低，社会福利的覆盖面和保障水平都十分有限。改革开放至 20 世纪末，虽然政府企图以收缩福利职能的方式促使社会分担福利供给责任，但由于政策不健全、资金投入有限等原因，导致民办养老机构发展受阻，社区服务发展缓慢。政府虽然试图打破家庭—国家二元供给模式，但并未顺利产生服务主体多元化的结果。

反过来，最近十余年，随着我国经济体量的壮大，国家的资源配置能力显著增强。政府通过税收优惠、购买服务、财政补助、服务外包等方式吸引企业和社会组织参与养老服务就取得了明显成效。从民政部发布的社会服务统计公报看，近十年国家对社会服务事业发展的资金投入逐年增加，2008、2011、2013、2015、2017 年 分 别 为 2146.5、3229.1、4276.5、4926.4、5932.7 亿元。2017 年全国社会服务事业费支出占国家财政支出比重为3.4%，中央财政向各地转移支付社会服务事业费 2492.3 亿元，占社会服务事业费比重为 42.0%。① 随着财政投入的增长，近年来我国社会服务机构床位数稳步增加，可住宿床位数已从 2008 年的 300.3 万张增至 2017 年的 419.6 万张，民办非企业单位已成为老年照护服务的重要供给主体。

其二，经济发展水平影响福利供给主体的成长。一方面，企业、民间组织的经济状况影响其参与养老服务的意愿和能力，进而决定服务供给能否形成。改革开放以来，我国经济高速发展，2010 年已成为世界第二大经济体。据统计，近年来我国国内生产总值不断增长，产业结构趋于优化。2017 年，我国 GDP 总值达到 827122 亿元，人均 GDP 为 59660 元，第一、二、三产业产值占 GDP 的比重分别为 7.9%、40.5%、51.6%。② 受惠于经济的快速发展，市场组织、社会组织、家庭及公民个人的经济资源不断充实。在政策鼓励和社会服务需求增长的背景下，各类企业与资本，包括央企、外资、险资纷纷进入养老服务领域，投资设立养老机构、运营服务项目、推出商业养老保险产品。事业单位、社会组织甚至公民个人也开始投资运营养老机构，出现了多元主体供给养老服务的局面。另一方面，老年人及其家庭的经济条件也影响其获取长期照护服务的能力和策略，进而决定有效需求能否释放出来。近年来，随着可支配收入的增长，一些老年人也主动释放出长期照护服务需要。据报道，2016 年养老网接受了 57781 名电话用户的一对一咨询，发现分别有 17492 名半自理老人、14551 名全护理老人、1548 名特护老人需要专业机构提供的长期照护服务，占总咨询用户的 58%。③ 发展长期照护，只有让需求与供给相对接，并达成服务契约，才能够形成照护服务的现实样态。

其三，社会发展状况影响老年人长期照护服务的供给格局。例如，在计

---

① 民政部：《2017 年社会服务发展统计公报》2018 年 8 月 2 日，见 http://www.mca.gov.cn/wap/article/sj/tjgb/。
② 国家统计局：《2017 年国民经济和社会发展统计公报》2018 年 2 月 28 日，见 http://www.stats.gov.cn/tjsj/zxfb/201802/t20180228_ 1585631.html。
③ 齐呼和：《2016 中国机构养老市场报告》2017 年 2 月 1 日，见 http://www.rcgus.com/frankzlf2/2425965.html。

划经济时代，第三部门没有生存的土壤。所以，政府可以干预社会福利，进而成为服务主体，但社会组织却不可能成为老年人长期照护服务的供给主体。改革开放后，我国放松了对第三部门的管制，社会组织得以快速发展，在扶贫济困、环境保护、文化教育等多个领域崭露头角。在养老服务领域，2000 年以来，民办非企业养老机构大量涌现，面向老年人提供生活照料、膳食供应、休闲娱乐等服务，已成为老年人长期照护服务的供给主体。同样的例子还有，改革开放初期，我国虽然试图推动社区服务的发展，但由于缺乏政策保障和资金支持，社区为老服务发展缓慢，难以承接政府和企业让渡出来的社会福利供给职能。近些年，我国加大了对社区建设的投入，社区服务机构与设施快速增加，社区为老服务才真正得以开展，社区作为养老服务载体和平台的功能才日益突显。

四、经验支持： 西方福利制度改革

新中国成立以来，中国社会政策经历了从国家统揽型向市场主导型再向国家主导型发展的三个历史时期。[1] 老年社会福利事业及其政策的发展也是如此。一个国家或地区社会福利体制的建构，往往既是价值选择的结果，也是学习借鉴的产物。新中国成立初，面对美苏意识形态的对抗和两种社会制度的竞逐，我国选择了以社会主义制度为基础的苏联模式。苏联模式以低工资、国家包办、平均主义为主要特征，这些做法为我国所接受。在计划经济时代，我国建立了国家负责、官方包办的民政福利和单位包办的职工福利等组成的混合福利制度。这一制度覆盖了城镇在职职工、城市三无老人和农村五保老人。尽管享受福利的人数仅占全部人口的 20%，但相较于新中国成立前已是巨大的进步。对于城镇居民而言，他们真切地感受到了人民民主专政带来的实惠。国家统揽型福利体制成为彰显特色社会主义制度优越性的有力

---

① 史薇、谢宇：《城市老年人对居家养老服务提供主体的选择及影响因素——基于福利多元主义视角的研究》，《西北人口》2015 年第 1 期。

佐证。由于国家干预，传统的家庭供给福利模式受到一定程度的冲击，政府成为老年人长期照护服务的供给主体。

而到了20世纪八九十年代以"市场化"为主导的时期，我国则开始试图改变国家统揽型模式存在的弊端，如政府财政支付压力大，企业发展活力不足，官办福利成本高、服务效率低等问题。这一时期，西方发达国家正急于摆脱福利国家危机的魔咒，新自由主义理论受到推崇。福利市场化、私营化、去中央化等概念在不同的福利国家社会政策中得到体现和实行，① 营利的商业组织与非营利的志愿部门被引入福利供给中，成为服务供给的主体。受西方国家福利制度改革的启发，我国开始进行"社会福利社会化"的探索，希望动员社会力量参与福利服务，并在社会福利领域中引入竞争机制。尽管这一时期的福利社会化遇到了挫折，效果不甚理想，但其折射出来的福利理念和改革意向显然受到了西方福利多元主义思潮的影响。

最近十余年，发达国家继续推动社会福利制度改革，在长期照护领域，模糊公私界限，建立政府、市场、公民社会相互依赖、多元合作的福利供给模式成为改革目标。受其影响，国内政学两界也开始关注治理理论及其政策实践。在老年社会福利领域，投资建设社区为老设施、扶持民办非营利养老机构、开放养老服务市场、实行公办福利机构改革等措施，都旨在形成多种服务主体复合供给老年福利的局面。

综上所述，老年人长期照护服务主体的构成是动态的，在服务供给中发挥的作用也是变化的。作为社会福利制度演进的一个表征，它的发展和变化是多种因素共同作用的产物。就新中国成立以来我国老年社会福利制度的发展而言，其既受到执政者维护政治合法性的推动，又是对人口结构变化的回应。其既受制于经济社会发展的现实条件，又被西方福利国家的社会政策改革所影响。在服务主体多元化的当下，如何促进其合理分工与有效合作，进

---

① 唐咏、徐永德：《中国社会福利变迁下养老服务中非营利民间组织的发展》，《深圳大学学报（人文社会科学版）》2010年第1期。

而提升长期照护服务品质，是亟待研究的课题。

第三节　我国老年人长期照护服务主体变迁的特点

一、家庭的主体地位相对稳固，但照护能力面临挑战

通过前面的梳理可见，无论是传统农业社会还是现代工业社会，家庭始终都是照护老年人的重要主体。即便当前老年人长期照护已经从私人事务演化为政策议题，多种服务供给主体已经出现，社会化照护体系已初具形态，但家庭在长期照护中的主体地位仍较为稳固。正如有学者所言："在中国，城市老人的经济支持虽然已经逐步社会化，但其生活照顾和情感慰藉仍离不开家庭；农村绝大多数处于社会保障网之外的老年人养老的三方面支持更是离不了家庭。"[①] 但应当承认，随着经济发展、社会流动和家庭结构的调整，当前维系家庭养老模式的主客观条件已发生变化。

首先，孝文化式微动摇了家庭照护的思想基础。在古代社会，"孝子承老也"，照护老年人是社会加诸在晚辈家庭成员身上的道德要求。但自近代以来，家长制度受到激烈批判，以老年人为代表的家长在家庭中的地位不断下降，而年轻一代的家庭地位趋于上升。进入工业社会以后，在知识经济兴起、科技革新加快、人口流动频繁的背景下，代际关系更是出现了"反转"：老年人的社会地位边缘化，年轻一代成为社会发展的中坚力量。于是，晚辈应当尽心竭力侍奉老年人的孝道责任不断松弛。近些年，子女不孝、老无所依的报道更屡屡见诸媒体。新近出现的"甩老族"[②] 人数虽然有限，但该词语形象地勾画出老年人在代际关系中的弱势地位。

---

① 戴卫东：《家庭养老的可持续性分析》，《现代经济探讨》2010年第2期。

② 王红峰：《"甩老族"，你的孝心哪里去了》，《湖南工人报》2016年6月15日。

其次，居住方式变化削弱了家庭照护的人力基础。在农业社会，家庭照护主要表现为大家庭共居生活，由晚辈全天候照护长辈。而在工业社会，家庭规模缩小，老年人单独生活日益普遍，降低了老年人获得长期照护的可及性。"六普"数据揭示：2010 年，在我国，一个老年人单独居住、一对老年夫妇单独生活的空巢家庭已达 38.3%。有 56.3 万生活不能自理老人处于独居状态，有 101 万生活不能自理的老人生活在空巢家庭中。① 家庭结构的变迁也映射了上述现象。从图 3-2 可见：1930 年，中国家庭拥有三代人的比例为 48.5%、拥有两代人的比例与之类似，拥有一代人的仅为 2.5%。但是，到了 2010 年，拥有三代人的家庭已降至 18%，拥有一代人的家庭上升至 34.2%。中国已是平均家庭规模较小的国家，流动家庭和留守家庭已成为家庭的常规模式。② 家庭人口少、分散居住、子代职业压力大等导致家庭照护老人的能力被削弱。

再次，残损寿命延长，家庭难以应对照护压力。《2010 全球疾病负担研究报告》称，就全球范围而言，人们寿命更长，但疾病也更多，受伤、心理疾病、疼痛和残疾不断损害人们的总体健康。2011—2012 年国内的基线调查显示：31.8% 的老年人自评健康状况为"差"或"很差"，33.4% 的老年人报告有身体疼痛，38.1% 的老年人身体有残疾，23.8% 的老年人表示在基本日常活动中需要他人帮助。老年人的健康状况随着年龄的增长急剧变差，70 岁以上需要他人协助日常生活的为 25%，而到了 80 岁以上，这一比例就超过了 50%。③ 可见，如今人们虽然活得更长久了，但带病存活时间也相对延长了。对于大多数家庭而言，长时间照护失能老人都是难以承受之重。因此，在新常态下，我们需要探究如何推动家庭养老模式做出适应性改变，以

---

① 孙鹃娟：《中国老年人的居住方式现状与变动特点——基于"六普"和"五普"数据的分析》，《人口研究》2013 年第 6 期。

② 国家卫生和计划生育委员会：《中国家庭发展报告 2015》2015 年 5 月 14 日，见 https：//baike. so. com/doc/8394519-8713519. html。

③ CHARLS 研究团队：《中国人口老龄化的挑战：中国健康与养老追踪调查全国基线报告》2013 年 6 月 4 日，见 http：//pkunews. pku. cn/xxfz/2013-06/04/content_ 274291. htm。

使传统因素与现代因素有机融合、协同发展。

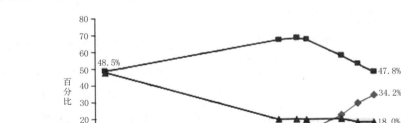

图 3-2　1930—2010 年中国家庭人口世代数变化趋势①

二、国家的主导作用日益凸显，　但责任边界亟须厘清

新中国成立后，我国老年人长期照护从私人领域走向了公共领域，国家干预逐渐增多，社会力量成为供给主体，进而重构了新时期的长期照护服务供给模式。作为国家的代言者，政府在福利事业发展中的角色不断丰富。在计划经济时代，国家通过兴办福利机构向“三无老人”直接供给长期照护服务，通过用人单位、人民公社向普通老人、“五保老人”间接供给养老资源。因而这一时期，政府主要扮演了服务供给者、倡导者角色。

改革开放至 20 世纪末，政府开始设立老龄工作机构，② 制定《中国老龄工作七年发展纲要（1994—2000）》《农村五保供养工作条例》《老年人权益保障法》等涉老政策法规，进行老年照护服务的市场化与社会化探索，

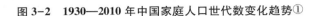

① 世界卫生组织：《中国人口老龄化与健康国家评估报告》2016 年，见 http：//wwwwho. int/ageing/publications/china-country-assessment/zh/。

② 从 1982 年应联合国要求成立“老龄问题世界大会中国委员会”到 1995 年挂靠民政部的“老龄协会”，再到 1999 年国务院成立“全国老龄工作委员会”，大致勾画出我国老龄工作主管部门从无到有、层次逐渐提高的发展脉络。

并加大了对养老服务的财政投入,① 因而扮演了政策制定者、服务供给者、服务规范者、资金提供者角色。

2000 年以来,各级政府把老龄工作作为施政重点,涉老政策密集出台、设施建设快速推进、资金投入大幅增长、干预手段日益多样。政府不仅创设制度、供给服务,还直接或间接提供资金、监督服务供给、评估服务成效、指导其他服务主体,因而其主导作用愈发突出,角色更显多样(见图 3-3)。

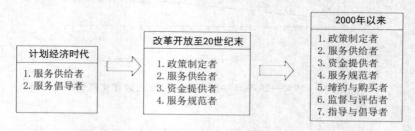

图 3-3　老年人长期照护服务中政府角色的演进

不过,应当指出的是,尽管总体而言政府的福利供给职能趋于增强,但过程并非一蹴而就。在计划经济时代,受经济水平、政治形势、国际环境等因素的限制,政府开展的老年社会福利事业极为有限。有关老年人的社会福利政策零散地分布在《宪法》及其他文件中,"碎片化"色彩浓厚、可操作性差。而且相关政策仅涉及城镇老人的收入保障和孤寡老人的经济救助,缺乏针对全体老年人的生活照顾与医疗服务政策。老年人长期照护主要依靠家庭供给。

改革开放至 20 世纪 90 年代末,我国面临着极其紧迫的经济建设任务,加之受可配置福利资源不足、西方福利国家改革等因素的影响,我国政府在市场经济体制不完善、社会组织发育不良的情况下,试图推进福利服务市场化、社会化,加剧了长期照护服务供需矛盾。这一时期,政府虽开始关注老

---

① 根据《民政事业统计公报》,1991 年全国民政事业经费支出 62.5 亿,接近 1949—1978 年总支出的一半。1999 年民政事业经费支出 194.6 亿,是改革开放前历年总支出的 1.4 倍。

龄问题，但官方开展的老年福利工作仍局限于城市三无老人、农村五保老人等特殊人群。直至最近十几年，随着我国经济体量的增大、社会建设的加快，以及面临人口老龄化的现实压力，政府在老年社会福利领域才开始主动作为。政府的角色变化折射出福利价值观、政府职能的时代变迁。

最近十余年，政府通过制定社会政策、提供福利资金、培育社会组织、强化服务监管等手段显著地扩张了国家福利职能。在涉老政策文件中，"党委领导、政府负责""发挥政府主导作用"或者类似的表述屡屡出现。《中国老龄事业发展"十二五"规划》提出了"健全党政主导、老龄委协调、部门尽责、社会参与、全民关怀的大老龄工作格局"的发展思路。《中国老龄事业发展"十三五"规划》进一步指出，坚持党对老龄工作的领导，强化政府主体责任，加强对地方老龄工作的督促检查。可见，政府主导老年人长期照护服务发展已是各级政府的基本共识。

但是在实践中，各级政府如何进行"主导"却没有成法定规。由于政府在行政管理、资源配置、社会动员方面的强势地位，导致其常常在该负责时放手，在该放手时插手。从各服务主体的关系看，目前政府与家庭、市场的边界相对来说是清楚的，但政府与社区、政府与社会组织的边界是不清晰的。在实践中，政府既支持社区又管控社区，既强调培育社会组织又插手其内部事务。可以说，在老年社会福利领域，政府更热衷于唱"主角"，更希望其他服务主体唱"配角"。① 责任边界不清，创新社会治理就有可能走样或变味，各主体共担老年人长期照护责任就难以真正实现。

三、社区的供给角色受到关注，但服务能力亟待提升

在西方，把社区视为老年人照护服务的供给主体源于 20 世纪 50 年代的英国，是当时兴起的"反院舍化运动"的产物。在我国，倡导社区参与老年

---

① 姚鼎：《新华网评：推动老龄事业发展需"主配角"合力》2016 年 6 月 4 日，见http://news.xinhuanet.com/2016-06/04/c_ 1118969241. htm。

社会福利供给出现于 20 世纪 80 年代末。1987 年，民政部在武汉召开了"全国社区服务工作座谈会"，提出了"社区照顾"的概念，并决定在全国部分城市进行社区服务试点工作。1989 年，民政部在杭州召开社区服务工作总结与交流会，要求全国的街道和居民委员会要普遍开展社区服务。截至 1992 年底，全国 70%的街道开展了不同程度的社区服务，建成各类社区服务设施 11.2 万个。① 1993 年，民政部、国家计委等 14 个部门联合下发《关于加快发展社区服务业的意见》，要求各地"把社区服务业作为一项重要工作来抓"，指出社区服务要走法制化、产业化之路。1998 年以后，社区服务转向社区建设，为老年人、残疾人等提供支持仍然是社区建设的重要内容。据统计，截至 1999 年，全国城镇拥有社区服务设施近 13 万个、社区服务专职人员 36 万人。②

正如前面所言，20 世纪 80 年代，我国在改革社会福利体制时瞄准"社区"是有特定背景的。其一，经济体制改革使单位制趋于解体，原来由单位承担的社会福利职能需要由新的组织承接；其二，政府没有能力包办社会福利，转而希望社会力量参与其中；其三，受西方福利国家改革的影响，希望探索符合国情的社区治理之道。应当说，当时民政部提出发展社区服务，与国际接轨，无疑是具有前瞻性的。但由于缺乏可操作性的政策支持、投入资金有限，导致在实践中社区更热衷于开展经营性服务，为老年人提供社区照顾仅停留在字面上。

为了发挥社区的为老服务功能，2001 年民政部启动"星光计划"，在全国范围内推进"老年之家"建设。但建成后，各地普遍出现了设施闲置现象，有的老年之家甚至变成了收费麻将馆，使用效率很低。③ 有研究发现，社区为老年人提供的养老助老服务难以满足老年人家庭所需。18.9%的老人

---

① 民政部、国家计委：《关于加快发展社区服务业的意见》1993 年 8 月 27 日，见 http://www.law-lib.com/law/law_view.asp?id=56708。

② 徐道稳：《城市社区服务反思》，《城市问题》2001 年第 4 期。

③ 李强：《广东全省星光老年之家今年将面临整顿》，《南方日报》2010 年 1 月 8 日。

需要社区托老所提供照护，但仅有 0.15% 的老人得到满足；有 36.8% 的老人需要社区开展保健指导服务，但仅有 9.3% 的老人得到满足；有 42.5% 的老人需要家庭病床，但仅有 14.8% 的老人得到满足；有 57.8% 的老人需要定期体检，但仅有 7.6% 的老人得到满足；有 45.1% 的老人需要应急服务，但只有 0.17% 的老人得到满足。[①] 基于这种情况，《中国老龄事业发展"十二五"规划》提出了"大力发展社区照料服务"的任务。

为了让社区真正成为养老服务的"依托"，近年来，我国在老龄事业发展规划中一再强调，建设社区服务设施、建设社区"老年人生活圈"、打造社区综合服务网络、鼓励社会力量开展以社区为依托的养老服务等。最近十余年，我国社区照护的发展主要在两个方面发力：其一是加快设施建设，其二是强化服务供给。但从实践情况看，上述两方面都存在一定的问题。从设施建设看，至 2017 年底，全国共有各类社区服务机构和设施 40.7 万个，社区服务中心（站）覆盖率为 25.5%。[②] 在很多地方，特别是农村地区，还存在着社区照护设施缺乏、类型单一等问题。从服务供给看，即便是在社区建设走在全国前列的北京市，社区照护的供给效果也不能尽如人意。主要表现为：日间照料中心门庭冷落，社区托老所发展缓慢，社区难以发挥资源整合的功能等。[③] 目前，国内一些省市提出了 9073 计划（如上海市、吉林省等），9064 计划（如北京市、天津市），即 90% 的老年人由家庭照护，6%—7% 的老年人以社区照护为主，3%—4% 的老年人使用机构照护。这些基于国情提出的养老服务计划也迫切要求提升社区服务供给能力。

---

① 王辅贤：《社区养老助老服务的取向、问题与对策研究》，《社会科学研究》2004 年第 6 期。

② 民政部：《2017 年社会服务发展统计公报》2018 年 8 月 2 日，见 http：//www.mca.gov.cn/wap/article/sj/tjgb/。

③ 缪青、李伟东等：《北京社会发展报告（2013—2014）》，社会科学文献出版社 2014 年版，第 122 页。

四、社会组织的供给功能受到肯定， 但发展状况不甚理想

社会组织是与政府、市场并立的第三部门，具有提供服务、反映诉求、规范行为等功能。在计划经济时代，由于权力高度集中于国家，导致国家吞并社会，社会内化于国家,[1] 因而社会组织没有生存和发展的土壤。改革开放以来，特别是进入 20 世纪 90 年代以后，随着国家管控放松，我国社会组织进入发展期，数量快速增长，服务领域不断拓展。据统计，截至 1999 年底，我国有社会团体 13.7 万个，涉及教育、扶贫、环保等多个领域。1999年，我国启动了民办非企业单位的登记工作，全年共登记民办非企业单位5902 个。[2] 按照我国民政部门的说法，社会组织可分为三类：社会团体、民办非企业单位[3]、基金会。在老年人长期照护领域，社会组织主要是指在民政部门登记的、非营利性的养老服务机构。作为民办非企业单位，这些机构由企事业单位、社会团体、其他社会力量和公民个人利用非国有资产举办。

自 2000 年民政部、国家计委等 11 部委联合下发《关于加快实现社会福利社会化的意见》（国办发〔2000〕19 号文件）以来，政府相关部门关于养老机构发展政策的创制力度明显增强。在过去的十几年间，仅民政部发布的相关文件就有《社会福利机构管理暂行办法》（2001）、《老年人社会福利机构基本规范》（2001）、《关于支持社会力量兴办社会福利机构的意见》（2005）、《关于加快发展养老服务业的意见》（2006）、《关于鼓励和引导民间资本进入养老服务领域的实施意见》（2012）、《养老机构设立许可办法》（2013）、《养老机构管理办法》（2013）、《关于做好政府购买养老服务工作的通知》（2014）、《关于鼓励民间资本参与养老服务业发展的实施意见》

---

[1] 贺海波：《主体间性：社会管理持续变迁的一种分析框架》，《学习与实践》2013 年第2 期。

[2] 《一九九九年民政事业发展统计公报》，《中国民政》2000 年第 6 期。

[3] 2016 年《慈善法》颁布后，"民办非企业单位"改称"社会服务机构"。

（2015）等。这些指导性文件鼓励社会力量兴办养老服务机构，并在土地使用、税收优惠、财政补贴等方面提出了具体措施。可见，政府希望将民办非营利性养老服务机构打造成为老年人社会服务的供给主体。

在政策推动下，我国民办非营利性养老服务机构的发展逐渐加快。中国老龄科学研究中心开展的"十二城市调查"发现，在 2000 年以后成立的养老机构中，民非养老机构的比例达到 76.4%，平均床位数为 177 张。[①] 虽然最近十余年我国政府积极鼓励和引导社会力量兴办非营利性养老服务机构取得了一定的进展，但民办非营利性养老服务机构的发展状况依然不甚理想。首先，民办非营利性养老机构的总体规模仍然有限。截至 2015 年底，全国注册登记的养老服务机构有 2.8 万个，其中可以提供住宿的民办机构有 1.2 万个。[②] 如果按照每家 177 张床位计算，民非养老机构大约能提供 212.4 万张床位。相对于全国 4063 万失能与半失能老年人[③]而言，其服务供给能力显得较为薄弱。其次，民办非营利性养老机构分布不均衡，呈现出东部多于西部的地域分布特点、"城市多、农村少"的城乡分布特点，[④] 因此存在一定程度的供需结构失衡问题。最后，服务质量亟待提高。当前我国养老机构在档次上呈现出"哑铃形"的特点，即低档机构与高档机构相对较多，中档机构不足。而所谓的低档机构往往是那些资金薄弱的民非养老机构。这些机构大多租用房屋运营，空间有限、设施简单、服务内容单一、服务质量较低。

---

① 吴玉韶、王莉莉等：《中国养老机构发展研究报告》，华龄出版社 2015 年版，第 57—58 页。

② 民政部：《2015 年社会服务发展统计公报》2016 年 7 月 11 日，见 http://news. china. com. cn/txt/2016-07/11/content_ 38855906_ 3. htm。

③ 人民网：《第四次中国城乡老年人生活状况抽样调查成果发布会在京召开》2016 年 19 月 10 日，见 http://world. people. com. cn/n1/2016/1010/c57506-28764803. html。

④ 吴玉韶、王莉莉等：《中国养老机构发展研究报告》，华龄出版社 2015 年版，第 59—60 页。

五、营利性照护机构发展缓慢，服务主体角色亟待强化

公共物品的性质不是一成不变的，价值观、经济水平、地域差异、服务需求等都可能影响公共物品的性质及供给模式。就老年人长期照护服务而言，可以依据服务对象、价值选择等方面存在的不同，将之分为三类。一是纯公共物品。例如，由政府举办的，以免费方式提供给城市"三无"老人、农村"五保"老人的长期照护服务。国家供给这类服务的目的是解决社会底层贫弱无依老年人的基本生活问题，其价值基础是社会公平，服务供给具有鲜明的福利性。

二是准公共物品。其面向的是社会上的中低收入老人，他们有获得长期照护服务的现实需要，本人或家人也具备一定的支付能力。但由于资源禀赋一般，因而他们需要社会提供经济实用型的照护服务。一旦付费超出其心理预期，就会抑制社会化照护需要的释放。准公共物品的供给具有一定的福利性、公益性。

三是私人物品。其面向的是社会上的高收入、有个性化需求的老年人。这类老年人经济条件好，注重生活品质，愿意用较高的费用购买机构提供的专业化、高质量的照护服务。这部分服务可视为私人物品，因为它具有排他性和竞争性。与三类物品相对应的服务供给模式分别是政府供给、混合供给与市场供给。

由于当前步入晚年期的老年人主要出生在 20 世纪三十至五十年代，整体收入水平不高，因而多数老人需要的是经济实用型的、中档的养老机构所提供的照护服务。而养老服务具有投资大、见效慢、利润低、风险大等特点，需要政府将之作为公益性、福利性的事业和产业予以扶持，因此在相当长的时间内，民政部门都致力于培育非营利性的民办养老服务机构。在《关于支持社会力量兴办社会福利机构的意见》《关于加快发展养老服务业的意见》等文件中，政府都一再强调养老服务的公益性与福利性，要求社会办福

利机构坚持非营利性原则。

但是面对着老年群体日益增长的照护需要、个性化的服务需求，以及社会养老服务体系不健全的现实情况，政府开始突破原有的思维模式。2011年国务院办公厅发布的《社会养老服务体系建设规划（2011—2015年）》提出了"区分营利性与非营利性，加强对社会养老服务机构的登记和监管"的说法。2012年，民政部在《关于鼓励和引导民间资本进入养老服务领域的实施意见》中进一步指出，民间资本举办养老机构"可以按照举办目的，区分营利和非营利性质，自主选择民办非企业单位和企业两种法人登记类型"。2016年国务院办公厅下发《关于全面放开养老服务市场提升养老服务质量的若干意见》，对于营利性养老机构的发展提出了更明确的鼓励措施，如简化成立手续、放宽外资准入、实行自主定价等。

营利性养老机构是社会化养老服务体系不可缺少的组成部分，因为它能够回应部分高收入老人的照护需要。随着20世纪六七十年代出生的人步入晚年，社会对于营利性照护服务的需要将进一步增加。所以，将市场组织作为老年人长期照护服务供给主体是老年社会福利事业发展的必然选择。但由于政策创制相对滞后，配套措施不够完善，目前，营利性养老机构的数量还非常有限。2013年北京市有400家养老机构，其中营利性机构只有4家。中国老龄科学研究中心在天津、南昌、福州等地开展的问卷调查也发现，在社会养老服务体系中，民办非企业养老机构最多，占比为70.7%；其次是公办机构，占比为20.1%；营利性养老机构份额少，仅为6.8%。[①] 受利润最大化动机的驱使，一些大企业进入养老领域往往更关注养老地产开发，而非照护服务供给。此外，由于营利性机构收费相对较高，高端养老服务项目不为普通民众所了解，因而目前营利性养老机构的社会认同度总体不高。换言之，其作为长期照护服务主体的角色有待加强。

---

① 王莉莉、翟德华、刘吉：《"十二城市养老机构调查"数据分析》，载吴玉韶、王莉莉等：《中国养老机构发展研究报告》，华龄出版社2015年版，第129页。

第四节　对我国老年人长期照护服务
主体演进的评价

一、变迁的结果：　服务主体的多元化

通过对老年社会福利事业发展进行历时态的梳理可以发现：第一，当前我国老年人长期照护服务已从私人领域走向公共领域。所谓私人领域，这里指的是家庭，其是农业社会中老年人长期照护的供给主体。所谓公共领域，这里指的是家庭以外的社会空间，其汇集了国家提供的公共服务、社会组织提供的非营利服务与市场组织提供的营利服务。公共领域对于老年人长期照护服务的介入是社会发展的结果，是工业化、城市化、老龄化相互叠加的产物。长期照护的社会化发展趋势必然要求扩展其他服务主体，以弥补家庭照护的不足。

这里，我们会发现一个有趣的现象——尽管各国都在积极推动服务主体的多元化，但社会背景却大相径庭。如果将"完全由家庭负责"和"完全由国家包办"作为一个连续统的两端，那么，西方发达国家是在福利国家危机的背景下，试图将福利供给责任由公共部门更多地转移给社会、市场、公民个人，而我国则是在福利需求不断增长与服务供给回应乏力的结构性矛盾中，试图建立由政府、社会、市场等主体在内的社会化服务体系，以承接家庭无法满足的服务需要。从某种程度上说，当前西方国家老年人长期照护服务呈现出由公向私的特点，而我国则恰恰相反。

第二，当前我国老年人长期照护服务已初步呈现出多元供给的格局。2000年以来，随着国家干预的增强，具有现代意义的养老服务体系得以建构，多元供给格局初步形成。从供给方来看，虽然家庭依然是老年人长期照护服务的主要提供者，但家庭照护已融入越来越多的社会化因素，最为突出

的是社区服务体系的支持。政府在服务供给体系的建设中表现得较为活跃，通过出台大量社会政策、加大资金投入等方式，确立了其在供给体系中的主导地位。2011 年我国提出将"适度普惠"① 作为老年社会福利事业的发展导向，近 5 年，各级政府在政策制定、资金筹集、体系建设等方面更是积极行动。在政府的引导和支持下，非营利机构快速发展，在机构照护、社区照护方面崭露头角。此外，营利机构也开始涉足养老服务业。但我们也应该看到，这种多元供给格局只是初具雏形，功能发挥尚不够理想。例如，政府的"越位"现象与非营利组织的"准行政化"等问题就引起了较多的讨论。或许，用"准多元化"② 更能准确地概括当前老年人长期照护服务供给的实质。

第三，当前我国老年人长期照护服务主体呈现出多元化的特征。经过几十年的演进，我国老年人长期照护已拥有了多种服务主体。目前，学术界关于服务主体的分类没有定论。有的将之划分为政府、市场和民间社会（包括家庭、社区和社会团体），③ 有的将之划分为国家、市场、志愿力量、个人/家庭，④ 也有的将之划分为国家、市场、社会组织、社区和家庭，⑤ 还有的学者主张将之归结成家庭、社区（朋友和邻居）、机构（卫生、社会和其他）三个层面。⑥ 笔者认为，家庭、社区、机构是长期照护服务的三大平

① 2006 年《中国老龄事业发展"十一五"规划》提出"发展补缺型的老年社会福利事业，兼顾发展面向全体社会公众的普惠型的老年福利事业"，2011 年《中国老龄事业发展"十二五"规划》提出"发展适度普惠型的老年社会福利事业"，说明我国老年福利事业发展已从补缺型转向适度普惠型。

② 虽然多种服务主体出现，但供给结构存在缺陷，各主体之间的责任边界不清楚、合作机制不确定。"准多元化"是介于"非多元化"与"多元化"之间的过渡状态。

③ 黄黎若莲：《福利国、福利多元主义和福利市场化》，《中国改革》2000 年第 10 期。

④ 胡薇：《国家回归：社会福利责任结构的再平衡》，知识产权出版社 2011 年版，第42 页。

⑤ 王争亚、吕学静：《福利多元主义视角下我国养老服务供给主体问题解析》，《社会保障》2015 年第 2 期。

⑥ 唐钧、赵玉峰：《失能老人长期照护的政策思路》，《中国党政干部论坛》2014 年第4 期。

台，在每个平台上都分布着不同的服务主体（见图3-4）。

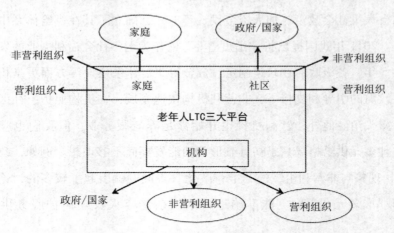

图3-4　老年人长期照护服务主体的构成

例如，在家庭这一平台上，老年人获得的长期照护主要是非正式支持（由家人、亲戚、朋友、邻居供给）、通过自付费方式获得的正式支持（由营利机构、非营利机构供给）、受益于政府购买服务而得到的正式支持（非营利机构供给）。在社区这一平台上，为老年人提供长期照护的主要是企业（营利机构）、社会组织（非营利机构）、社区组织（包括社区居委会、社区工作站、社区卫生服务中心等，如果考虑其经费来源，也可认为其是政府延伸至基层社会的触角）。在机构这一平台上，为老年人提供长期照护的是政府（公办福利机构）、社会组织（民办非营利性养老机构）和市场组织（民办营利性养老机构）。

如果依据服务主体的性质，老年人长期照护服务主体分为家庭、国家、市场、非营利组织，用公式表示为：

LTC（长期照护）= F（家庭，Family）+S（国家，State）+M（市场，Market）+N（非营利组织，NPO）

不过，应当指出的是，虽然我国老年人长期照护服务主体已趋于多样化，但仍有不少问题值得进一步研究。例如，多元主体的责任架构问题。无论是福利多元主义还是社会福利社会化，在实践中都可能存在福利结构失衡问题。如果国家干预过多，就会影响营利组织和社会组织的发育。如果过度市场化，则会抑制服务需求的释放或加重家庭的照护负担。正如 Walker 的研究所发现的：英国混合福利的发展并未给老年人带来更多的选择权和更好的服务。实际上老年人由于信息缺乏、身心障碍、经济状况不佳等原因，并不具备选择的自由和能力。①

所以，要形成适合国情的福利多元供给的格局，就需要讨论不同主体的责任边界和关系模式。此外，正如伊瓦斯的福利三角理论所言，不同的福利供给主体具有不同的性质、价值，与行动者的关系不同，因而我们在研究中需要辨识各服务主体的优势、局限性与行动逻辑。而这些我们将在后面的内容中继续讨论。总之，通过回溯老年人长期照护的发展历程可见：受现实国情的推动和西方社会福利改革的影响，我国加快了社会养老服务体系的建设，目前已初步形成了多种长期照护服务模式，但服务主体的多元化发展仍有待深化。至此，研究假设 1 得到了回应。

二、演进的机制：　自上而下/政府主导

新中国成立以来，我国老年人长期照护服务主体的演进是在政府主导下进行的，带有国家干预的鲜明烙印。一般说来，政府干预社会福利发展主要有两种措施：一是提供资金支持，即社会性给付。如通过财政拨款兴建服务设施；通过资金补贴培育服务主体；通过购买服务培训服务人员等。二是出台社会政策法规，即社会性规制。所谓社会性规制，即政府以公权力为基础，依据法律法规，针对社会福利发展中的相关问题制定规范，对某些行为予以禁止或限制。虽然发布社会性规制需要的财政支出较少，但与社会性给

---

① A. Walker, "Cultural Revolution? Shifting the UK's Welfare Mix in the Care Older People", *In Balancing Pluralism: New Welfare in Care for the Elderly, A. Evers, & I. Svetlik, (Eds.)*, Aldershot: Avebury, 1993, pp. 67–88.

付相比，仍能取得良好的效果。① 因为社会政策具有规范性、指导性和强制性。在实践中，作为推动社会福利发展的两种手段，给付与规制通常会被政府组合使用。

新中国成立以来，我国政府使用上述两种措施都呈现出不断增加的趋势。举例而言，在计划经济时代，政府投入的民政事业经费非常有限。1950—1978 年总开支为 139 亿元，而 1999 年的支出规模就达到了 194.6 亿元，是改革开放以前历年支出总额的 1.4 倍。2015 年我国社会服务事业经费已接近 5000 亿元，占国家财政总支出的 3.3%。社会性规制的出台也是如此。在计划经济时代，有关老年人的社会福利政策零散地分布在《宪法》及其他政策文件中，其特点是数量少，缺少具体的操作策略和保障措施，在某种程度上存在着"虚置化"色彩。改革开放初期，涉老政策开始增多。20世纪 90 年代，民政部、老龄委制定了第一个老龄事业发展中长期规划——《中国老龄工作七年发展纲要（1994—2000）》。第一部以老年人为对象的专门法律——《老年人权益保障法（1996）》也在这一时期得以问世。

2000 年以来，我国养老服务的快速发展一方面表现为公共财政投入的大幅增长，另一方面也表现为老年社会政策的大量出台。从表 3-5 可见，各地政府都通过财政拨款、设立专项、使用本级福彩公益金等方式将大量资金投入到养老院、托老所、日间照料中心等服务设施的建设上，力图通过改善服务载体，提高长期照护服务的供给能力。不仅如此，各地还纷纷为高龄、失能、独居等老年人群发放高龄津贴、服务券，安装呼叫设备等，力图充实老年人的照护资源。对于社会力量兴办的养老机构则采取了补床位、补人头、水电气价格优惠、土地划拨、购买服务等诸多鼓励性措施。就社会性规制而言，政府体系往往通过层层发文、层层传达，对老年社会福利进行统筹安排，对相关涉老部门提出行动要求。这种规制的产生具有鲜明的自上而下的

---

① ［日］武川正吾：《福利国家的社会学：全球化、个体化与社会政策》，李莲花等译，商务印书馆 2011 年版，第 20 页。

色彩。

表 3-5　2008—2010 年部分省（市）政府投资兴建养老服务设施情况①

省（市）	主要举措
北京	建设 5305 个社区托老（残）所、4584 个社区养老（助残）餐桌；为所有街道乡镇配备养老（助残）服务车；为 80 岁及以上失能老人改造居家环境等
天津	投资为离退休干部、军休干部创办国有养老机构；各区普遍建立了日间照料服务中心（站）、居家养老服务中心等
辽宁	建设老年社区服务中心 255 个、日间照料站 300 个；改扩建、新建公办养老机构 56 家，改扩建敬老院 846 所；建设了 5 所千张床位大型养老服务中心（投资数亿元）
吉林	用省级福彩公益金为社区养老服务站提供专项建设资金，每处 2 万元
上海	从 2005 年起每年新建养老床位 1 万张；2009 年底已建成老人助残服务点 339 个、日间照料中心 293 家；新建失智老人照料中心；静安区为每 3000 位老人建设 1 所"乐龄家园"
江苏	每年投入 4000 万元建设居家养老服务中心；2009 年底建成 86 所公办示范养老机构
山东	投资 34 亿元，新建、改建敬老院 1424 处，投资 12 亿元，建成县级福利中心 26 个
安徽	投资十多亿元建设敬老院、县级社会福利中心、光荣院
海南	投资 6000 万元建成省级托老院（800 张床位）；投资近亿元，新、扩建敬老院 93 所

　　政府主导无疑可以加快社会福利事业的发展，因为其可以凭借强大的资源动员能力和发达的行政管理网络，实现执政意图，即所谓的"集中资源办要事，集中力量办大事"。最近十余年，我国社会福利事业的快速发展就证明了这一点。但政府主导也存在着明显的局限性，其突出表现就是政府在福利供给方面的"越位"。例如，对老年福利供给的"垄断"。在计划经济时代，政社不分使得民间机构和社会资本没有进入社会福利体系的机会，导致

---

　　①　根据民政部、全国老龄办：《全国养老服务基本情况汇编》，中国社会出版社 2010 年版，整理而得。

服务主体发育不良。再如，对于其他服务主体的束缚。近年来，政府虽然逐渐开放了养老服务市场，但非营利性、营利性养老机构仍面临着登记手续烦琐、优惠政策落实不到位、与公办机构处于不同的发展环境等问题，影响了社会力量参与福利供给的积极性。正因为如此，2016年至今，中央政府一直在推动"放管服"改革，希望激发养老市场活力和民间资本潜力。需要指出的是，政府虽然出台了大量的社会性规制，但规制也并非越多越好。埃兹奥尼就曾经指出，"过度的规制会削弱好的社会"。① 老龄事务涉及诸多部门，虽然各级政府出台的社会性规制推动了养老服务的发展，形成了多种服务模式，但也存在着政出多门、政策落地难、执行效率不高等现象。

三、讨论的语境： 老龄工作/养老服务

我国是人口大国，也是当今世界拥有老年人口最多的国家。由于人口基数大，我国老年人口绝对数量增长很快，其中失能老人的规模极为可观。2015年"第四次中国城乡老年人生活状况调查"发现，我国失能与半失能老人约有4063万。相较于健康老人，失能老人在日常生活能力或认知功能方面存在障碍，是依赖型社群，需要他人提供长期照护。从理论上说，为老年人口建立养老、医疗、长期照护三大保障政策，解除公民晚年期贫困、疾病、失能等生存风险的后顾之忧，是应对老龄化的核心内容。

近些年，我国不断加快养老保障制度建设，在扩大养老保险的覆盖面、提高养老金给付标准、促进城乡制度并轨等方面都取得了显著成绩。同样，随着"三纵三横"式医疗保障体系②的形成，看病难、看病贵问题也得到了明显的缓解。2013—2015年，医疗保障发展指数都是中国养老三大指数中得分最高的。而与养老金指数、医疗保障指数相比，老龄社会发展指数是最不

---

① A. Etzioni, *The New Golden Rule*: *Community and Morality in a Democratic Society*, New York: Basic Books, 1996, p.78.

② 三纵：基本医疗保险体系、城乡医疗救助体系、补充医疗保障体系；三横：城镇职工基本医疗保险、城镇居民基本医疗保险、新型农村合作医疗。

理想的，2014 年、2015 年仅为 52.2 分、52.0 分。[1] 老龄社会发展指数不及格，原因当然是多方面的，但其中一个很重要的原因就是目前养老服务体系还难以满足老年人不同层次的需求。[2]

我国步入老龄化国家之列已有 20 年，目前上海、北京等地区已进入中度老龄化阶段。2030—2050 年间，全国绝大部分地区都会相继进入中度、重度老龄化阶段。可见，21 世纪，中国会是一个实实在在的老龄化社会。但诚如有的学者所言，虽然我国的社会形态已经转变为老龄社会了，但话语体系依然是年轻社会的。[3] 全社会对于老龄化、老龄问题、老龄社会的认知还比较表面化。整个社会对于长期照护依然较为陌生。而事实上，老龄社会既是一种新的社会结构和社会形态，也是一种新的经济结构，它需要与之相适应的话语体系。

在回溯我国老年社会福利事业的发展历程时，我们可以发现，关于老年人的长期照护问题并没有形成特定的"语境"。在政策制定层面，关于这一问题的政府决策常常被"老龄工作"所统辖。在研究和实务层面，关于这一问题的讨论常常被"养老服务"所涵盖。正是因为对长期照护的关注与思考不够，所以在社会政策方面往往将养老和长期照护混为一谈，导致政策靶向不准（即现有养老服务体系并未将失能老人作为优先供给对象），供需结构失衡（即不断增长的长期照护的刚性需要与养老机构 40%—50% 的床位空置率并存）、对失能老人的照料严重不足等突出问题。[4]

事实上，直到 2011 年底，我国在《社会养老服务体系建设"十二五"规划（2011—2015 年）》中才首次指出，"加强社会养老服务体系建设，是解决失能、半失能老年群体养老问题、促进社会和谐稳定的当务之急"。

---

① 《当前我国养老保险行业发展现状分析》2016 年 3 月 3 日，见 http：//www. chinabgao. com/k/yanglaobaoxian/22738. html。

② 新华网（江苏）：《"中国城市养老指数"前十名发布 南京排第三》2016 年 12 月 14 日，见 http：//www. js. xinhuanet. com/2016-12/14/c_ 1120117404. htm。

③ 党俊武：《老龄社会的革命——人类的风险和前景》，人民出版社 2015 年版，第 321 页。

④ 杨团：《中国长期照护的政策选择》，《中国社会科学》2016 年第 11 期。

2012 年底，修订后的《老年人权益保障法》也指出，国家逐步开展长期护理保障工作，保障老年人的护理需求。换言之，在国家政策层面，提出长期照护问题只是最近几年的事情。而从学术研究看，长期照护也是在 2010 年后才发展成为研究议题。因此，不论是理论探讨还是实践推进，我国长期照护领域都有很多问题亟待解决。

学者 Henri 曾经指出，老年型国家发展长期照护面临着两个最主要的挑战：一是如何促使人们关注长期照护的风险及其后果；二是如何提供健全的、创新性的服务项目或产品。① 因此，我国要在政策制定和学术研究中，建构长期照护话语体系，将长期照护从老龄工作中凸显出来，将长期照护与一般性的养老服务区分开来，以使更多人关注老龄社会的这一特殊难题。此外，我们要了解那些已经处于失能状态的老年人的服务需要，并有针对性地设计政策或项目。因为相对于那些针对普通老人的意向性调查，失能老人的表达性需要显得更加真实和迫切。为此，本书要调查相关主体供给服务情况，分析老年人长期照护需要的满足程度，发现长期照护服务供给存在的问题。

---

① Henri de Castries, "Ageing and Long-Term Care: Key Challenges in Long-Term Care Coverage for Public and Private Systems", http://ideas.repec.org/a/pal/gpprii/v34y2009i1p24-34.html.

第四章 现实考察： 老年人长期照护服务需要与需要满足

老年人一旦失能，将会产生对长期照护服务的刚性需要，进而推动其就照护模式做出选择。老年人的选择受到生活自理能力、家庭经济条件、自身养老观念，以及照护资源的可及性等多种因素的影响，其结果自然不尽相同。本章为实证研究部分，在这一章，将基于调查数据和访谈资料，描述已经失能的老年人的基本情况和长期照护需要，分析影响服务需要的因素；将调查在家庭照护、居家照护、社区照护、机构照护模式下，失能老人长期照护需要满足情况；将了解失能老人对各照护模式与服务主体的评价；将分析当前老年人长期照护服务供给存在的主要问题。本章的写作目的是通过服务使用者的视角呈现老年人长期照护服务供给现状，为后面相关问题的讨论奠定经验基础。

第一节 数据/资料说明

一、数据/资料构成

本章的数据和资料主要源自 4 个方面：其一，针对 517 名已经失能，并且由家人提供长期照护的老年人进行的调查；其二，针对 388 名已经失能，且入住机构，由机构工作人员提供长期照护的老年人进行的调查；其三，针对 19 名因高龄、独居、失能等原因，获得政府购买服务支持，居住在家中，由非营利机构提供长期照护的老年人的访谈；其四，针对 10 名已经失能，且使用日间照料、全托照护等社区服务的老年人的访谈。

二、调查思路说明

之所以调查上述四类老人，主要基于以下三点考虑：

其一，相对于自理老人，已经失能或者高失能风险的老年人对长期照护服务的需要表达会更真实，[1] 因而得出的研究结论更可靠；其二，当前我国老年人长期照护主要有四种类型：家庭照护、居家照护、社区照护、机构照护（分类依据可参见导论表格 0-4），面向四类老人的调查可在一定程度上反映出长期照护服务供给的现状；其三，家庭、社区、机构是长期照护服务递送的平台，在三大平台上，家庭、政府、非营利组织、营利机构是服务主体，针对四类老人的调查可以反映各主体供给长期照护服务情况。

需要说明的是，考虑农村老年人长期照护服务供给模式较单一，服务主体主要是家庭，为了使讨论的焦点更集中，本书未开展针对农村失能老人的调查。也就是说，上述调查对象都是拥有城市户籍，目前在城市生活的 60 岁及以上的人口。

三、调查地点简介

本章的社会调查涉及两个城市：

其一，对于选择家庭照护模式的失能老年人的调查，本书以安徽省芜湖市镜湖区作为调查地点。做此选择主要基于三个理由：（1）芜湖市家庭照护

---

① 世界卫生组织在《关于老龄化与健康的全球报告》中指出：目前许多研究对于需要长期照护的老人数量的估计是比较粗浅的，且代表性不足，因为老年人只有在能力丧失到一定程度，以致在完成基本任务如吃饭、洗澡、穿衣、上下床或如厕存在困难时，需求才会出现。

的普遍性。芜湖市于 20 世纪 90 年代中期进入老龄化阶段后，人口老化速度不断加快。六普数据显示，2010 年该市 60 岁及以上人口为 36.23 万，占全市总人口的比例为 15.7%，高出全国平均水平 2.5%。① 2017 年，芜湖市 0—14 岁人口占比排在全省第 14 名，65 岁及以上人口占比排在全省第 5 名，老少比持续上升。② 全市拥有各类福利机构 100 个，床位 1.5 万张，收养各类人员 0.6 万人。③ 虽然近几年，该市社会化养老服务发展较快，但作为身处农业大省的三线城市，芜湖市老年人由家人提供照护是普遍现象。即便是失能老人，只要有家人或亲友可以依靠，也多选择家庭照护。(2) 镜湖区是芜湖市主城区，人口老龄化程度与全市一致，其老年人照护情况可以反映出全市的基本情况。(3) 社会调查的可行性。由于工作原因，我们与芜湖市民政系统、相关街道和社区有一定的联系，可以更方便地寻找到符合条件的调查对象。

其二，对于选择机构照护模式的失能老年人的调查，本书以江苏省南京市为调查地点。做此选择主要基于三个理由：(1) 南京是国内较早步入老龄化行列的城市，其人口老龄化速度快，社会化养老服务发展快，机构数量多，便于开展调查研究。(2) 社会调查的可行性。在先期摸底时发现，调查失能老人面临的困难很多。如有些机构会因内部事务多而不愿被外界打扰；有些机构会以符合条件的老年人少而回绝调研申请。而笔者恰好与南京市一位养老院院长较为熟悉，请其帮忙联系照护机构，有助于问卷调查的顺利开展。(3) 考虑与调查对象的沟通问题。目前入住机构的失能老人一般年龄偏大，说方言的较多，而芜湖与南京两地的方言非常接近，因此，将调研地点选择在南京，可减少因语言不通导致的沟通障碍，利于调查员开展工作。

---

① 芜湖市统计局：《芜湖市 2010 年第六次全国人口普查主要数据公报》2011 年 7 月 5 日，见 http：//tjj. wh. cn/Content. aspx? pNewID＝2216&TypeID＝110401。

② 芜湖市统计局：《芜湖市 2017 年常住人口发展情况简析》2018 年 4 月 19 日，见 ht-tp：//tjj. wuhu. gov. cn/tjxx/tjfx/7767536. html。

③ 芜湖市统计局：《2017 年芜湖市国民经济和社会发展统计公报》2018 年 3 月 24 日，见 http：//tjj. wuhu. gov. cn/tjxx/tjgb/7769399. html。

其三，对于获得政府购买服务，以居家照护为主要模式的老年人的调查，本书以南京市为调查地点，选择了鼓楼区"心贴心"项目的19位服务对象进行了结构式访谈。做此选择主要基于以下考虑："心贴心"项目运作时间长，模式较成熟。从2003年至今，南京市鼓楼区民政局购买"心贴心社区服务中心"提供的居家养老服务已有十余年。随着合作的扩展和深化，这一以"政府购买服务，民间组织运作"为主要特点的社会化养老服务模式不断完善，被媒体称为"中国式城市养老的鼓楼样本"。① 人民日报、中央电视台等主流媒体都曾报道过鼓楼区的做法。作为国内起步较早、运作时间较长的政府购买养老服务项目，"鼓楼样本"无疑是非常典型的。选择该项目的受益人群进行调查，希望能够对政府参与服务供给（当然，政府并不直接供给服务，但政府供给资金与政策）有更加深入的认识。

其四，对于选择社区照护模式的老年人的调查，本书将芜湖市作为调查地点。做此选择主要基于以下考虑：①在安徽省，芜湖市的社区养老服务处于前列。据芜湖市民政局提供的资料可见，截至2015年底，仅芜湖市区（常住人口160余万）就建成了79个社区日间照料中心和50多个智能化养老服务点，市区基本形成了"15分钟养老服务圈"。②社会调查的可行性。由于工作和生活在芜湖，笔者对当地养老服务业的发展情况相对熟悉，而且能通过"熟人"介绍选择运营情况较好的社区服务机构，访谈符合研究条件的失能老人。

为了更直观地说明实证研究的思路，特绘制图4-1说明调查对象、调查地点与调查方法。

---

① 田玲：《中国式城市养老的"鼓楼样本"是怎样炼成的》，《老年周报》2011年11月15日。

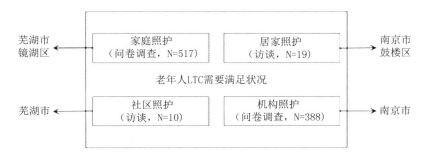

图 4-1　实证研究设计说明

第二节　老年人家庭照护服务需要与需要满足

一、调查方法

首先，从芜湖市镜湖区 10 个街道中随机抽取 5 个，然后联系街道办事处负责人，获得该街道老年人信息登记表，并分离出登记为失能、半失能的老年人的信息，共计 1346 条。其次，通过联系社区网格员进行核实，以及调查员打电话核实等方式，剔除信息有误、已入住机构、不能正常沟通、拒绝接受调查的老人后，共获得 912 条可用信息。随机抽取其中 40 位老人进行试调查，在试调查基础上对问卷做了修改。再次，从剩余信息中随机抽取 560 位老人作为调查对象。最后，安排十余名调查员入户进行问卷调查。考虑老人的身体状况和文化程度，问卷（1-A）由调查员逐题询问老人，并代为填写。调查期间，有部分老人因生病、外出、家人拒访未接受调查，最后共获得有效问卷 517 份。

二、调查对象的基本情况

（一）人口学信息

从表 4-1 可见，在调查对象中，男性老人占 45.3%，女性老人占 54.7%，结构较为合理。生活自理能力不良的老年人多为中龄老人（70—79 岁）和高龄老人（80 岁及以上），他们占失能老人总数的近九成，其中，80 岁及以上的高龄老人占比为 44.3%。从文化程度看，目前处于失能状态的老人主要以初中及以下受教育程度为主。从婚姻状况看，有 60% 的老人有配偶相伴，有 37.9% 的老人处于丧偶状态。交互统计显示，两性的丧偶情况存在显著差异，女性老人比男性老人的丧偶率平均高出 30 个百分点。

表 4-1　（家庭照护）失能老人的基本信息（N=517）

变量	选项、频数与百分比
性别	男：234 人（45.3%）；女：283 人（54.7%）
年龄	60—69 岁：62 人（12%）；70—79 岁：226 人（43.7%）；80 岁及以上：229 人（44.3%） （备注：均值：78.5 岁；众数：78 岁；中位数：78 岁）
文化程度	小学及以下：300 人（58%）；初中：125 人（24.2%）；高中/中专：64 人（12.4%）；大（专）学及以上：28 人（5.4%）
婚姻状况	已婚：310 人（60%）；离异：4 人（0.8%）；丧偶：196（37.9%）；未婚：7 人（1.4%）
自评经济状况	（收入）够用：107 人（20.7%）；基本够用：217 人（42.0%）；有些困难：158 人（30.6%）；非常困难：35 人（6.8%）

（二）家庭情况

调查对象平均拥有子女 2.93 人，但平均只有 0.55 个子女与老人住在一起。无子女同住的老人有 249 人，占调查总体的 48.2%，有 1 个子女同住的老人是 256 人，占调查总体的 49.5%。数据显示，失能老人住在同市其他地方的子女数平均为 2.11 人，说明成年子女即便住在同一个城市中，也多选择与父母分开生活。可见，失能老人家庭"空巢化"现象较为突出。根据第六次人口普查数据，芜湖市平均每个家庭户的人口数为 2.75 人。[①] 但本次调查发现，失能老人的家庭规模为 1.9 人，比普查数据少了 0.85 人，家庭规模明显小于全市平均水平。失能老人的主要居住方式依次是与配偶共同生活、与儿子（或其家人）共同生活、单独生活。

　　一般说来，子女数、同住家人数只能表示失能老人拥有的照护资源，并不意味其一定可以得到足够的照护，因为家庭关系会影响到长期照护的获得。问卷中设置了 3 个问题询问老人的代际关系，分别是"您与同住子女的关系怎样？""住在本市其他地方的子女多久探望您 1 次？""在外地的子女多久与您联系 1 次？"结果显示：有八成老人说自己与同住子女关系较好。住在本地其他地方的子女平均 7 天左右会探望老人 1 次，外地子女平均每 15 天左右会联系老人一次，说明代际关系总体上是较为融洽的。但由于近五成老人无子女共同生活，因而子女为父母提供的日常生活照料与精神慰藉仍较为有限。

（三）患病情况

表 4-2　（家庭照护）失能老人患慢性病情况

慢性疾病	频数	百分比	排序	低龄组（60—69）	中龄组（70—79）	高龄组（80+）
高血压	305	59.0	1	36	138	131
心脏病、冠心病	146	28.2	2	10	57	79
骨关节、腰椎、颈椎	144	27.9	3	21	61	62
脑梗、出血、萎缩	135	26.1	4	16	68	51
糖尿病	87	16.8	5	8	40	39

---

　　① 芜湖市统计局：《芜湖市 2010 年第六次全国人口普查主要数据公报》2011 年 7 月 5 日，见 http://tjj.wh.cn/Content.aspx? pNewID=2216&TypeID=110401。

在调查对象中，排名前 5 位的慢性疾病依次是：高血压、心脏病、骨关节病、脑血管病、糖尿病（见表 4-2），与全国第 5 次卫生服务调查城市人口慢性病主要病种（前 5 位）一致。[①] 失能老人平均罹患慢性疾病 2.2 种。分年龄段评估患病情况可见，与低龄组相比，中龄组、高龄组老人罹患慢性病的风险更高，但中龄组与高龄组在患病数量上并无显著差异，说明 70 岁以后老年人开始进入慢性疾病的增长期。除非因绝症死亡，一般情况下，老年人罹患慢性疾病都具有多发性、长期性、稳定性等特点。

对于老年人而言，慢性疾病虽不具有致死性，但无疑会影响生存质量，因为其需要长期服药，以控制病情的发展。而且，慢性病也常常引发新生疾病，可能会导致老人因急症入院。因此，罹患慢性病往往意味着老人及其家庭需要承担一定的医疗费用，而且这项支出具有"经常性"的特点。调查发现，有 33.3% 的老年人每月医药费支出在 101—300 元之间，有 26.3% 的老年人在 301—500 元之间，有 30.8% 的老年人在 500 元以上。

（四）日常生活能力

日常生活能力（Activities of Daily Living，ADL）是指人们为独立生活每天必须反复进行的、最基本的身体动作的总和，包括穿衣、吃饭、行走、处理个人卫生等基本动作和技巧。对于健康人而言，拥有日常生活能力是一件极为普通的事情，但对于病、伤、残者而言，运用日常生活能力却常常变得复杂和困难。1969 年，美国学者 Lawton 和 Brody 制定了 ADL 量表，其由躯体自我维持量表（Physical Self-maintenance Scale，PSMS）和工具性日常生活能力量表（Instrumental Activities of Daily Living Scale，IADL）两个部分构成。其中，PSMS 量表由 6 项内容构成：吃饭、穿衣、梳洗、上厕所、洗澡、室内走动。IADL 量表由 8 项内容构成：使用交通工具、购物、做家务、洗衣、

---

① 国家卫生计生委统计信息中心：《2013 第五次国家卫生服务调查分析报告》，中国协和医科大学出版社 2015 年版，第 25 页。

做饭、打电话、理财、服药。可见，在 ADL 中，PSMS 侧重于评估老年人的基本生活自理能力，而 IADL 更关注老年人的自主性和生活质量。

表 4-3　（家庭照护）失能老人日常生活能力评估

统计项	全　距	均　值	标准差	困难最多的项目	困难最少的项目
PSMS 得分	12	3.61	3.23	自己洗澡	自己吃饭
IADL 得分	16	9.60	3.91	独自外出	自己吃药
ADL 总分	28	13.21	6.67		

本书采取 3 级评分制评估老年人的生活自理能力。针对所调查的问题，如果调查对象选择"完全没问题"计 0 分，"需要帮助"计 1 分，"根本不能做"计 2 分。从单项看，0 分为正常，1 分为功能下降，2 分为功能丧失。从总分看，ADL 得分应处于 0—28 分之间，其中，PSMS 得分为 0—12 分，IADL 得分为 0—16 分。参照一些研究者的做法，本书将老年人日常生活能力划分为 3 级：轻度失能（ADL 得分 2—10 分）、中度失能（ADL 得分 11—19 分）、重度失能（ADL 得分 20—28 分）。

统计发现，芜湖市镜湖区由家庭照护的失能老人的 PSMS、IADL、ADL 得分均值分别为 3.61 分、9.60 分、13.21 分（见表 4-3）。将 ADL 得分划分为三档后可见，轻度失能老人约占一半（45.6%），其次是中度失能（40.8%），两项合计为 86.4%。考察 PSMS 各项可见，在 6 项躯体活动能力中，需要外力协助较多的项目依次是洗澡、走动、如厕。老人失能最严重的项目是"自己洗澡"，困难最少的项目是"自己吃饭"。考察 IDAL 各项可见，困难较多的项目是"独自坐车外出""自己买东西"，困难较少的项目是"自己按时吃药""自己管理钱财"。

三、调查对象的长期照护需要及影响因素

问卷 1-A 列出了 11 个服务项目（见表 4-4），请老人判断自己是否需要。如果选择"是"计 1 分，选择"否"计 0 分。统计发现，失能老人的长期照护需要得分的均值为 8.4 分（满分为 11.0 分）。调查对象较多需要家人提供的协助项目依次（前 6 位）是：陪同看病买药，帮助跑腿办事，帮助买菜做饭，帮助洗衣清扫，陪同四处走走，陪同聊天解闷。其中，第 1、2 项为工具性协助项目，第 3、4 项为生活照料项目，第 5、6 项为精神慰藉项目。

表 4-4 （家庭照护）失能老人的照护需要及主要提供者

需要家人提供的支持 （N=517）	频　数	百分比	排　序	主要提供者	
				第 1 位	第 2 位
陪我看病买药	509	98.5	1	儿子	女儿
帮我跑腿办事	506	97.9	2	儿子	女儿
给我买菜做饭	496	95.9	3	老伴	媳妇
给我洗衣清扫	489	94.6	4	老伴	媳妇
陪我四处走走	471	91.1	5	老伴	女儿
陪我聊天解闷	418	80.9	6	老伴	女儿
帮我做康复护理	401	77.6	7	老伴	女儿
协助我洗澡如厕	369	71.4	8	老伴	女儿
帮我管钱理财	322	62.3	9	老伴	儿子
协助我穿衣洗漱	232	44.9	10	老伴	女儿
给我喂饭喂药	112	21.7	11	老伴	媳妇

对此结果，可以看出：第一，调查对象以轻度失能为主，且年龄已接近高龄，加之 IADL 功能受损较多的项目是自己坐车、自己购物，因而他们通

常无法独自外出看病买药或完成其他事项，故最需要家人提供陪同或代办服务。第二，由于生活自理能力受损，老人难以独自料理日常生活，故需要家人予以协助。第三，失能会导致老人与社会的接触频率降低，使其成为"室内活动老人"，并使其产生四处走走看看、说话解闷的需要。第四，由于失能程度较轻，故调查对象对于卫生保健的需要并不特别强烈。

统计显示，日常生活能力与照护需要之间高度相关（r=0.808），其中躯体活动能力（PSMS）的相关度更是达到了0.82。这一结果回应了Cassel等研究者关于"躯体活动能力是老人医疗和服务需求的更好的预计指标"[1]这一论断。此外，统计显示，年龄与照护需要呈弱相关（r=0.214），慢性疾病的数量与照护需要无统计学意义上的关联性，说明真正影响照护需要的因素主要还是老人的自理状况。这与Stuck等人的研究结论基本一致，"造成老年人依赖照护的主要原因是慢性病或与年龄相关的损伤所导致的功能损失"[2]。换言之，老年人的生活能力是否受损、受损程度如何将决定其对照护需要的表达。由于年龄与需要得分未呈现出线性关系，故仅将ADL纳入模型。

从一元回归方程：LTC（需要）= 5.280+0.236×ADL 可见，ADL每增加1分，老年人的照护需要就平均提高0.236分。

表4-5　（家庭照护）失能老人长期照护需要的一元回归模型

	调整后R方	常数项	非标准化系数	标准误差	T值	Sig
模型（ADL）	634	5.280	.236	.001	23.149	0.000

---

① C. K. Cassel, M. A. Rudberg, & S. J. Olshansky, "The Price of Success: Health Care in an Aging Society", *Health Affairs*, Vol. 11, No. 2 (1992), pp. 87-100.

② A. E. Stuck, J. M. Walthert, T. Nikolaus, et al., "Risk Factors for Functional Status Decline in Community-living Elderly People: a Systematic Literature Review", *Social Science & Medicine*. Vol. 48, No. 4 (1999), pp. 445-469.

四、调查对象的长期照护需要满足情况

针对表4-4所列协助项目，调查员会询问家人是否提供。如果回答"是"计1分，回答"否"计0分。如果回答"是"，调查员还要进一步询问主要提供者是谁（见表4-4）。统计发现（见表4-6），失能老人长期照护需要满足得分为（均值）7.8分。与老人的照护需要得分（8.4分）相比，家庭供给的长期照护服务略显不足。这里，需要指出的是，由于选项设计仅包含了"是"与"否"两种选择，因而所搜集的信息是有限的，并不能全面反映出家人提供的照护是充分的还是不足的，是主动的还是勉强的。调查中，不少老人陈述，有些协助是自己主动表达或多次表达后才获得的；有些精神层面的需要，比如带老人到户外活动，家人提供得也比较有限。因此，可以认为，需要与需要满足之间的实际失衡情况应当比数据反映的差距要大。与此相应，有40.6%的老人担心以后无人照顾自己。

表4-6　（家庭照护）失能老人长期照护需要与需要满足情况

	N	极小值	极大值	均　值	标准差
需要得分	517	2.0	11.0	8.4	1.9
需要满足得分	517	0.0	11.0	7.8	2.2

从表4-4还可以发现：在家庭成员中，老伴为失能老人提供的支持是最多的，介入范围也是最广的。儿子在工具性的、非持续性的项目上提供的支持较多，如陪同看病买药、跑腿办事、管钱理财。媳妇提供的支持主要是家务劳动，如洗衣、做饭等。与儿子、媳妇相比，女儿在情感满足方面则显示出优势，她们是失能老人的主要陪伴者和倾诉对象。在多个协助项目上，她们都是仅次于老伴的服务提供者。此外，女儿也较多提供持续性、例行的照护，如给父母做康复训练、协助其洗澡如厕、穿衣洗漱等。可见，女儿与老

人共同生活的比例虽然不高，但依然保持了一定的介入频率，是家庭照护的主要资源之一。正如有研究发现的那样，在生活照料方面，女儿的直接效应已经显著超过儿子。①

除了家人外，老年人的非正式支持系统还包括其他亲戚、朋友和邻居。他们可能会在情感慰藉、代办事务、生病照顾等方面给老人提供支持。为了解老人从其他非正式支持者处获得支持的情况，问卷第 22 题询问，"除了家人外，还有哪些人经常照顾或帮助您？"统计结果显示，家人之外的非正式支持者主要是老人的亲戚（42.4%）和邻居（24.8%）。中国文化比较看重亲戚之间的相互关照、邻里之间的守望相助。在老人有需要时加以援手，符合中国人的主流价值观和行事规范。不过，这种照护通常是零星的、应急性的，不能满足老年人长期照护服务需要。调查还发现，只有 4.8% 的家庭通过雇请保姆缓解长期照护压力，可见长期照护服务供给具有"内部性"，失能老人主要依靠家人照料日常生活。

五、调查对象对家庭照护的评价

对于自己所获得的家庭照护，老人们给出的平均测评分为 6.8 分（10 分制），说明家庭照护总体情况尚可，但与老人的期待相比，还存在一定的差距。统计发现，老人越担心没人照顾自己，照护评分越低；与有配偶老人相比，无配偶老人照护评分偏低；经济条件越差的老人，给出的照护评分越低。

为了克服照护评分可能存在的局限性，问卷还测量了失能老人对当前生活的满意度。数据显示，有 48.9% 的调查对象感到满意，有 51.1% 的调查对象感到不满意。将主观感受作为因变量（处理成二分变量），将 ADL、照护需要、子女数、同住家人数、代际关系等作为自变量纳入模型可见：ADL 能力得分、与子女相处情况和经济状况会影响老年人的满意度。ADL 得分每提

---

① 许琪：《儿子养老还是女儿养老？基于家庭内部的比较分析》，《社会》2015 年第 4 期。

高 1 分，满意度就降低 11.7%。与"关系一般"相比，代际关系好对生活满意度的影响发生比会提高 1.47 倍。"钱是否够用"的影响最为显著，说明经济条件好有助于提升失能老人的满意度。

表 4-7　（家庭照护）失能老人生活满意度的二元 Logit 回归结果

	回归系数（B）	标准误（S. E.）	Exp（B）
年龄	−0.021	0.032	0.979
子女数	0.074	0.186	1.077
同住子女数	−0.515	0.772	0.597
代际关系好（一般）	1.468 *	0.601	4.340
子女探视频率	−0.020	0.017	0.980
同住家人数	−0.418	0.224	0.659
月收入	0.000	0.000	1.000
钱够用吗	1.525 ***	0.409	4.594
月医疗费用	0.098	0.149	1.103
ADL	0.117 *	0.056	1.124
Need	0.027	0.181	1.027
被照护时间	0.010	0.006	1.010
常量	−5.392	2.905	0.005

注：模型的 **Cox & Snell R** 方值为 0.341；"＊"表示统计检验达到 0.05 显著度，"＊＊＊"表示统计检验达到 0.001 显著度。

对于家庭照护模式，调查对象既肯定了它的优势，也感受到它的局限。从表 4-8 可见：分别有 82.2% 和 78.9% 的老人认为住在家里、由家人照料的好处是自由自在、可与亲人们待在一起。还有 31.7% 的老人认为家庭照护的成本相对较低。但也有 48.9% 的老人认为自己拖累了家人，有 30.8% 的老年人感到住在家中有些孤单，另有 25.3% 的老年人认为家庭照护不到位。可见，家庭照护在满足了老年人的自主需要和亲情需要的同时，也给其带来了一定的心理压力。此外，由于日常生活能力受损，老年人与社会接触的机会减少，照护需要难以得到充分满足，也加剧了其负面感受。诚如英国学者**Milligan**所言，家不会自动成为一个舒适和包容的地方，它也有可能让老年人感到孤独、疏离和无助。①

表4-8　失能老人对家庭照护的评价（N=517）

家庭照护的优势	频　　数	百分比	家庭照护的不足	频　　数	百分比
自由自在	425	82.2	拖累家人	253	48.9
能跟亲人在一起	408	78.9	跟外界接触少，有点孤单	159	30.8
比较省钱	164	31.7	照顾得不到位	131	25.3
跟亲戚朋友来往方便	101	19.5	其他	100	19.3

第三节　老年人居家照护服务需要与需要满足

一、"心贴心"　社区服务中心简介

南京市鼓楼区"心贴心"社区服务中心由H女士创办于2001年，身份是民办非企业单位。运营初期，"心贴心"主要面向社区内老人提供老人饭桌、家政服务、餐饮配送等服务，因服务周到、收费低廉，受到社区老年人的欢迎。2003年，鼓楼区民政局经过考察，决定与"心贴心"签署合作协议，出资15万元，由"心贴心"为辖区内100位独居、困难老人提供居家养老服务。由于资金紧张问题得以缓解，此后，"心贴心"开始步入发展的快车道。从2004年起，在区政府的支持下，"心贴心"开始在各街道设立社区工作站或托老所，逐步构建起了一张居家养老服务网。通过与政府合作，

---

① Christine Milligan：《老龄化社会中的地方和非正式照护——地理老年学最新研究进展》，《地理科学进展》2015年第12期。

"心贴心"的服务范围逐步拓展至其他城区，社会知晓度和美誉度也不断提升。2004 年"心贴心"被中国家庭服务业协会评为"全国优秀社区服务中心"，2006 年被南京市民政局评为"民办非企业单位自律与诚信建设先进单位"，2008 年被评为江苏省"巾帼创业示范基地"，2016 年被评为南京市 5A 级养老机构。

二、调查方法与调查对象

经熟人介绍，笔者认识了在"心贴心社区服务中心"工作的 X 女士。她是心贴心聘用的家政服务人员，在机构工作多年，是服务小组组长。在与 X 女士见面后，她又向笔者介绍了同事 Z 女士。调查流程是：首先，请 X 女士和 Z 女士向她们负责的老人说明笔者的意图，在征得老人的同意后，将老人的住址和联系方式提供给笔者。然后，由笔者电话联系老人，约定访谈的地点和时间，逐一完成访谈。访谈共得到了 19 位老人的配合。

从年龄看，在 19 位老人中，年龄最小的是 69 岁，最大的为 90 岁，平均年龄为 82 岁。其中，低龄老人 1 位，中龄老人 6 位，高龄老人 12 位。从性别分布看，男性为 8 人，女性为 11 人，符合高龄老人群体"女多男少"的基本特征。从受教育情况看，7 位老人为小学及以下文化程度，2 位老人读过初中，3 位老人读过高中，7 位老人接受过大专及以上专门教育。从婚姻状况及居住情况看，有 12 位老人已经丧偶，其中的 11 位现在独居生活；有 7 位老人的配偶依然健在，他们都与配偶共同生活。从经济来源看，14 位老人依靠自己的养老金或退休金生活，2 位老人主要依靠低保救助生活，2 位老人依靠子女提供经济支持，1 位老人依靠老伴的养老金生活。从健康状况看，10 人患有风湿或关节炎，9 人患有高血压，8 人患有白内障或青光眼等眼部疾病，6 人患有糖尿病，5 位老人存在听力障碍，平均患有慢性疾病 2.6 种。可见，鼓楼区民政局购买居家养老服务主要以辖区内的高龄、独居、经济困难、健康状况不佳的老年人为照护对象。

表 4-9 （居家）访谈对象的基本信息

编码	性别	年龄	文化程度	婚姻状况	居住情况	主要生活来源	本地子女数/子女数
ZCY	女	76	不识字	丧偶	独居，有保姆	子女支持	5/5
XMZ	女	80	不识字	丧偶	与一双残疾儿女共同生活	低保救助	2/2
ZGH	女	90	不识字	丧偶	独居	自己的养老金	0/1
XMY	女	82	不识字	已婚	与老伴共同生活	老伴的养老金	3/3
ZLP	女	88	本科	丧偶	独居	自己的退休金	1/2
NYH	男	75	大专	再婚	与老伴共同生活	自己的退休金	5/5
WSY	女	88	本科	丧偶	独居	自己的退休金	2/2
CNN	女	77	大专	丧偶	独居，有保姆	自己的退休金	2/3
ZYL	女	88	高中	已婚	与老伴共同生活	自己的养老金	1/2
CYQ	男	84	初中	已婚	与老伴共同生活	低保、子女	6/6
LDY	男	77	大专	丧偶	独居	自己的退休金	3/3
ZXY	女	69	高中	丧偶	独居	自己的退休金	0/2
YQY	女	89	小学	丧偶	独居	自己的养老金	1/2
LYQ	男	86	高中	已婚	与老伴共同生活	自己的养老金	2/2
CYY	男	76	初中	丧偶	独居	低保救助	2/2
YNN	女	89	小学	丧偶	独居	自己的养老金	1/1
ZYY	男	84	本科	丧偶	独居	自己的退休金	1/3
CYZ	男	80	小学	已婚	与老伴共同生活	自己的养老金	3/4
QYY	男	78	大专	已婚	与老伴共同生活	自己的养老金	1/2

对 19 位老人进行日常生活能力评估可见：老人们虽然罹患多种慢性疾病，但身体活动能力尚可，ADL 得分平均为 3.5 分。他（她）们的 PSMS 平均得分为 0.5 分，有 15 位老人说自己洗澡、穿衣、洗漱完全没问题。工具性活动能力 IADL 平均得分为 3.0 分，说明老人们的生活自主程度尚可。将 ADL 划分为三段可见，有 7 位老人生活基本自理，10 位老人轻度失能，2 位老人中度失能。

四、调查对象的长期照护需要

评估服务对象的需要是政府制定福利政策的出发点。在政府购买居家养老服务项目时，首要的问题就是界定哪些老人有服务需要，以及老人们需要哪些服务。一般说来，政府会通过政策制定前的专题调研完成这一工作，然后依据调研结论制定相应的政策措施。所以，针对 19 位老人的访谈发现，服务对象甚少被问及有何需要。可以说，他们所接受的居家养老服务是由决策者和执行者共同定义的长期照护需要。按照布拉德肖的说法，这是被专业人士定义的规范性需要（the normative need），按照埃菲的观点，这是由照顾者界定的需要（the caretaker-defined need）。事实上，很多老年人因为不识字、社会交往少、行动不便等原因，并不了解鼓楼区政府购买居家养老服务的相关情况，也未主动表达自己的服务需要。

> "那时，社区来人说，你一个人生活，不方便，政府给你派一个护理员，上门帮你搞卫生、洗衣服、做饭，好不好？我说，我不要，我还能动呢。社区来的人说，又不要你交钱，多好的事啊！我就同意了。"（ZCY）

> "2005 年，社区派人到家里来，说要给我派个护理员帮忙。我没同意，当时我身体好，我想护理员来了，我干啥呢？2006 年、2007 年，我两次生病住院，身体就不行了。社区知道后，就派了护理员来。"（YQY）

> "刚开始的时候，社区主任说要派个护理员给我，我没要。我那时也不知道这是政府搞的什么项目，我觉得自己还能动，不需要外人帮忙。后来，我哥哥搞了一个，说不错，叫我也搞一个（注：提出申请）。我就去跟主任打了个招呼。到下一批，社区就安排了护理员过来，巧得很，就是我哥哥家那个。"（CYY）

按照规定：老年人要想获得政府购买的服务，需要主动向社居委提出申请；社居委按照政府文件规定的条款进行初审，并把符合条件的老人上报给街道老龄办；街道老龄办进行复审，并把拟支持老人的信息上报到区老龄办；区老龄办将需要提供服务的老人信息交给"心贴心"，并交办相关服务事宜；"心贴心"安排护理员上门为老人提供服务，并根据协议定期向区老龄办汇报服务供给情况。但从访谈情况看，多数老年人并未主动申请。那么，老人们是如何成为服务对象的呢？调查发现，在把该项福利政策落地的过程中，政府的末梢神经系统——社区居委会扮演了积极角色。居委会熟悉辖区内的居民，是政府与老人之间的桥梁，其上传下达，协助政府筛选合适的服务对象，扮演了需求评估者、政策宣传员、建议者等多种角色。

"我在厂里办事，遇到小张（注：社区工作者），她说政府要派个人给我搞卫生，问我住在哪儿。过了几天，她到我家，拿了张表，问了我一些情况，填上后叫我签了字，这事就成了。"（YNN）

"是政府（注：应该是社区工作者）派人上门来告诉我的，说我年龄大了，儿子在外地，一个人生活，符合条件，要派个服务员来帮我。"（ZGH）

"是居委会派人来说的，说我家俩孩子都是残疾，家里没收入，我年纪又大了，符合条件。"（XMZ）

调查中，也有2位老人说，虽然自己不了解政策，但因为家庭中有人了解相关情况，就申请并获得了长期照护服务。

"我女儿是民盟的，她去鼓楼区民政局搞老年调查，跟民政局的人讲了我的情况。民政局就通知社区的人来了解情况。社区书记亲自上门的，说我高龄独居，身体又不好，符合条件，很快就派了小徐（护工）来。申请表是书记帮我填的，7月份申请的，8月份小徐就来了，总共个把月时间。"（ZLP）

"老太婆（注：他的老伴）是居委会里的积极分子，听说了这项政策，回家告诉我说，我是有突出贡献的老专家，享受省政府津贴，可以作为老年知识分子享受这个政策。具体的申请过程我不清楚，都是我家老太婆弄的。"（NYH）

总的看来，调查对象多是被动地参与到政府购买服务中，成为这一福利政策的受益者。为了搞清楚调查对象的服务需要，笔者追问"您是否真的需要护理员上门服务？如果真的需要，你希望她做哪些事情呢？"对此问题，19位老人的回答可归纳为两种类型：

第一种为无所谓或不太需要。例如，"我儿子给我请保姆已经好几年了，说实话，我也不指望她（注：护理员）。她现在一个星期来2次，星期一和星期五，这个时间是她定的。我家请的保姆才四十多岁，年轻、勤快，我们俩也合得来，家里很多事情都是保姆做了，不指望护理员。现在，护理员每次来我家做事大概半小时都不到，就是拖拖地，有时候也帮我擦擦窗户。我们家平常就我和保姆两个人生活，也没多少家务事要做。护理员一般把地拖拖，然后问我有没有事情，我要说没有了，她就走了。快的时候，她在我家只待一刻钟。"（ZCY）

第二种为需要，并有所期待。例如，"需要啊！我年纪大了，眼睛又不好（注：白内障），需要她帮我跑跑腿，例如，到邮局去寄东西。帮我缝缝补补，我视力很差的。反正我自己干不了的，我都希望她帮我做。"（ZLP）"需要的。我年纪大了，家里的卫生，搞不动了呀。我现在家里卫生都等着她上门给我搞，自己也就能烧烧饭了。我需要护理员帮我搞搞卫生、晒晒被子、擦擦窗户什么的，有时候，也希望她帮我代买点东西。洗澡、做饭、洗衣服，我自己都能做，不需要她帮忙。"（YQY）

五、调查对象的长期照护需要满足情况

调查发现，护理员一般每周到老人家中2—3次。从老人的描述看，护理员上门的频率和时间基本经过了双方的约定，但部分老人表示，时间主要

由护理员决定，只要护理员的要求合理，老人一般都会同意。护理员提供的服务主要是家务劳动，如打扫卫生、洗衣服、做饭等。在规定的服务时间内，有的护理员会应老人的要求，帮忙做一些其他事情，如浇花、晒被子、协助洗澡。

"（时间）好像有五六年了。她每周一、三、五来，一次大概一个半小时，主要是帮我打扫卫生、洗洗衣服，不做饭。"（CYQ）

"（时间）有六七年了吧！就是拖拖地、抹抹灰、擦一下窗户和厨房。一般都是一个多小时。要不一、三、五来，要不二、四、六来，也不固定。反正我基本上都在家，她想什么时候来就什么时候来。"（CYY）

"有8年了。一次一个多小时，主要是擦桌子、扫地、做饭。"（CNN）

"拖拖地，抹抹桌子，我有花，还帮我浇浇花，摘摘菜。有时还帮我洗洗大件衣服。"（ZYY）

访谈中，笔者请老人对居家服务的作用进行了整体评价。总的看来，绝大多数老人都充分肯定了居家照料服务的价值，尤其是独居、高龄、失能程度高、家中无其他人帮忙的受助老人更是如此。访谈中，77岁的LDY老人还告诉笔者，他曾经专门写过一封感谢信送到社区，称赞"护理员工作认真负责，领导教育管理有方。"

"我家老太（注：老伴）腿瘫了，不能动。我年纪大了，照顾她有困难。有个人来帮帮忙，减轻了我不少负担。"（LYQ）

"小徐（注：组长）人好，除了礼拜天，基本上每天都过来看看，我们就像朋友一样，我非常满意。"（ZLP）

"小王（注：护理员）是安徽来安县人，为人老实，干活不偷懒。对我们老两口还是可以的，让她帮忙买些东西，她总是笑嘻嘻的。平日里忙活完，我们也经常在一起聊天，她会跟我们说她家里

的情况。我有些心里不舒坦的也经常跟她说说。我没有女儿，小王在这，我感觉像多了个女儿一样。"（ZYL）

"只要在工作时间内，我提的要求，她都会做，比如，烧菜做饭。这个服务蛮好的，护理员上门服务，就是自己儿女也做不到。我没有什么不满意的。"（CYZ）

"什么好不好的呀？公家出钱，你还啰里吧嗦的，不好。再说了，自己花钱请人又能怎么样？还不是把家务事做一做？"（WSY）

当然，如果护理员工作不够认真负责，老年人的照护需要就难以充分满足，甚至会导致负面感受。

"（注：第一个护理员）刚开始还可以，但是后来开始马虎了，好像她心里在抱怨，政府都不要你钱，还要怎么弄？你就凑合着吧！对我脾气也不好了。后来，我就要求换人。这几年一共换了3个人。第二个因为家里人生病住院需要照顾，所以不干了。现在这个是第三个。这个护理员还可以，脾气不错，跟她说的都能听下去。"（CNN）

"小吴（注：护理员）蛮好的。这个不行。有一次我生病，跟她商量，想让她多来几趟，等我好了，再少来几次，把时间还给她。她不干，说自己干的有好几家，人家家里富裕，经常给她东西。唉，我是穷苦人，没什么给她的。"（YNN）

"前面有个护理员在我的洗衣机里洗拖把，我就把她辞掉了。还有一个护理员是因为我要求高，主动辞职的。"（ZYY）

在19位老人中，除了"心贴心"安排的护理员外，ZCY和CNN还请了保姆照顾自己。ZCY老人认为："（政府）派人来，要说有用，那肯定是有的。不过，用处有多大？不好说。反正我主要靠阿姨（保姆），不靠她（护理员）。"在CNN看来，护理员虽然只帮忙做了一些家务，并不足以满足自己的照护需要，"但是政府派来的护理员，我觉得更放心，安全有保障。这一点比自己请保姆强"。

五、调查对象对政府购买居家服务的评价

访谈发现，对于政府购买服务，19 位老人的看法大致可归纳为三种类型：

第一，认为政府没有责任关照自己，因而对政府之举充满感激之情。例如，在 ZCY 老人看来："政府没有义务照顾我，我有子女呀，又不是五保户。"XMY 老人也说："哪能说应该呢？倒是我们应该感谢政府！政府要是不管，我们不还是要过生活？"ZGH 老人今年已 90 高龄，她以自己的所见所闻论证道："政府哪有这个义务呢？过去老年人没人管，有的都上街要饭。现在政府这么照顾我们，我们应该很感激才对。""我们都已经退休了，属于被社会淘汰的人，政府还这么关心我们，我们很感激。"CYZ 老人也这样说。在三种类型中，持感激心态的老人居多。尤其是文化程度低、经济收入差的老人，对政府无偿提供的居家养老服务感到非常满意。

第二，认为政府虽无义务补贴自己，但应该关心老年人。例如，LDY 老人说，自己的经济条件还可以，如果政府不提供居家养老服务，自己绝不会有怨言，"但是，这不是钱的问题，这（政策）体现了政府对老年人的关心。""这个是德政，是政府办的好事情。其实政府可以不管我们的，毕竟其他区都没有嘛。但现在老年人越来越多，政府在有能力的情况下，照顾一下困难老人也是对的。"ZYY 老人说。当笔者询问 CYY："您觉得政府有责任照顾您吗"，他的回答是，"这个不好讲，照顾我们是政府给的福利。如果不照顾，我们也没什么好说的。总体来讲，国家目前对老年人还是蛮重视的。我们这些老年人生活得不容易，一辈子吃了很多苦，政府关心关心也是应该的。"

第三，认为政府有责任保护自己、关爱老年人。XMZ 老人今年已经 80岁了，有一双残疾儿女，全家依靠低保生活。在她看来："政府应该照顾，

因为我家情况特殊，家庭困难，孩子又残疾，要是政府不管，我们就只有死路一条了。"CNN 是一名退休教师，平日喜欢读书看报，她告诉笔者："中国已经是老龄化社会了，老年问题会越来越严重。老年人曾经为社会做出了贡献，当他们年老的时候，政府有义务照顾。"她希望鼓楼区政府能够把购买服务延续下去，并认为政府应当根据老人的年龄和自理情况，提供多层次的服务，以满足老年人的不同需求。

第四节　老年人社区照护服务需要与需要满足

一、两家日间照料中心简介

截至 2015 年底，芜湖市已建成 79 家社区日间照料中心，为社区老年人提供配餐、日托、保健康复等服务。① 其中，DF 日间照料中心与 LX 日间照料中心运营得相对较好，因此本书将使用上述两家机构提供的社区照护的失能老人作为访谈对象。

DF 坐落于镜湖区园丁小区，由安徽浩研养老服务投资管理有限公司（营利机构）运营，2016 年 5 月正式投入使用，主要面向附近社区的老年人提供身体检查、休闲娱乐、老年饭桌、康复训练、课程学习等服务。除了日间照料外，该中心还提供 5—7 天的短期临托与入住式全托服务。中心设有全托床位 30 张，设有社区医疗门诊，配备了全科医生与护士，以"医养结合"为其服务特色。目前，中心每天为 10 余位老人提供餐食，其中有 6 位老人使用全托照护服务。

LX 坐落于弋江区江南春城小区，由尚德社会服务中心（非营利机构）运营管理，2013 年 3 月投入使用，主要面向附近社区的老年人提供老年饭桌、康复训练、文体活动等服务。中心聘用了全科医生与护士，可为老年人

---

① 中安在线（安徽新闻）：《芜湖探索养老服务业发展新模式》2016 年 10 月 24 日，见 https：//www.sohu.com/a/116974922_ 114967。

提供身体检查、慢性病处置、健康指导等服务。与 DF 不同，LX 只提供日间照料服务，因为其开展的文体活动较多，影响较大，因而文体活动是其服务特色。

二、调查对象的基本情况

在民政局工作人员的介绍下，笔者进入 2 家中心，说明了调查背景与目的，以及对访谈对象的要求后，由机构工作人员推荐符合条件的老人接受访谈。由于日间照料中心的服务对象以自理老人居多，故只完成了 10 份访谈。其中，有 2 位老年人因患有阿尔兹海默症，访谈问题由护理员及其子女代为回答。

表 4-10 （社区）访谈对象的基本信息

编码①	性别	年龄	文化程度	婚姻状况	居住情况	主要生活来源	本地子女数/子女数
FNN	女	78	小学	丧偶	独居	养老金	3/3
TNN	女	81	高中	离异	儿子轮养	退休金	3/3
WHX	女	91	不识字	丧偶	子女轮养	养老金	7/7
WNN	女	80	中专	已婚	与老伴共居	退休金	1/2
XNN	女	80	初中	丧偶	独居	养老金	4/4
BNN	女	92	中专	丧偶	独居	退休金	2/4
HYY	男	76	初中	已婚	与老伴共居	养老金	2/3
YNN	女	80	不识字	丧偶	与儿子一家共同生活	养老金	4/4
ZNN	女	81	初中	丧偶	全托	养老金	2/3
JNN	女	79	初中	丧偶	独居	养老金	2/3

统计显示：在 10 位使用社区照护的老人中，年龄最大的是 92 岁，最小

---

① 对于知道姓名的访谈对象，编码采用的是其姓名首字母的缩写，对于只知道姓氏的访谈对象，编码则用姓氏+NN（奶奶）/YY（爷爷）。

的是 76 岁，平均年龄 82 岁。女性为 9 人，男性仅有 1 人。有 7 位老人已经丧偶，其中有 4 位处于独居状态，1 位已选择 DF 中心提供的全托服务。所有调查对象都有退休工资，其中从企业退休的老人月收入为 2000 多元，从事业单位、政府部门退休的老人的月收入可达三四千元。所有老人都有多个子女，但只有 3 位与子女共同生活。9 位老人患有慢性病，其中以脑梗、高血压、糖尿病为主要病种。对失能情况进行评估发现，PSMS 平均得分为 2.2 分，IADL 平均得分为 5.4 分，ADL 平均得分为 7.6 分。将 ADL 划分为三档可见，有 8 位老人属于轻度失能，有 2 位老人属于重度失能。

三、调查对象使用社区照护的原因

总的看来，调查对象主要基于四种原因释放了服务需要，选择了社区照护。从访谈情况看，失能老人对于社区照护的需要主要是老年饭桌、精神慰藉等服务。社区照护因其交通方便、价格合理、整合了正式支持与非正式支持等优势得到了老年人的认可。

第一，为了消除孤独，排遣寂寞。"他（老伴）不在了，我一个人住，很孤单。在这里（中心），我能跟其他老人在一起，打打牌、呱呱蛋（聊天），一天很快就混过去了"（FNN，LX 中心）。"孩子他们都上班，哪有时间陪我？就礼拜六、礼拜天陪我一下子，礼拜一到礼拜五我都一个人在家里，你看可烦、可孤独啊！我就是空巢老人嘛，太孤单"（JNN，LX 中心）。

第二，往返方便、人际关系熟络。"我看中的是中心离家近，我家离这里走路就五六分钟，很方便，我早上来、下午回去，中间要是有事回趟家，也方便得很"（XNN，DF 中心）。"我们厂子原来就在这个小区，后来倒闭了，所以这附近住的好多都是我以前的同事。现在老了，大家约着一起来这里（中心）玩，讲讲话，打打麻将，不就图个开心嘛"（WNN，LX 中心）。"我是全托，一个月要交 2600 多块钱，虽然不便宜，但比住到养老院好，这里方便。我家小孩住在这附近，经常能过来看看我，有时候下班了，先来转一趟再回家。我以前的老同事有空也来陪我呱呱（聊天）"（ZNN，DF中心）。

第三，子女对老人独自生活不放心。"我家丫头不放心。去年不是发生过煤气爆炸吗？她怕我一个人在家烧饭烧水什么的，忘了关阀门，出事情。丫头住得离我有点远，不能天天来看我。听说这里不错，就叫我过来了"（YNN，LX中心）。"我妈眼睛不好，白内障，年纪大，都91岁了，这两年又得了老年痴呆，哪能放在家里啊？我们兄妹几个，（年龄）大的，自己要带孙子，（年龄）小的，还没退休，没办法啊。现在我们兄妹几个轮着来，一家一个月，轮到哪家了，就负责早上把我妈送到这里来，晚上再接回去，礼拜一到礼拜五在这里。礼拜六、礼拜天我们就自己克服困难，照看两天"（WHX女儿，DF中心）。

第四，社区照护价格合理，能接受。"我家老太婆（老伴）要帮儿子接送孙子，还要帮他们做中午饭，没时间管（照顾）我。我前两年中过风，到现在腿脚也不利索，右胳膊没什么感觉，废掉了，不能自己在家弄（饭）。这里每个月收420块钱，管中午饭，有菜有汤。下午三点半还有豆浆喝、包子吃。我觉得挺好，不贵，吃的品种还多，比我自己弄强多了"（HYY，LX中心）。"这里中午饭7块钱，两个菜一个汤，天天变着花样做，挺好的。再说，这里肯定比外面大排档弄得干净，也不会给我们吃地沟油。人老了，胃口不行了，这里中午吃饭的人多，我觉得好像自己吃得也香一点"（BNN，DF中心）。

四、调查对象获得社区照护的情况

由浩研公司运营的DF中心设计了多种服务项目：日常生活服务类（理发、助浴、清洗冬衣、营养配餐、家务处理、车辆接送、日间照料等）、医疗服务类（常见病诊疗、家庭医生、慢性病管理、预约挂号、三甲医院就医绿色通道等）、代办陪护类（代购物品、陪同购物、陪医陪诊等）、康复理疗类（刮痧、推拿、拔火罐、理疗、足部按摩等）、老年课程类（陶艺、戏曲、声乐、书法、绘画等）、微型养老院（全托照护）。老年人可以根据需要选择服务项目，并支付相关费用。此外，中心不定期开展的观影、棋牌、文艺表演、健康知识讲座、集体生日会等活动，则不收取费用。

与 DF 不同，LX 是一家纯粹的"日间照料中心"，不提供短期临托、长期全托服务。其以非营利方式向有需要的社区老人提供午餐、午休、文体活动等服务项目，收费较为低廉。此外，中心也配有全科医生和护士，可为附近居民提供有偿的常见病诊疗服务。

调查发现，目前接受日间照料的失能老人主要使用的是老年饭桌（收费）和文体活动（不收费）。DF 中心服务菜单上所列的诸多收费类服务项目较少有老人问津。"除了在这吃午饭，我还跟他们跳舞、走形体，唱歌、唱黄梅戏，我什么都搞，都照（行），这些健身器材也用，上午来了就搞一会子，锻炼锻炼。这些项目简单，也不花钱"（JNN，LX 中心）。"我年纪大了，腿脚不行，这里派人接我过来。上午几个人打打麻将，有时候也打扑克牌玩，又不要钱，到外面的棋牌室还要花钱呢。中午吃过饭就靠一下子（午睡）。下午跟这里的人吹吹牛（聊聊天）。吃过晚饭回家睡觉。我不上什么老年大学，没意思。家里卫生，我女儿礼拜天帮我搞搞就行了。看病体检什么的，平时也不需要。要是不舒服，我女儿会带我到医院去的"（BNN，DF中心）。由于收费型项目无人问津，DF 中心目前处于亏损运营状态，原来打算再复制十几处日间照料中心的计划已处于停顿状态。

五、调查对象对社区照护的评价

虽然使用日间照料服务的老年人较为有限，但总的看来，老年人对社区照护还是较为满意的（照护评价平均分 8.4 分）。"这里服务态度好，打麻将的时候，她们（护理人员）还会给我们倒水喝，对我们很尊重。伙食也不错，离家又近，很满意"（WNN，LX 中心）。"满意，都满意，都好，吃饭正常，生活有规律。在家还会吃剩饭剩菜，在这里天天吃新鲜的，我没有什么不满意的"（YNN，LX 中心）。"服务好，大家在一起开心，吃的花样多，还能免费打牌锻炼，挺满意的"（FNN，LX 中心）。"这里吃的好，环境好，小孩、老朋友来看我也比较方便，没什么不满意的"（ZNN，DF 中心）。"其他都好，就是开门有点晚，我早上睡不着想早点过来，不行，到点才开门"（BNN，DF 中心）。

第五节　老年人机构照护服务需要与需要满足

一、调查方法

在调查开始前，先设法搜集了南京市区养老机构的名单。然后，采用简单随机抽样方法，抽取出 17 家机构，① 包括鼓楼区 4 家，下关区 3 家，白下、雨花、建邺、栖霞区各 2 家，玄武和秦淮区各 1 家。实际调查开始后，因机构拒访、机构内失能老人少、联系不上机构负责人等原因，只好替换、增加了相关机构，最终共调查失能老人 388 位，涉及养老机构 22 家。包括鼓楼区 9 家，下关区和栖霞区各 3 家，白下区、建邺区、雨花区各 2 家，秦淮区 1 家。到达机构时，调查员先向负责人或机构工作人员说明调查目的，明确调查对象。然后由护理员或工作人员将调查员带入老人房间，开展调查。调查使用 2-A 问卷，由调查员面询老人，并代为填写。

二、调查对象的基本情况

（一）调查对象的人口学信息

此次接受调查的失能老人年龄最小的为 60 岁，最大的为 99 岁。年龄均

---

① 原计划调查失能老人 500 位左右，按照平均每个机构有 30 位失能老人计算，故需要选择出 17 家机构。

值为 81.51 岁。将年龄划分为三段可见：低龄老人有 33 人，占 8.5%；中龄老人有 92 人，占 23.7%；高龄老人有 263 人，占 67.8%。可见，入住机构的老人年龄较大，高龄化现象非常突出。这也说明当前养老机构分担了一部分照护高龄长者的任务。从表 4-11 可见，机构内失能老人以女性居多，以初中及以下文化程度的居多，以丧偶老人居多。与由家庭照护的失能老人相比，机构内失能老人的年龄更大、文化程度更高、丧偶率更高，说明年高体弱、照护资源枯竭会促使老年人使用正式服务。此外，文化程度越高，老年人越有可能选择机构照护。[1]

表 4-11　（机构照护）失能老人的人口学信息（N=388）

性别	频　数	百分比	文化程度	频　数	百分比	婚姻状况	频　数	百分比
男	155	39.9	小学及以下	213	54.9	未婚	8	2.1
女	233	60.1	初中	74	19.1	已婚	85	21.9
			高中/中专	68	17.5	离婚	10	2.6
			大专及以上	33	8.5	丧偶	285	73.4
合计	388	100.0	合计	388	100.0	合计	388	100.0

（二）调查对象的家庭情况

调查显示，失能老人平均拥有子女 2.91 人。其中，拥有 3 个子女的老人的比例最高（24.2%），其次是 4 个（22.2%），再次是 2 个（21.9%）。他（她）们的子女，住在本市的，平均为 2.53 人，比平均子女数少 0.4 个人，说明失能老人有部分子女居住在外地，与父母存在一定的空间距离。有 2 个子女住在本市的老人是最多的（24.7%），其次是 1 个（19.3%），再次

---

① E-Y Kim, & C-Y Kim, "Attitudes of Older Koreans toward Long-Term Care Facilities", *Journal of the American Geriatrics Society*, Vol. 52, No. 12 (2004), pp. 2114-2119.

是 3 个（18.6%）。这些数据显示，老人有可能获得的子女支持与其所拥有的子女资源之间存在着一定差距。特别需要注意的是，有 8.8% 的失能老人本地无子女。他们因独自生活有困难而选择机构照护，入住后，较少得到亲属探望，社会功能衰退得较为明显。

调查发现，有 118 位老人（30.4%）在入住机构前处于"独居"状态。在 266 位和家人共同生活的老人中，与 1 位家人共同生活的有 134 人（34.5%）、与 2 位家人共同生活的有 49 人（12.6%）、与 3 位家人共同生活的有 74 人（19.1%）。可见，老人入住机构前的家庭类型主要是空巢家庭（老年夫妇共同生活）、单身家庭和主干家庭（老人与子女一家 3 口共同生活）。单身家庭与空巢家庭合计达到六成多，说明照护资源的减少会推动老年人从家庭走向社会，特别是在丧偶以后。调查中，有不少老人表示，因为老伴离世，自己不忍长期拖累子女才最终选择了养老院。如果配偶健在，自己会选择在家中养老。武川正吾曾经指出："在家庭核心化时代，丧偶往往意味着失去家庭，丧偶导致了对社会服务的新的需要。"[1] 从调查情况看，的确如此。

（三）调查对象选择机构照护的途径与原因

调查发现，失能老人及其家人主要通过两种途径了解养老机构：一是实地探访（42.5%），了解养老机构的硬件设施、服务内容、收费标准等，然后再做出决策；二是经熟人介绍（33.9%）。促使老人及其家人选择机构的主要理由（见表 4-12）依次是机构离家较近、服务质量不错、设施环境好。总的看来，老人及其家人对机构的选择是较为审慎的。他们会通过亲自探访或熟人介绍了解机构，并不轻信网络信息或各类广告。在做出选择时，他们往往既考虑便于探望，又考虑机构的服务质量与硬件状况。

---

① ［日］武川正吾：《福利国家的社会学：全球化、个体化与社会政策》，李莲花等译，商务印书馆 2011 年版，第 115 页。

表4-12　失能老人选择机构照护的理由　　　　单位:%

选择这家机构的主要原因（多选题）	比　例	排　序
离家（或子女家）较近	26.3	1
服务质量不错	23.4	2
设施、环境较好	22.9	3
收费比较合理	8.1	4
服务项目比较合适	7.8	5
其他	6.8	6
慢性病、常见病不用去医院	4.7	7
总计	100.0	

（四）调查对象的患病情况

调查发现，机构内失能老人身体健康状况不佳。有42%的老人患有高血压，20.9%患有心脏病，32%患有骨关节疾病，19.3%患有糖尿病，36.6%患有脑血栓（或脑出血、脑萎缩等脑病疾病）。前5位疾病排序依次是高血压、脑部疾病、骨关节病、心脏疾病、糖尿病。机构内失能老人平均罹患慢性疾病1.96种。① 其中，37.4%的调查对象患有1种疾病，37.1%患有2种疾病，25.3%罹患3种及以上疾病。由于受到多种疾病的困扰，41.2%的老人在过去半年内曾离开过机构到医院就诊。

（五）调查对象的生活自理能力

调查对象的 **PSMS**、**IADL**、**ADL** 得分均值分别为3.58分、9.46分、13.0分（见表4-13）。将 **ADL** 得分进行分组后可见，在入住机构的老人中，中度失能者最多，其次是轻度失能、重度失能。相较于家庭照护，日常生活

---

① 赵怀娟:《城市失能老人机构照护需要及需要满足研究——以南京市调查为例》,《中国卫生事业管理》2013年第4期。

能力受损严重会促使老人使用正式服务。考察 PSMS 各项（见表 4—14）可以发现：在 6 项躯体活动能力中，洗澡、如厕、走动等三项需要外力协助的较多，失能最严重的项目是"自己洗澡"，困难最少的项目是"自己吃饭"。这与相关研究所得到的结论是一致的。[1] 考察 IADL 各项可见，困难最少的项目是"自己按时吃药""给别人打电话"，困难最多的项目是"自己坐车外出"。

表 4-13　（机构照护）老年人的失能情况

ADL 构成及分数	均值	中位数	众数	失能程度及分数	频　数	百分比（%）
PSMS 得分（0—12 分）	3.58	3.0	1.0	轻度失能（2—10 分）	136	35.1
IADL 得分（0—16 分）	9.46	9.0	8.0	中度失能（11—19 分）	185	47.7
ADL 得分（0—28 分）	13.0	12.0	11.0	重度失能（20—28 分）	60	15.5

表 4-14　（机构照护）老年人的躯体活动能力　　　　单位:%

项　目	完全没问题	需要帮助	根本不能做	总　计
自己吃饭	88.4	7.5	4.1	100.0
自己洗澡	18.1	61.1	20.6	100.0
自己上厕所	44.3	42.3	13.4	100.0
自己穿脱衣服	59.0	30.4	10.6	100.0
自己洗漱、梳头	63.7	28.9	7.5	100.0
自己在室内随便走动	42.0	40.5	17.5	100.0

三、调查对象的长期照护需要及影响因素

理论上说，由于生活能力受损，且已支付了相关费用，老人有理由要求

---

[1]　尹尚菁、杜鹏：《老年人长期照护需求现状及趋势研究》，《人口学刊》2012 年第 2 期。

机构提供适当的、所需要的服务。为了探查老人的长期照护需要及需要满足情况，列出了 11 个服务项目，请老人判断自己是否需要，并回答机构是否提供。从表 4-15 可见，入住机构的失能老人的长期照护需要依次是洗衣打扫，协助洗澡如厕，治疗常见病，护理与康复训练，陪同散步聊天，举办文体活动，跑腿办事，呼叫服务，夜间陪护，协助穿衣洗漱，喂饭喂药。在所有项目中，老人对"喂饭喂药"的需要最低。这与老年人躯体活动能力的评估结果相一致。选择前 6 项的老年人的比例较高，其中，第 1、2 项为生活服务类项目，第 3、4 项为健康服务类项目，第 5、6 项为精神服务类项目。

表 4-15　（机构照护）失能老人的长期照护需要及需要满足情况

单位:%

服务项目	您是否需要?			排序	机构是否提供?			排序
	是	否	合　计		是	否	合　计	
喂饭、喂药	14.4	85.6	100.0	11	100.0	0.0	100.0	1
协助穿衣、洗漱	51.0	49.0	100.0	10	100.0	0.0	100.0	1
协助洗澡、如厕	80.9	19.1	100.0	2	100.0	0.0	100.0	1
洗衣、打扫	88.4	11.6	100.0	1	100.0	0.0	100.0	1
身体护理、康复训练	75.8	24.2	100.0	4	73.4	26.6	100.0	7
组织体检，治疗常见病	79.6	20.4	100.0	3	59.5	40.5	100.0	10
帮我跑腿办事	68.0	32.0	100.0	7	7.1	92.9	100.0	11
开展文体活动，丰富生活	69.1	30.9	100.0	6	74.7	25.3	100.0	6
陪我散步、聊天	69.8	30.2	100.0	5	72.6	27.4	100.0	8
护理员夜间陪护	60.6	39.4	100.0	9	67.4	32.6	100.0	9
呼叫服务	67.3	32.7	100.0	8	81.8	18.2	100.0	5

如果与问卷 1-A 所调查的 517 位老年人做个对比，我们可以发现：即便都是失能老人，都是"室内活动老人"，其服务需要也存在一定的差异。由家人照护的老年人，一般以轻度失能为主，他们最需要家人提供工具性支

持，如陪同就医、代办事务，其次是日常生活协助，如买菜做饭、洗衣清扫，再次是精神慰藉。而由机构照护的老年人，则以中度失能为主，他们最需要的服务是日常生活照料，如洗衣打扫、协助洗澡如厕，其次是卫生保健服务，如身体护理、康复训练，再次是精神慰藉。

为了进一步探查影响照护需要的因素，采用二分类 logistic 回归分析方法对排名前 5 位的服务项目进行了分析。从表 4-16 可见：

第一，PSMS 和 IADL 是导致老年人需要"洗衣打扫"的最主要的因素。可见，躯体活动能力越差，老人对此类服务的需要就越强烈。

第二，PSMS 也是老人需要"协助洗澡如厕"服务的主要原因。由于身体机能退化，失能老人大都需要在护理员的协助下洗澡或如厕。但对于罹患脑部疾病的老人而言，这一服务需要反而减弱了。这是因为脑梗、脑萎缩老人的失能情况相对严重，他们中有些老人可能会长期卧床。

第三，就"安排体检、治疗常见病"项目来说，IADL 得分越高，老人越希望机构提供此项服务。但如果本地子女多，这一需要就会减弱。这一结果说明，本地有子女的老人有机会在子女的陪同下到医疗机构体检或就诊，因而他们对养老机构是否提供此项服务并没有太高期望。同样，罹患骨关节病、腰椎病、颈椎病等慢性疾病的老人，对于此项服务的需要也不强烈。这可能是因为这类疾病较为顽固，对老人而言，常规体检或一般性的治疗意义不大。

第四，关于"身体护理和康复训练"项目，高中文化程度的老人的需要相对强烈，说明他们比较注重生命质量，希望通过健康保健，提高生活品质。此外，PSMS 和 IADL 得分越高，这一需要也越强烈，说明日常生活能力是影响健康照护需要的主要因素。

第五，在精神满足方面，高中文化程度老人、IADL 得分高的老人的需要更强烈，更希望机构安排人员陪伴自己。相反，子女数越多、在机构住的时间越久、认为机构设施环境较好的老人，这一需要越弱。这说明子女经常探望、适应机构生活、改善硬件环境有助于纾解老人的精神孤寂。

表4-16　（机构照护）失能老人长期照护服务需要的影响因素

长期照护服务需要	影响因素	参数值	标准误	OR 值
洗衣打扫	常数项	−1.000*	0.437	0.368
	PSMS	0.429**	0.144	1.536
	IADL	0.278***	0.064	1.321
协助洗澡如厕	常数项	−0.887**	0.303	0.412
	患脑部疾病	−0.826*	0.398	0.438
	PSMS	1.471***	0.214	4.352
组织体检，治疗常见病	常数项	1.567**	0.476	4.795
	本地子女数	−0.274**	0.103	0.760
	机构项目合适	−1.598***	0.355	0.202
	患骨关节病	−0.659*	0.314	0.517
	IADL	0.144***	0.041	1.155
提供身体护理，康复训练	常数项	−0.461	0.358	0.631
	高中文化	0.998*	0.440	2.713
	PSMS	0.185*	0.073	1.204
	IADL	0.125*	0.045	1.133
陪同散步聊天	常数项	0.578	0.454	1.782
	高中文化	1.060**	0.398	2.887
	子女数	−0.187*	0.087	0.829
	入住时间	−0.010*	0.005	0.990
	设施环境好	−0.635*	0.251	0.530
	IADL	0.130***	0.033	1.139

注："＊"表示 P<0.05；"＊＊"表示 P<0.01；"＊＊＊"表示 P<0.001。

四、调查对象的长期照护需要满足情况

为了对服务供需情况进行比较，在分析问卷时对选项"是"（"需要"）赋值1分，"否"（"不需要"）赋值0分。统计发现，老年人长期照护服务需要得分（need）的均值为 7.25 分，服务供给得分（supply）的均值为8.36 分。可见，机构提供的服务总体上能够回应老年人的需要。从表4-15可见，在洗衣打扫、文体活动、呼叫服务等项目上，机构的供给都是充分的。但是，就某些服务项目看，也存在着一定程度的供需错位现象。即机构提供的，未必是老人最需要的；老人需要的，机构又未必供给。

例如，对于前4个项目，只要老人有需要，机构就充分供给，但如喂

饭、喂药等服务，真正需要的老人却不多。再如，有79.6%的老人需要机构提供"治疗常见病"，但只有59.5%的老人获得了此项服务，"供给"比"需要"低了20个百分点。此外，68%的老人希望机构可以"帮忙跑腿办事"，但只有7.1%的老人获得了相关服务，"供给"比"需要"低了60个百分点。另外，从需要与供给的排序看，两者也常常是不匹配的，是错位的。主要原因有：

第一，从机构角度看，生活照料是劳务型服务，专业化程度较低，供给难度较小。而且，老人吃得好、住得好，是可以对外展示的"成绩"，有助于为机构带来更多的"顾客"。此外，生活照料服务做得好，也有助于防范老年人出现意外（如摔倒），进而能够降低机构的运营风险。

第二，从社会治理角度看，面对民间力量进入养老服务领域，我国政府的政策设计和监督管理还显得较为滞后。例如，如何针对老年群体的不同需要，引导社会资金创办多种类型的服务机构；如何根据机构的功能定位，出台相应的服务标准，加强对机构的分类指导；如何通过政策设计，优先扶持护理型机构的发展，以便加快解决失能老人的长期照护问题等，都缺乏完善的制度设计。由于社会治理滞后，机构服务内容雷同，自理老人与失能老人得到的照护并无不同，因而难以有效满足失能老人的照护需要。

五、调查对象对机构照护的评价

（一）调查对象对服务项目的评价

理论上说，测算需要得分与供给得分只能反映供需关系，并不能反映照护质量。为了进一步探索机构照护在多大程度上满足了老人的需要，问卷第28题请调查对象对主要服务项目进行了评价，第29题询问了"就目前来看，您最希望获得哪些服务"。从回答情况看：

第一，老人们对机构的住宿条件满意度最高，期待其有所改善的最低。第二，有近一半的老人对机构伙食不满意，希望此服务项目有所改善的愿望最为强烈。对此，老人们给出的理由主要是，饭菜不合口味、品种单一、价格偏高。第三，老人们对日常活动安排、医疗保健服务等项目满意度较低，但期待其有所改善的比例也不高。对此情况，很多老人的解释是，机构服务的现状就是如此，能够满足基本需要就可以了，不能抱有太高期望。第四，老人们对精神慰藉服务的满意度最低，与此相应，有两成老人期待其能够有所改善。综上可见，虽然从供需数量看，机构似乎能够回应老人的照护需要，但实际上供给质量却不能尽如人意。

表4-17　失能老人对机构照护的评价与期望　　　　　单位:%

服务项目评价	满　意	不满意	合　计	希望获得的服务	是	否	合　计
伙食	51.8	48.2	100.0	改善伙食	34.3	65.7	100.0
住宿	63.4	36.6	100.0	改善住宿	6.7	93.3	100.0
日常活动安排	14.9	85.1	100.0	多组织文娱活动	19.6	80.4	100.0
医疗保健	22.9	77.1	100.0	帮助改善健康状况	23.5	76.5	100.0
精神慰藉	9.3	90.7	100.0	多陪伴我	20.1	79.9	100.0

（二）调查对象对机构照护模式的评价

对于住在机构的老人而言，或许最能够体会居家照护与机构照护的不同。为了探查机构照护的优势与不足，问卷第26、27题分别询问了"与家里相比，您觉得住在机构有哪些好处""与家里相比，您觉得住在机构有哪些不好之处"。对于"好处"，69.1%的老人选择了"不操心日常生活"，61.1%的老人选择了"不拖累家人"，39.9%的老人选择了"照顾得较好"，32.5%的老人选择了"人多、不孤单"。对于"不好之处"，分别有26.5%、25.5%、18.3%、14.4%的老人选择了"不能考虑每个人的实际情况""空虚无聊""有些与世隔绝""规定多、不自由"。正如有研究者所言，机构照护创造了一种"病态的情境"：使老年人更加依赖他人；老人们的生活"程序化"；与社会隔绝，加剧了老年人的无助感。①

（三）调查对象对机构照护质量与当前生活状况的评价

与问卷 1-A 一样，问卷 2-A 也请失能老人对机构服务质量进行了量化评估（十分制）。统计发现，调查对象对于机构服务的总体评价是 6.87 分（均值）。可见，从总体上来看，失能老人对机构照护评价尚可。对于这一结果，Kane & Kane 的观点或许可作为佐证，"尽管有不少受访者反感养老机构，但针对住院者的调查却发现，老人们对机构照护还是比较满意的"②。此外，在问卷结尾处，调查员们也请老人对自己当前的生活状况进行了评价。统计分析：57%的老人对现状感到满足；34.8%的老人心态消极，说自己是"过一天算一天吧"；8.2%的老人表现得较为悲观，认为自己"不过等死而已"。总体看来，与由家庭照护的失能老人相比，入住机构的失能老人对当下生活的主观评价并无明显差异。

第六节　当前老年人长期照护服务供给存在的几个问题

一、家庭供给长期照护服务力不从心

在传统社会，无论是东方还是西方，老年人长期照护都依靠以家庭为核心的非正式体系。但是，随着工业化、城市化、老龄化的推进，老人长期照护模式逐渐趋向多元化。二战后，欧美国家率先发展院舍照护模式，使很多需要照护服务的老年人获得了正式支持。20 世纪 70 年代后，由于机构照护模式在实践中暴露出不少问题，如成本高、老年人与社会隔绝、服务质量参差不齐等，

---

①　谢美娥：《老人长期照护的相关论题》，桂冠图书公司 1998 年版，第 24 页。

②　R. L. Kane & R. A. Kane. ，"What Older People Want from Long-Term Care，And How They Can Get It"，Health Affairs，Vol. 20，No. 6（2001），pp. 114-127.

加之"福利国家危机"的发生，老人长期照护的理念遂发生了转向。北欧国家率先提出了"就地老化"，到80年代，倡导并支持老人们居住在家中，得到家人与专业人士的照护已成为欧美发达国家公开宣称的政策目标。①

在这一背景下，1997年第16届世界老年学大会发布《阿德莱德宣言》指出，"要认识到在许多情况下，家庭起着重要的、不可替代的作用"。2000年，国际老年学会50周年大会也认为，"无论是发达国家还是发展中国家，在老年人的生活中，家庭始终是一个中心话题"。2002年，第二届世界老龄大会呼吁，"应尽可能地让老年人生活在社区和家庭中"。可见，让老年人生活在熟悉的环境中，得到来自家庭和社会的照护已成为国际社会的基本共识。在我国，由于社会化照护体系不健全，尚未建立以护理人员为主导的长期关怀模式，以及缺乏多学科合作的综合照护服务等原因，导致大多数患有多重疾患且不能完成日常生活活动的老年人仍然依靠子女和配偶进行照护。②

由家庭照护失能老人，虽然有助于维持老年人的自由，使其生活在熟悉的环境中，满足其在情感慰藉和非正式交往方面的需要，但是，失能以后依然由家人照护也让老年人承受了较大的心理压力。本书调查发现，失能老人多认为自己是家庭的"拖累"，自我形象和自我效能感较差。分析发现，失能情况越严重，老人的生活感受越消极，无助感与无奈感越明显（r＝0.202）。患慢性病越多，老人对家庭照护的评分越低（r＝-0.155），说明老人在主观上存在"久病床前无孝子"之感。而且，本书也发现，与失能老人的照护需要相比，家庭供给的长期照护并不充分。由于失能老人需要的协助相对较多，而家人通常并不具备护理知识和技能，加之家庭照护者也常常面临照护老人与处理个人事务、照护负担沉重与时间精力有限等问题的冲突，因而家庭照护并不能确保长期照护服务供给是及时、充分、高质量的。

---

① ［英］苏珊·特斯特：《老年人社区照顾的跨国比较》，周向红、张小明译，中国社会出版社2001年版，第96—97页。

② 世界卫生组织：《中国老龄化与健康国家评估报告》2016年，见 http：//www.who.int/ageing/publications/china-country-assessment/zh/。

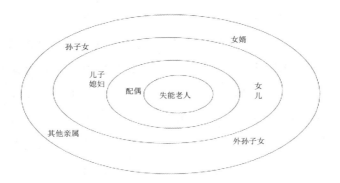

图 4-2　家庭供给长期照护的层级替代模型

　　本书发现，家庭供给长期照护具有"层级替代"的特点（见图 4-2）。对于有配偶老人而言，老伴是最主要的服务供给者，其次才是子女。儿子、女儿、媳妇在家务处理、代办事务、情感安慰等方面都有介入，但并无先后顺序，都属于第二梯队。但如果失能老人的配偶已经离世，其长期照护需求就会"溢出"，子女将成为父母的主要照护者，对老人提供的长期照护会明显增加。总的看来，儿子、女儿、儿媳对老人的照顾无显著差异（见表 4-18），但相对来说，儿子对母亲的照顾较多，这与女性平均寿命较高、丧偶率较高、多与儿子（及其家人）共同生活等因素有关。其他家庭成员，如孙子女、外孙子女、女婿等在长期照护中一般处于边缘地位，只是偶尔扮演"拾遗补缺"的角色。

表 4-18　失能老人获得家人照护的情况　　　　　　　　　　单位:%

老人的性别	有配偶的老人	配偶照顾多	儿子照顾多	女儿照顾多	媳妇照顾多
男性（N=234）	74.7	71.9	38.4	32.9	26.0
女性（N=283）	43.0	37.0	42.4	36.4	33.3
总体（N=517）	57.9	54.5	40.4	34.7	29.7
卡方检验	$X^2=32.459$ $P=0.000$	$X^2=38.016$ $P=0.000$	$X^2=0.532$ $P=0.466$	$X^2=0.415$ $P=0.519$	$X^2=1.972$ $P=0.160$

很显然，由老年人照护失能老人，既难以保障长期照护的品质，也不利于照护者自身的健康老化。而将长期照护任务交由子女，也必然加剧其角色冲突和负面感受。据 WHO 估算，为了照顾老年失智症患者，大约有 15% 的家庭照护者不得不辞去工作或削减有偿工作的时间。但即便如此，城市地区的家庭照护服务也只是满足了大约 16% 的已知需求。① 可见，在人口高龄化与非正式支持弱化相互叠加的情况下，指靠家庭持续性地供给长期照护并不切合实际。家庭的"照护赤字"（caring deficits）问题亟待解决。

二、政府购买居家照护服务蜻蜓点水

最近十余年，国家在社会福利供给责任结构中开始"回归"。作为国家的代理人，政府积极尝试在养老服务中承担一定的责任，如决策、筹资、监管等，并将自身定位于"主导者"的角色。为了彰显政府对老年人的关爱，由政府出资为部分老年人购买居家照护服务已成为各地的普遍做法。虽然政府购买服务因具有推动就业、彰显人文情怀、转变政府职能等积极功能而受到各地的推崇，但这种长期照护服务供给模式也存在着明显缺陷。第一，覆盖面小，受益老人有限。就调查的"鼓楼样本"看，尽管受益老人的绝对数量增长较快，但是占该区老年人口的比重也仅为 1% 左右。有研究者对江苏省苏南、苏中、苏北 6 个市（区）的调查也发现，政府购买居家养老服务的覆盖面较为有限，受惠人群有待扩大。②

第二，政府购买服务政策瞄准的主要是困难老人。例如，四川省将受益对象限定为散居的"三无"老人、"五保"老人、低收入家庭中的失能老人、残疾老人和独居老人、低收入家庭中 80 周岁以上老人。③ 扬州市将受益

---

① 世界卫生组织：《中国老龄化与健康国家评估报告》2016 年，见 http：//www.who.int/ageing/publications/china-country-assessment/zh/。

② 杨琪、黄健元：《政府购买居家养老服务政策的类型及效果》，《城市问题》2018 年第 1 期。

③ 四川省财政厅、民政厅：《四川省政府购买居家养老服务实施办法》2014 年 7 月 30 日，见 http：//www.laolingtong.com/detail.asp？ID＝318。

对象界定为散居的"三无"老人与孤寡老人、年满 70 周岁的低保与低保边缘老人、经济困难的高龄独居和高龄空巢老人、年满 70 周岁的重点优抚对象和有特殊贡献老年人。① 南京市鼓楼区民政局将服务对象限定为 90 岁以上的老人、80 岁以上的独居老人（无子女或子女不在南京）、散居孤寡老人、残疾老人、失能老人、领取低保的独居老人（无子女或子女不在南京）等。可见，各地在设计政策时最关注的是那些生计基础脆弱又缺乏照护人力的困难老人。就此而言，目前各地开展的政府购买居家照护服务只是一项社会救助工作，不是长期照护服务专门项目，服务供给具有选择性、残补性等特点。

第三，服务供给效果不甚理想。从服务内容看，护理员入户提供的主要是助洁、助餐、助浴等日常生活协助，较少涉及卫生保健、精神慰藉等。或者，虽然在购买协议中有规定，但实际上执行不了。例如，鼓楼区购买"心贴心"居家养老服务时就要求护理员提供精神陪护类服务，但实际上护理员的精神慰藉作用十分有限。"一般情况下，她干她的活，有时间的话也聊天，但不多。她忙得很，哪有时间陪我说话？"（YQY）"不怎么聊天，她年轻，与我们老人没什么话说。"（XMY）"我们不怎么聊天，她忙她的，做完就走。"（WSY）从服务时间看，各地大都为政策受益对象提供每个月 20—30 小时的无偿服务。对于生活能够自理的，或者家中请了保姆的老年人来说，这些服务可有可无（可见前面访谈资料，如 ZCY），而对于那些真正需要长期照护的身体虚弱老人和失能老人而言，这些服务又远远不够。

虽然政府购买居家养老服务的初衷是解决一部分老年人的照护问题，但由于老年人口数量庞大、需求复杂，加之政府既无力包办，也无必要包办，因而只能选择少数特殊老人作为政策对象。此外，政府选择服务对象往往更注重人道精神，而非真实需求，因而那些处境相对"悲惨"的老年人（其

---

① 扬州市民政局：《扬州市市区居家养老政府购买服务实施办法（试行）》2015 年 9 月 10 日，见 http://www.yanglaocn.com/shtml/20150910/144189025557847.html。

典型特征是贫穷）更有可能被选中。所以，我们不难理解，为什么政府常常将由国家提供的养老服务贴上"德政""仁政"等标签。对于政府而言，这种蜻蜓点水式的购买服务虽然能够给予困难老人一定的支持，但更大的作用在于树立政府亲民、爱民、为民的良好形象，或者表明政府转变职能的决心，而这在一定程度上也造成了服务资源的浪费和福利效应的弱化。

三、社区供给长期照护作用有限

社区是聚居在一定地域范围内的人们组成的社会生活共同体。在我国，"单位制"解体以后，社区已逐渐成为社会治理的重要参与者，承担着社会控制、社会福利保障、社会参与等功能。就老年人照护服务而言，社区照护常常对应于机构照护，因社区照护机构一般临近老年人的居所，有助于延续老年人的生活习惯和人际关系网络，被视为"最符合中国传统文化，最具人性化和更具成本效益与社会效益的老人照料方式"，[①] 故近来受到较多的关注与推崇。在西方，社区照护也受到发达国家的追捧。20 世纪后半叶，英国、法国、德国、荷兰等国家都制定了社区照护政策，强调"社区照护应优先于福利机构关怀"。[②] 在荷兰、英国、意大利等国家，日间照料中心得到了较好的发展，其向老年人提供午间餐、娱乐休闲、社会互动、医疗服务、手工技巧等项目，受到了老年人的肯定。

但是，作为社区照护的重要载体和主打项目，日间照料中心在我国的发展却不尽如人意。本书发现，社区为老服务设施的使用率较低。以芜湖市为例，城区已经建成的 79 家日间照料中心多门庭冷落，不少已处于关门歇业状态。即便运营相对较好的 DF 与 LX，接受照护的也只有十几位老人。在 DF 中心，Z 主任在谈到机构面临的困难时连连摇头说："我们一直在亏损，

---

① 荣增举：《社区老年日间照料中心存在的问题与对策——以青海西宁市为例》，《北京工业大学学报（社会科学版）》2013 年第 2 期。

② ［英］苏珊·特斯特：《老年人社区照顾的跨国比较》，周向红、张小明译，中国社会出版社 2001 年版，第 23 页。

老人只有十几个，工作人员也是十几个，入不敷出。收费项目老人不能接受，老年饭桌基本无利可图，打打牌、用用健身设施又不能收费。本来公司想再复制几处日间照料中心的，现在停下来了，不敢尝试啊。"不只有芜湖，全国各地的日间照料也都普遍出现了"叫好不叫座"的情况，[①] 设施齐全，但利用率很低，似乎已经成了贴在社区照护头上的一道难以破除的"符咒"。

究其原因：第一，老年人对于社区照护的接受度不高。对于自理老人而言，社区照护的意义在于可以提供一个休闲娱乐、设施舒适的活动场所。"大多数老人来社区都是参加活动的，下棋、打牌、唱歌、跳舞、画画，……但是大伙都是玩完就走"。"我生活可以自理，根本不用照顾嘛，再说，哪有在自己家待着舒服啊"。对于失能老人而言，早晚接送太折腾，没有专业照护人员陪护，没有住在家中方便，也影响了服务需要的释放。加之，有部分失能老人对于花钱购买服务还存在抵触心理，也制约了社区照护的发展。第二，社区照护服务质量尚有较大的提升空间。目前，社区养老服务硬件建设较好，有专门的活动场所，并配有健身设施、康复器械、床铺、棋牌室用品等，但普遍缺乏专业的护理人员，以至于老人觉得跟住在家里没什么两样，或者不如请保姆入户照护更加方便。第三，社区的资源整合功能发挥不佳。社区之所以受到推崇，还在于它是一个资源整合的平台，但目前社区资源网络不完整，服务供给体系缺乏整合，也影响了社区照护的成效。

按照有些地方政府的设想，在我国，约90%的老年人可以通过家庭照护满足自己的需要，约有6%—7%的老年人可以借助于社区照护满足服务需要，约有3%的老年人会入住照护机构。根据民政部发布的《2015年社会服务发展统计公报》，截至2015年底，我国60岁及以上人口达到2.22亿，即意味着约有1400万老年人需要使用社区照护。而《公报》显示，2015年底，我国社区养老服务机构和设施为2.6万个，假设按照每个机构照护30

---

① 胡益虎、卜劲文、王斌：《长沙建立社区居家养老服务中心日间照料室 为何叫好不叫座》，《长沙晚报》2014年3月25日。

位老人计算，其也只能满足七八十万老年人的照护服务需要。而从各地的实际情况看，社区为老服务设施远未得到充分利用。虽然各级政府给社区投入了大量公共资源，但由于供给与需求脱节，养老资源未能实现效率最优配置。① 可以说，目前社区照护的功能发挥仍较为有限。与机构照护一样，社区照护也处于一种十分"尴尬"的境地，表面上看来，社区照护似乎还需要增量式发展，但数量增长得越多，资金浪费可能就越严重。

四、机构供给长期照护服务不尽如人意

在老年人长期照护服务体系中，机构是不可或缺的组成部分，因为其能够为失能老人提供及时的、高频率的、相对专业的长期照护服务，所以更有利于保障老年人的基本生活。对于家庭照护资源匮乏、家庭照护能力低弱的失能老年人而言，使用机构照护无疑是一种重要的替代性选择。毫无疑问，在任何社会，机构照护都会成为一部分老年人的选择。因为对于那些非正式支持乏力的失能老人而言，获得机构照护就是一种刚性需要。本书发现，家庭照护资源的枯竭（如丧偶）、生活自理能力的下降等因素会促使老年人使用机构照护。机构向"有需要者"敞开大门，在一定程度上缓解了家庭的照护压力，为失能老人及其家庭提供了一种可行性选择。

但是，当前机构照护也存在着一些突出问题。第一，专业化程度不高。机构提供的照护服务偏重于日常生活照料，具有劳务密集型工作的特点。第二，供需结构错位。机构提供的服务量虽然是充分的，但供需关系存在着错位现象。与日常生活照料相比，卫生保健服务、精神慰藉服务、代办服务等供给不足。第三，服务供给"同质化"，难以兼顾不同老年人的多种服务需要。事实上，民政部早在 2001 年就颁布了《老年人社会福利机构基本规范》，对各类老年福利机构的名称和服务内容做了说明。例如，"老年公寓"

---

① 汪波：《需求—供给视角下北京社区养老研究——基于朝阳区 12 个社区调查》，《北京社会科学》2016 年第 9 期。

对应的是"自理老人"，主要提供居住安排、生活服务、文体活动等服务；"护养院"对应的是"失能老人"，主要提供生活照料、康复训练、医疗保健等服务。但在实践中，养老机构的定名却很不规范，其服务内容与名称之间更缺乏对应性。本书调查的 22 家养老机构，有的称"养老院"，有的称"护理院/中心"，有的称"公寓"，但实际上提供的服务内容却大同小异。

在调查中，还发现不少机构都接收了失智老人，且通常将其与普通老人一起安置或共居一室。从服务内容看，很多机构对失智老人也仅仅提供生活照料和行动看管，并未提供认知训练、行为干预等专门服务。因此，在机构内，失智老人受到排斥的现象较为普遍，并对其他老人的正常生活造成了负面影响。事实上，失智老人是一类特殊的失能老人，对于失智老人的照料是一项专业化要求很高的工作，普通的生活照料型机构并不能够胜任。

随着高龄老人中失能人口的快速增加，客观上要求机构照护能够对长期照护需要做出有效回应。很多研究都指出，失能老人的长期照护具有特殊性，因为一般的非正式支持不足以使患病老人或残疾老人维持正常的生活状态，而将失能老人长期置于专科医院、老年病房又没有必要。[①] 事实上，肢体残疾、失智、生活自理能力受损的失能老人最需要的是集生活照料与保健护理于一体的长期照护服务。而相对于家庭和社区而言，机构供给长期照护服务的优势更加明显。因此，政府应优先支持社会力量兴办护老院、护养院等护理型机构，在新、改、扩建养老机构时，增大收养失能老人的床位比例，或投资兴建具有长期医疗护理、康复促进、临终关怀等功能的专业服务机构，以回应失能老人及其家庭的服务需要。与此同时，应出台政策引导养老服务机构分类发展，以逐步形成专业化的分工系统。比如，有的机构专门收养失智老人，有的机构主要提供生活照料，有的机构则主要提供临终关怀服务。

---

① 裴晓梅：《形式多样的长期照护服务应贯穿养老过程的始终》，《人口与发展》2009 年第 4 期。

综上，生活自理能力受损会导致照护依赖，即老年人需要他人在家务处理、代办事务、精神慰藉等方面提供协助。本书开展的社会调查发现，失能老人无论选择哪种长期照护模式，总有一些服务需要难以得到满足。由于失能老人需要的是长期的、持续的、专业化的、综合性的照护服务，因而单一的服务主体是难以胜任的。这一结论回应了研究假设2。如果想在量与质两个维度上满足失能老人的长期照护需要，就应当将服务主体予以联结，将照护服务进行整合，以使服务投递能够顺利进行。按照福利多元主义理论，就是要建立相互协调、相互制约、均衡稳定的主体责任结构。若想建立明晰、均衡、有序的责任结构，就需要探查各服务主体的特性与功能，厘清其价值选择与行动逻辑，而这些将是下一章要讨论的议题。

第五章　多维解析：老年人长期照护服务主体探查

在老年人长期照护服务供给中，家庭、政府、营利组织、非营利组织是服务主体。由多个主体协同供给长期照护服务，已成为国内外学术界的基本共识。然而，服务主体之间的协同不会自然而然发生，其参与长期照护服务供给有自身的价值选择和行动逻辑。因此，只有准确探查不同主体在长期照护服务中的角色、优势、不足及其面临的发展困扰，才能解释当前长期照护服务供给存在的问题。本章通过服务供给者的视角，阐明服务主体的特性和功能，为后面关于服务组合问题的讨论奠定基础。

第一节　数据/资料说明

一、数据/资料构成

本章的数据和资料主要源自4个方面：其一，针对305名家庭照护者的调查；其二，针对78名养老机构负责人的调查；其三，针对5名养老机构负责人、4名护理员，以及政府相关部门工作人员的非结构式访谈；其四，关于营利组织的资料，主要来自媒体的新闻报道和公开发表的文章。

二、研究思路说明

之所以开展上述调查，主要基于以下考虑：其一，面向家庭照护者和机构负责人的问卷调查，可以与针对失能老人的问卷调查相互印证，以避免偏听可能造成的误判，进而更客观地描述长期照护服务供给状况。其二，面向民政干部、养老机构负责人的访谈，有助于了解服务主体的价值选择、行动逻辑、发展困境，符合本书的主题。其三，对于商业化照护机构的分析，本书选择了保利和万科两家企业，主要考虑它们是国内较早涉足养老服务的营利性组织，其运营理念清晰、产品多样且各有特色、社会影响较大。

第二节　家庭：情感与责任的共同体

一、调查方法与样本概况

在芜湖市镜湖区开展失能老人问卷调查时，有 2 名调查员同时入户，分别对老人和照护者进行调查。最终，有 517 名失能老人和 305 名家庭照护者接受了调查。从表 5-1 可见：家庭照护者以女性为主（占 68.9%）、以老年人为主（56.1%）（人均为 61.55 岁）、以初中及以下受教育程度为主（70.8%）、以退休人士为主（66.6%），说明家庭照护整体上呈现出老年人照护失能老人、女性照护失能老人的特点。虽然主要照护者自评健康状况尚可，但仍有 19.7% 的照护者认为自己身体不好。卡方检验表明，健康状况不佳与照护者年龄大呈显著相关。

从照护者的身份看，排名前三位的依次是老人的配偶、女儿、儿子。从频数看，失能老人较多依赖老年伴侣照护，其次才是子女。这一结果与 1-A 的研究发现是一致的。除配偶和子女外，儿媳也有一定程度的介入。相比之下，女婿、孙子女等家庭成员仅起到"拾遗补缺"的作用。这与 1-A 的研究发现也是一致的。

表 5-1　家庭照护者的基本信息（N=305）

变　量	频数及百分比
性别	男：95 人（31.1%）；女：210 人（68.9%）
年龄	40 岁及以下：14 人（4.6%）；41—59 岁：120 人（39.3%）；60 岁及以上：171 人（56.1%）（均值：61.55 岁；最小值：34 岁、最大值：89 岁）
文化程度	小学及以下：112 人（36.7%）；初中：104 人（34.1%）；高中/中专：77 人（25.2%）；大（专）学及以上：12 人（3.9%）
婚姻状况	已婚：282 人（92.5%）；离异：7 人（2.3%）；丧偶：8 人（2.6%）；未婚：8 人（2.6%）
就业状况	政府部门：4 人（1.3%）；科教文卫等事业单位：10 人（3.3%）；企业：40 人（13.1%）；个体户：9 人（3%）；已退休：203 人（66.6%）；失业：39 人（12.8%）
与老人的关系	配偶：129 人（42.3%）；儿子：53 人（17.4%）；媳妇：41 人（13.4%）；女儿：72 人（23.6%）；女婿：4 人（1.3%）；孙（外）子女：3 人（1%）；其他：3 人（1%）
自评健康状况	较好：96 人（31.5%）；一般：149 人（48.9%）；较差：60 人（19.7%）

二、调查对象供给长期照护情况

问卷 1-B 询问了被调查者"您经常为老人做哪些事情？"（多选题）。从回答情况，照护者做得较多的 10 件事情依次是买菜做饭（80.7%）、陪同聊天解闷（75.4%）、洗衣服（73.4%）、跑腿办事（58%）、协助洗漱如厕（57%）、陪同走走看看（55.7%）、协助穿脱衣服（37.4%）、喂饭喂药（23.6%）、翻身擦洗（21.3%）、康复训练（19.7%）。可见，由家人提供的老年人长期照护涉及生活起居、精神慰藉、代办事务等各个方面，是一项劳动密集型工作。与 1-A 调查发现相一致的是家庭照护者提供的健康保健服务较少。这可能与老年人失能程度不太严重有关。毕竟，只有重度失能老人才可能需要家人喂饭喂药、翻身擦洗。当然，这也与家庭照护者是非专业人士有关。

三、照护时间投入及影响因素分析

问卷 1—B 询问了家庭照护者每天在长期照护方面投入的时间。从回答情况看，照护者平均每天要花 13.1 个小时在老人身上。从分段数据看，每天照护时间在 6 小时以下的占 18.7%，照护时间在 6—12 小时的占 43.9%，照护时间在 12 小时以上的为 37.4%。在调查中，很多照护者表示，只要老年人有需要，自己就会随时介入。

为了进一步探讨哪些因素对时间投入有影响，首先探查了可能的影响因素，发现照护者的年龄、就业状况、身份（是老人的什么人）、健康状况、与老人的关系、消极感受得分均与投入时间存在统计学意义上的相关性。然后，将相关定类变量转换为虚拟变量，并检查数据是否适用。最后，用"进入法"对变量之间的关系进行分析，发现"照护者是老人的什么人"对因变量的影响已不显著，遂予以剔除。

从表 5-2 可见：第一，在控制了其他变量后，照护者的年龄每增加 1 岁，时间投入会增加 0.131 个小时，说明年龄大的照护者投入的时间较多。第二，与处于"失业"状态的照护者相比，在企业、事业单位工作的照护者投入时间会下降 3.847、6.096 个小时，说明就业状况与时间投入存在着冲突。第三，在控制了其他变量后，消极感受每增加 1 分，投入时间就上升 0.527 个小时。说明感受消极的照护者往往是家庭中投入时间较多的人。第四，与"身体差"相比，身体较好和身体一般的照护者投入的照护时间有所下降，再次说明目前家庭照护者以长者居多，而长者通常健康状况不佳。第五，"关系好"比"关系一般"投入的照护时间多 4.012 小时，说明家庭关系也影响时间投入。

表 5-2　关于照护时间投入的回归分析

自变量（参照）	非标准化系数	标准误	标准化系数	Sig
常量	2.945	3.245		0.365
年龄	0.131	0.037	0.206	0.001
在企业工作（失业）	−3.847	1.275	−0.168	0.003
消极感受得分	0.527	0.145	0.185	0.000
在事业单位工作（失业）	−6.096	2.193	−0.140	0.006
身体较好（差）	−4.122	1.232	−0.247	0.001
身体一般（差）	−3.845	1.063	−0.248	0.000
关系好（一般）	4.012	1.063	0.190	0.000

四、调查对象获得他人支持情况

问卷 1-B 的第 17 题、18 题、19 题分别询问了被调查者："除了您，家里还有谁对老人照顾得比较多""家里是否请人帮忙照顾老人""政府、社会是否提供了如下帮助"等问题。统计显示：尽管照护失能老人需要照护者投入大量的时间和精力，但绝大多数家庭（91.1%）并没有雇请保姆或护理员，这与 1-A 的调查结果基本一致。

将照护者的身份与第 17 题（除了您，家里还有谁对老人照顾得比较多?）进行交互分析，发现：第一，当照护者是失能老人的配偶时，有 38.8%的照护者没有得到其他家庭成员的支持。说明配偶照护者承担了较多的照护任务，且较少指靠子女。第二，当主要照护者是儿子或儿媳时，夫妻之间常常互相援助。正如 Brody 所指出的，儿媳为公婆提供照料常常是出于对丈夫的责任。① 第三，当主要照护者是女儿时，无他人支持的比例较高（37.5%）。这一点不难理解，因为按照中国人的传统观念和居住习惯，女儿

---

① 夏传玲：《老年人日常照料的角色介入模型》，《社会》2007 年第 3 期。

一旦成为主要照护者，往往意味着失能老人已经丧偶，或者无子，或者儿子难以提供照护。也就是说，女儿成为主要照护者时通常很难得到父母和兄弟的帮助。

五、调查对象的照护感受及影响因素分析

问卷 1-B 的第 20 题分别从消极、积极两个向度测量了主要照护者的照护感受。[①] 其中，消极感受和积极感受各由 6 个小题构成。本书对照护感受采用了 3 级评分制。就消极感受而言，"较明显"计 3 分，"有一些"计 2 分，"没有"计 1 分。可见，消极感受总得分在 6—18 分之间，单项得分与总得分越高，表明消极感受越强烈。就积极感受而言，"较明显"计 1 分，"有一些"计 2 分，"没有"计 3 分，可见，积极感受总得分在 6—18 分之间，单项得分与总得分越低，表明积极感受越明显。

统计显示（见表 5-3、5-4），主要照护者的消极感受得分均值为 10.14 分，说明长期照护老人使照护者产生了一定的消极体验。从各选项的得分看，照护老人导致的较明显的消极感受（前 4 位）依次是身心疲惫、影响社会交往、经济压力大、感到烦躁。其中，身心疲惫得分超过 2 分。究其原因，主要是照护者年龄较大，面对烦琐的照护工作，很容易出现体力不支、身心俱疲的情况。也正是照护者以配偶居多、以非就业者居多，因而长期照护对照顾者的工作和家庭关系的影响反而较小。照护者的积极感受得分均值为 10.99 分，显示其积极感受不甚明显。供给长期照护让照护者获得的积极感受（前 4 位）分别是：更加重视健康、觉得自己有能力、加深了对生活的理解、感觉到被他人需要。

---

① 本书对照顾者消极感受的测查参考了照顾者负担量表（CBI），对积极感受的测查使用了照顾者积极感受量表（PAC）。两个量表的中文版都经过了国内学者的多次检验，信度和效度较高，适用于失能老人照顾者研究。

表5-3　家庭照护者的消极感受及得分

消极感受描述	较明显（3分）		有一些（2分）		没有（1分）		均值（分）
	频数	比例	频数	比例	频数	比例	
照护老人使我身心疲惫	119	39.0	110	36.1	76	24.9	2.14
照护老人影响了我的工作	23	7.5	52	17.0	230	75.4	1.32
照护老人影响了我和其他家人的关系	15	4.9	48	15.7	242	79.3	1.26
照护老人限制了我的社会交往	59	19.3	147	48.2	99	32.5	1.87
照护老人让我感到经济压力很大	66	21.6	122	40.0	117	38.4	1.83
照护老人经常让我感到烦躁	42	13.8	136	44.6	127	41.6	1.72
总评							10.14

表5-4　家庭照护者的积极感受及得分

积极感受描述	较明显（3分）		有一些（2分）		没有（1分）		均值（分）
	频数	比例	频数	比例	频数	比例	
照护老人让我感到自己有能力	118	38.7	148	48.5	39	12.8	1.74
照护老人让我感觉被他人需要	103	33.8	172	56.4	30	9.8	1.76
照护老人让我学到了一些专门知识	102	33.4	74	24.3	129	42.3	2.09
照护老人让我重视健康保健	131	43.0	142	46.6	32	10.5	1.68
照护老人让我变得坚强自信	116	38.0	84	27.5	105	34.4	1.96
照护老人加深了我对生活的理解	120	39.3	138	45.2	47	15.4	1.76
总评							10.99

如果将消极感受得分划分为三档：6分为"无消极感受"、7—12分为"有一定的消极感受"、13—18分为"消极感受较明显"。从表5-5可见，后面两档占比达到92.1%，说明为失能老人提供长期照护使照护者产生了一定的消极感受。同样，如果将得分为6分视为"积极感受明显"，7—12分视为"有一定积极感受"，13—18分视为"积极感受不明显"，从表5-5也可以发现，无积极感受的为39.4%，积极感受明显的仅有9.5%。可见，对于

照护者而言，长期照护带来的消极体验比积极体验更加显著。换言之，为失能老人供给长期照护是一项暗含着支付体力、耗费精力、承受经济压力的工作，其负面体验更强烈。

表 5-5　分组后的消极感受与积极感受分布情况

消极感受强度	得分	比例（%）	积极感受强度	得　分	比例（%）
无消极感受	≤6分	7.9	无积极感受	≧13分	39.4
有一定消极感受	7—12分	74.4	有一定积极感受	7—12分	51.1
消极感受较明显	≧13分	17.7	积极感受较明显	≤6分	9.5
总计		100.0			100.0

双变量相关分析发现，家庭照护者的年龄、时间投入、照护自评分、照护遇到的难题、积极感受得分等变量均与消极感受有关。将照护难题处理成虚拟变量后，与其他变量一起纳入模型（见表 5-6），可以发现上述变量均进入了回归方程，且影响显著。

表 5-6　关于家庭照护者消极感受的回归分析

消极感受	非标准化系数		标准化系数 β	t 值	P 值
	系数 b	标准误			
常数	18.064	1.092		16.548	0.000
照顾者的年龄	-0.046	0.011	-0.205	-4.023	0.000
照护时间	0.076	0.018	0.217	4.345	0.000
积极感受得分	-0.236	0.039	-0.280	-6.021	0.000
照护自评分	-0.625	0.098	-0.305	-6.406	0.000
老人需要的照护多	1.767	0.295	0.299	5.993	0.000
经济压力大	1.622	0.349	0.231	4.652	0.000

从表5-6可见：第一，在控制了其他变量后，照护者的年龄每增加1岁，消极感受得分就下降0.046分，说明年龄大的照护者消极感受相对弱一些。这一结果可能与长者的生活变化较小、无职业压力、社交意愿不强等有关。第二，在控制了其他变量后，照护时间每增加1小时，消极感受得分就上升0.076分，说明投入时间多会导致更明显的消极感受。这与吴文源等人的研究发现相似，即照顾者花在老人身上的时间越多，越容易感到烦躁压抑。[①]第三，在控制了其他变量后，照护自评分每增加1分，消极感受得分会下降0.625分，说明照护者对自己的付出（服务）越满意，消极感受就越少。第四，在控制了其他变量后，积极感受得分每增加1分，消极感受得分就下降0.236分，说明两者之间负相关。第五，与遇到的"其他难题"相比，老人需要的照护每增加1个单位、经济压力每增加1个单位，消极感受就会分别上升1.767分、1.622分。可见，老人需要的照护多和经济压力大会加剧照护者的消极感受。

六、家庭照护者的行动逻辑

为了探讨家庭照护的价值基础，问卷1-B询问了调查对象，"您照顾老人的主要理由是什么（限选3项）"。家庭照护者给出的主要理由依次是（见表5-7）：这是亲人之间的感情（92.8%）、这是法定的义务（65%）、回报老人曾经的付出（45.9%）。将照护者身份与照护理由进行交互统计可见，不论是配偶，还是子女，在主要照护理由的选择上都是一致的。即亲情都是排在第一位的，其次是义务，再次是回报。

家庭为什么照护老人？西方学者曾提出过公平论、依附论、义务论等理论，中国学者曾探讨过生产方式论、交换论、反馈论等。[②]其中，依附论强

---

① 吴文源、张明园等：《老年痴呆病人照料者的负担及其影响因素研究》，《中国心理卫生杂志》1995年第2期。

② 姚远：《中国家庭养老研究》，中国人口出版社2001年版，第25—31页。

调的是代际的互相依存，子女需要父母的抚育与关爱，父母需要子女的赡养与照顾。义务论认为家人之间的互相支持是社会规范，夫妇之间的相互照顾是婚姻契约的一部分，子女对父母的照顾也是其应尽的责任。而交换论则关注代际的互惠，其试图用"投资""回报"等经济学概念解释子女赡养父母的现象。本次调查发现，家庭成员之间的情感纽带是家人照护老人的首要原因，失能老人的配偶和子女都强调亲情基础。正如有研究者所言，在某种程度上，家庭照护是一项"爱的劳务工作"。①

表 5-7　家庭照护者对待长期照护服务供给的态度（N=305）

问　　题	选项及百分比
您照护老人的主要理由是？	这是亲人之间的感情（92.8）、这是法定的义务（65.0）、回报老人曾经的付出（45.9）
为何不把老人送到养老院？	家里能照顾（64.3）、对机构不放心（60.7）、老人不愿意（60.3）、舍不得老人（26.9）、住不起（27.5）
以后会把老人送养老院吗？	应该会（4.3）、看情况（37.4）、不会（58.0）

当然，相对而言，作为子女的被调查者也比较认同照护父母"是法定义务"这一观点，说明子代也常常用"义务论"解释自己的照护行为。此外，有近半数的子女选择了"回报老人曾经的付出"，这在一定程度上也证实了"交换论"的解释。不过，代际交换具有特殊性，它注重情感色彩，不像社会交换那样追求公平、对等、及时。一般说来，父母对子女的支持较多且历时较长，而子女对父母的回报通常发生于其成年且具备一定行为能力之后。而且代际相互交换的资源也非常多样，涉及家庭生活的方方面面，如抚育、金钱、照护、关怀、地位等。此外，代际交换的形式也非常多样，例如以照护交换情感、以劳务交换金钱、以照护交换地位等。

本书发现，尽管长期照护是一项投入时间较多的劳动密集型工作，但绝

---

①　伍小兰：《台湾老年人的长期照护》，中国社会出版社 2010 年版，第 67 页。

大多数家庭照护者并未考虑将老人送到养老机构（见表5-7）。问及原因，照护者给出的答案：家里能照顾（64.3%）、对机构不放心（60.7%）、老人不愿意（60.3%）、舍不得老人（26.9%）、住不起（27.5%）。可见，虽然照护者承受了一定的身心压力，并表达了一些消极感受，但仍倾向于继续照护失能老人。他们既不放心把老人托付给机构，也在情感上舍不得老人离开家。相比之下，照护者对于经济因素的考虑并不多。与此相应，当问及如果家庭照护压力增大，以后您会考虑把老人送到养老院吗？依然有58%的照护者表示"不会"。可见，相较于其他服务主体，家庭照护者更看重的是家庭成员之间的休戚与共、同舟共济。总之，家人对失能老人的长期照护说明家庭是一个情感与责任的共同体。

第三节　非营利组织：动机复杂的试水者

一、调查对象的基本情况

在调查员进入机构对失能老人进行问卷调查的同时，笔者也对机构负责人进行了调查和访谈，希望了解机构在建设、管理、人力资源、服务状况及行动逻辑等方面的情况。共完成17份机构问卷（2-B），访谈了5位养老机构负责人，并与4位护理员进行了交流。此后不久，笔者在南京市养老院院长培训班上发放了调查问卷2-B，共回收问卷61份，涉及公办机构25家、民办机构36家。为了聚焦于民办非营利组织，笔者将36条民办机构信息与前面17条信息合并，形成了一个包含53家民办养老机构信息的数据库。

在接受调查的53位机构负责人中，男性为22人，女性为31人；有40位院长、6位副院长、7位主任（行政部门或护理部门）；有4人小于35岁，有35人处于35—50岁之间，有14人在50岁以上（年龄最小者为24岁，最大者为60岁，平均年龄45.6岁）；有43.4%的负责人为高中/中专文化程度，有39.6%的负责人为大专文化程度，初中及以下文化程度的为7.5%，本科及以上文化程度的为 9.4%。可见，当前，举办或运营民办非营利性养老机构参与老年人长期照护服务的主要是受过高中及以上教育的中年人，尤其以中年女性居多。

根据对 53 位机构负责人的调查，发现有五成强的养老机构正式运营时间少于 5 年。有近四成的机构在设施或资金方面得到了政府支持，但也有 62.3% 的机构表示基本靠举办者自行筹资和运营。有 30.2% 的机构床位数少于 100 张，最少的是 38 张。有 56.6% 的机构床位数在 100—200 张之间，床位数最多的达到了 600 张。床位平均数为 149 张，高于全国平均水平（102 张）。[①] 入住率高于 90% 的机构占 22.6%，在 70%—90% 之间的为 26.4%，平均入住率为 64.3%。统计显示，运营时间与入住率显著相关（$r = 0.451$）。由于半数机构运营时间不足 5 年，因而拉低了整体的入住率。而入住率不理想，又影响了机构的收益（$r = -0.384$）。调查发现，近四成机构处于亏损状态，实现盈利的不足三成，与全国总体情况相似。[②] 机构工作人员平均为 25.5 人，其中护理员占了约六成（平均 14.5 人）。相对于平均床位数而言，机构配备的医护人员和社会工作者明显不足。

表 5-8 53 家民办非营利养老机构的基本情况

变　量	描　述
运营时间	1—5 年（54.8%），6—10 年（22.6%），10 年以上（22.6%）
床位数	最大值（600 张），最小值（38 张），均值（149 张）
入住率	最大值（98.8%），最小值（13.3%），均值（64.3%）
获利情况	有所获利（28.3%），收支平衡（30.2%），亏损（37.7%）
工作人员	20 人及以下（66%），21—50 人（24.6%），50 人以上（9.4%） 其中，行政管理人员平均为 3.4 人、医生为 1.3 人、护士 2 人、护理员 14.5 人、社会工作者 0.3 人、工勤人员 2.8 人、财务人员 0.8 人

---

①　吴玉韶、王莉莉等：《中国养老机构发展研究报告》，华龄出版社 2015 年版，第 57 页。
②　新民网：《中国养老机构调查报告显示空置率达 48% 三成多亏损》2015 年 7 月 18 日，见 http：//biz. xinmin. cn/2015/07/18/28162366. html。

二、非营利机构的功能定位

从表5-9可见，有66%的机构"只要老人愿意入住就接收，不特别考虑其自理情况"，有20.8%的机构更偏向于"接收半自理、不自理老人"。可见，民办非营利机构对失能老人是敞开大门的。访谈中，一些机构负责人表示，机构实际上更愿意接受失能老人。

> 在同一个地方，各家（机构）的床位费、伙食费不可能存在太大差异。差别比较大的是护理费，有的养老院每月二三百元，有的两三千。失能老人的护理等级一般定得都高，收费就多，所以我们（老年）中心更愿意接收生活不能自理的老人。（L主任，女）

> 我觉得，照顾失能老人相对简单。生活都不能自理了，还能怎样？主要就是吃饭、擦洗什么的。如果完全不能自理，就要长期卧床，发生摔倒、坠床等意外的可能性反而小一些，实际上更容易护理。所以，我们这里更愿意收生活不能自理的老人。（Z院长，女）

> 政府对生活不能自理的老人补贴得更多，那我当然更愿意接收这样的老人啦。（L院长，男）

统计发现，53家机构共接收老年人5313人，其中，完全不能自理老人2360人、半自理老人1173人、自理老人1780人。也就是说，在机构收养的老年人中，生活自理功能受损的老年人占66.5%。理论上说，机构既然接收失能老人，就应考虑其卫生保健及康复服务需要。但调查发现，七成机构"以生活照顾为主"，只有22.6%的机构将服务定位于"兼顾生活照料和健康保健"。这一结果再次说明，机构照护存在着供需错位问题。将照顾日常生活作为长期照护的主要内容，虽然可以保障失能老人的基本生活，但无助于维持老年人的身心健康和社会功能。

表 5-9　非营利养老机构接收偏好与功能定位　　　　单位:%

机构接收老人的标准		机构服务的基本定位	
优先接收自理老人	13.2	以生活照顾为主	69.9
优先接收半自理、不自理老人	20.8	以护理保健为主	7.5
不特别考虑老人的自理状况	66.0	兼顾生活照顾与护理保健	22.6

此外,访谈还发现,部分机构负责人对失能老人的长期照护存在认识上的误区。例如,上述材料中的 Z 院长就认为照护失能老人是一件简单的事情,只要老人们有饭吃、有房住、有人管就行了,至于如何延缓老人的功能衰退,则根本未在考虑之列。访谈对象一般将长期照护理解为"长期+生活照料",认为只要老人按照标准及时付费,机构就会解决老年人的衣食住与照看问题。总之,民办机构基于自身的利益考量,虽然愿意接收各类老人,但在运营中又不能根据老人的自理情况推出相应的服务项目,尤其是卫生保健类服务。机构负责人的主观认识显然会影响机构的运营策略,这可能也是导致供需错位的重要原因。

三、护理等级的评定与护理员的配备

调查发现,机构对于老年人的自理状况的认定比较随意,其判断方法主要是询问老人及家人（64.2%）与试住观察（52.8%）,只有 4 家机构使用了格式化的评估量表。在调查中,还有 2 家新办机构的负责人说,为了吸引老人入住,机构会迎合家属的想法,将失能老人登记为"自理老人",以减少其护理费用的支出。由于缺乏科学的评估方法,机构确定护理等级时失于规范,基本上是机构说了算,也有少数机构按照老人的经济条件和主观意愿确定护理等级。不规范的评估导致失能程度差不多的老人使用的护理类型存在着明显不同。例如,有的老人本来需要全护理,却选择了半护理,其结果就是服务供给不足,并增加了老人发生意外风险的概率。有些老人本来只需要基本的生活照料，却选择了专门护理、特别护理，往往也导致老人过多依赖护理员，加速了其功能衰退。

此外，调查还发现，机构对于护理等级的界定非常混乱。有些机构用自理、介助、介护表示护理级别，有些机构用一般、专护、特护标注护理级别，有些机构用自理、半护理、全护理表示护理级别，还有些机构用一级、二级、三级等标注级别。在有些机构中，一级护理的级别是最低的；而在另一些机构，一级护理却是最高级别。可见，在实践中，照护机构对于分级护理制度的操作是较为随意的，名称不统一、标准较粗放。

在社会化养老服务中，与老年人接触最多，甚至直接影响照护质量的当属养老护理员。养老护理员是养老服务的主要提供者，是养老服务体系的重要支撑，是解决家庭难题、缓解社会问题的重要力量。调查发现，53家机构共拥有养老护理员763人，其中，小学及以下文化程度的409人（占比53.6%）、初中文化程度的298人（39.1%），两项相加为92.7%。由于工作时间较长、收入水平偏低等因素，养老护理员流失情况较为突出，不少机构面临人手不足的困境。从表5-10可见，每名护理员平均照护10位自理老人、6位半自理老人、4位完全不能自理老人，高于民政部规定的比例。① 护理员们普遍抱怨工作累、活儿脏。

表5-10 非营利养老机构每名护理员照护的老人数

	自理老人	半自理老人	完全不能自理老人
有效	50	51	50
缺失	3	2	3
均值	10.1	6.2	3.7
标准差	3.6	1.9	1.6
极小值	5	2	0
极大值	20	11	10

① 民政部曾经对老人与护理员之比提出如下建议：健康老人6—7∶1；病患老人2—3∶1。

"我的工作，说好听点是护理员，其实就是伺候人。我今年50多了，家里土地被征了，我总不能闲着不做事情吧？我们村有人在这干，我就来了。刚开始真是不习惯，除了我妈住院（我）伺候过，我哪伺候过别人？每天都很忙，要给老人洗澡、擦身、打饭，还有个头脑不好的（阿尔兹海默症），我还要看着她。唉，没办法，我这么大年纪，不好找工作的。"（护理员，女，51岁）

"我在这里干了2年多了，照顾4个人，都是不能动的。每天要给他们擦洗，要不就会得褥疮。我身体好，换了别人，这么搞（意指为老人翻身擦拭），肯定吃不消。你看那个（老人），气管被切开了，只能吃些糊糊，每顿饭我都要用针管打进去。躺在窗户下面的那个（神志不清）一年多了，家里人过来看，他都不认得了，也不晓得讲话。每顿饭也要我一点点喂进去，也是吃稀的（流食）。活，我倒是能干得动，就是太脏了，大小便都要弄。我想再干几年，攒点养老钱就不干了。"（护理员，男，59岁）

四、照护需要的界定与服务项目的提供

2-B问卷的第20题询问"机构是怎么了解老人的服务需要的"（多选题），96.2%的机构选择了"口头询问"，50.9%的机构选择了"开座谈会"，26.4%的机构选择了"在公共场所放置意见簿"，只有22.6%的机构进行过正式的书面调查。可见，机构对于老年人的服务需要的探查比较随意。同样，在设计服务项目时，机构也不能充分关照老年人的服务需要。当问及"机构依据什么设计服务项目"时，分别有62.3%、22.6%、15.1%的机构选择了老人的实际需要、自身的资源条件、参考同类机构的做法。

从服务供给看，民办养老机构提供的长期照护服务主要涉及6个类别28个项目：生活照料类（5项）、医疗保健类（5项）、代办陪护类（5项）、休闲娱乐类（6项）、精神慰藉类（4项）、临终关怀类（3项）。但在具体

的服务供给上存在着差异。例如，在生活照料类中，所有机构都提供食宿安排、打扫清洗、协助日常活动等服务，但只有 22 家能够根据老人需要提供特色饭菜。再如，在医疗保健类中，只有 64.2%、41.5%、30.2% 的机构能够定期组织老人体检、诊治常见病、开展功能恢复训练。而在休闲娱乐类中，有 21 家机构没有文体活动室，有 18 家机构没有户外活动场所。而且即便有上述设施，机构之间的差异也很大。例如，此次调查的 JK、RHB 等机构，户外活动场地都达到了 100 平方米以上，宽敞舒适。而诸如 ZR、CQT 等机构则不足 10 平方米，且集多种功能于一身。老人打麻将时是文体活动室，亲友探望时又成了会客室。总体看来，目前养老服务机构虽然能够为老人提供日常生活照料，但医疗保健、精神慰藉等服务供给比较薄弱。这与问卷 2-A 的调查发现是一致的。

五、非营利机构的行动逻辑

分析机构的行动逻辑，需要了解机构负责人对长期照护服务的基本看法。为此，通过 12 道观点题对机构负责人进行了询问。从表 5-11 可见：第一，虽然有超过 50% 的机构负责人不赞同"社会力量兴办养老机构主要是为了赚钱""机构和老人之间是消费关系，你给钱、我服务"，但也有四成强的机构负责人认同上述说法。说明民间力量涉足养老服务的动机较为复杂，部分创办者更看重社会效益，但也有部分负责人更强调经济回报。部分机构负责人对于非营利机构的性质的认识存在误区。

"我从公立医院辞职，卖掉房子，到处借钱，才把这家机构办起来。当初，入住率低，我急得直抹眼泪，非常不容易。要说经济回报，这个肯定要考虑，不然机构没法生存，我的家庭也会受到拖累。但是，对于我来说，并没有想从老人身上赚多少钱。我做这一行主要是因为我觉得这个工作有意义，老人家应该有人照顾。现在，我这里住着几位政府托管的三无老人，政府每个月为他们支付

的费用比自费入院的老人低了一千多，但我没有因为钱少就将他们拒之门外。"（W 院长，女）

"我原来是做教学产品销售的，最近几年，市场竞争非常激烈，很难再做下去。我爱人就鼓励我加入养老服务行业，和她一起创业。她几年前办了一家养老院，运营得还不错。于是，我决定转行，就开办了这家分院。直言不讳，进入这个行业，赚钱是我最主要的想法。"（L 院长，男）

"我妹妹在社区里办了一个老年公寓，有 10 年了，效益不错，也积累了很多经验。她叫我接手这家机构，说她指导我，我就同意了。养老服务很辛苦，我虽然是院长，也常常跟护理员一起干，而且心理压力很大。投入了这么多，当然是希望有所获利啦。非营利机构？我不了解。"（Z 院长，女）

表 5-11 非营利养老机构负责人对长期照护服务的看法（N=53）

观点陈述	赞同	百分比	不赞同	百分比
社会力量兴办养老机构主要是为了赚钱	24	45.3	29	54.7
为了降低风险，机构应以自理老人为重点对象	22	41.5	29	54.7
机构和老人之间是消费关系，你给钱、我服务	23	43.4	29	54.7
养老服务是高风险行业	49	92.5	4	7.5
列出的禁止事项越多越有利于机构	32	50.4	21	39.6
养老服务是劳动密集型行业	43	81.1	6	11.3
机构应以生活照料为主，精神慰藉酌情而定	30	56.6	22	41.5
老人照顾应当以家庭为主体，机构为补充	24	45.2	26	49.1
生活不能自理老人应住到专门的护理机构	41	77.4	11	20.8
专业化、规范化是机构照护的优势	49	92.5	2	3.8
缺乏灵活性、人情味是机构照护的劣势	41	77.4	9	17.0
我比较看好养老服务行业的发展前景	51	96.2	0	0

注：赞同与不赞同的频数合计少于 53 的，即表示有缺失值。

第二，92.5%的负责人认同"养老服务是高风险行业"。约有一半的负责人认为可以通过优先接收自理老人、详尽罗列禁止事项等策略来降低机构的风险，但也有一半负责人不赞同上述说法，认为风险控制取决于管理能力，而非失能情况。

第三，五成负责人不赞同将家庭作为老人照护的主体，近八成负责人认为，老年人一旦失能就应当住进机构，但他们大都主张机构以生活照料为主。说明机构负责人虽然认同机构在长期照护服务中的重要作用，但对于如何照护失能老人却缺乏科学的认识。

第四，92.5%的负责人认为"专业化、规范化是机构照护的优势"，也有77.4%的负责人认为"缺乏灵活性、人情味是机构照护的劣势"。

第五，机构负责人普遍看好养老服务行业的发展前景。访谈发现，其理由主要有三个。"现在老年人越来越多，总有一些老人会因为家里没人照料，或者自己想图省事，到市场上购买自己所需要的服务。"（Z院长，女）"城市的老年人大都有退休金，有的子女也给父母钱，所以一般都能出得起住养老院的钱。再说，以后的老年人会比现在的老年人更舍得花钱。"（X院长，女）"老实说，现在政府也给机构补贴了不少钱，还有一些其他优惠政策，我之所以转向养老，这也是吸引我的地方。"（L院长，男）

调研观察到各家机构都在显著位置标示了服务理念或服务宗旨，如YXS的"至诚、至爱、至善、至美"，RHB的"颐养天年、快乐人生"，QH的"以人为本、真诚关怀、亲情服务、规范管理"等。这些宣传标语在一定程度上表明了机构的发展愿景，但不足以诠释机构的社会使命。作为非营利组织，民办养老机构在税收、用地、水电气收费方面享受政策性优惠，并获得政府提供的建设补贴和运营补贴，相较于营利机构，理应更关注长期照护服务的社会价值，提供高性价比的专业服务，以发挥"为政府分忧，为百姓解困"的功能。但是，从实践情形看，一些非营利性养老机构一方面处于生存不易的境地，另一方面也缺乏他律机制的约束，因而较少关注其社会责任。

六、非营利机构的发展困扰

关于机构发展面临的困扰，通过询问 2 个问题予以了解。第 1 个问题是"机构运营以来，最让您感到头疼的 3 个问题是什么？"调查对象给出的回答依次是资金紧张（62.3%）、入住率不高（49.1%）、护理员流失率高（43.4%）。第 2 个问题是"在您看来，机构要进一步发展，需要解决哪些突出问题？"调查对象的回答依次是：提高员工素质（73.6%）、提升管理水平（64.2%）、稳定护理员队伍（62.3%）、增加资金投入（58.5%）、提高入住率（54.7%）、改善硬件设施（50.9%）。

综合机构负责人对两个问题的回答情况可见，目前民办养老机构发展所面临的共性问题主要有：第一，从外部看，机构面临的困扰是如何将潜在的养老服务需求激活，以吸引更多的"顾客"；第二，从内部看，则是提升管理水平和员工素质，稳定护理员队伍，以及保障资源投入、改善硬件设施，以使机构的人力和财务状况能够回应老年人的服务需要。

> "我们这个养老院是新办的，虽然环境和设施都不错，但毕竟运营只有半年多，我们现在最头疼的问题就是怎么提高入住率。我这里有 190 多张床，才住了 70 多个老人，机构目前处于亏损状态，毕竟我还有 20 多个员工要发工资。"（Z 院长，女）

> "通过这几年办院，我已经积累了一些管理和服务经验，我想让机构走连锁发展的道路，所以现在资金和场地问题是我最关注的。此外，护理员流失问题也一直存在。限于机构自身的经济状况和这个行业的整体情况，护理员的工资水平不高、社会地位低，愿意从事老年护理的人少。我们好不容易招到人，也花了很多精力进行培养，但一些护理员还是走了。我现在遇到熟人、朋友时都会请他们帮忙介绍护理员。没经验不要紧，关键是要愿意伺候老人。"（W 院长，女）

第四节　政府：老年福利服务的主导者

一、老年人长期照护是政府应当供给的准公共物品

政府是国家进行阶级统治、政治调控、权力执行和社会管理的机关，是连接公民和国家的中间体。[①] 政府具有建构政治体制、发展经济、提供公共服务等职能，与其他社会组织相比较，其突出特点是法定性、强制性与公共性。作为国家实体的核心部分，政府是一个庞大的、自上而下的、专业化的官僚体系，其通过征收税费、制定法律政策、监控社会运行等方式管理社会。同时，政府也基于自身的职能和所掌控的资源，为公民提供公共物品。公共物品具有非竞争性、非排他性、规模效益大、初始投资高等特点，因此，古典经济学家主张由政府提供公共物品。然而，在现实生活中，纯公共物品极少，大量的公共物品实际上都是准公共物品。学术界认为准公共物品由于受益范围有限，而社会需求又复杂多样，更适宜由政府、市场、社会等主体复合供给。

在老年型国家，老龄化与经济发展、医疗服务、社会保障相叠加，与老年人口增多、人均预期寿命延长、家庭形态多变相伴生，导致老年人长期照护问题的解决难度很大。在全球范围内，发达国家较早遇到了人口老龄化问题。它们在长期的探索和实践中，逐步建立了一套针对老年人的社会福利制度体系，包括养老金制度、卫生保健制度、长期照护制度等。政府之所以干预老人问题，不管是主动，还是被动，都是因为单纯依靠非正式支持已不能保障老年人口的生存质量。而且，过度损耗非正式资源既不利于社会发展，又不利于维护执政党的合法性。因此，20世纪中期以来，西方工业化国家依靠良好的经济基础，通过不断完善社会福利制度，为儿童、老人、残疾人等

---

①　黄恒学：《公共经济学》，北京大学出版社2009年版，第65—66页。

社群提供了社会保护，为劳动人口编织了社会保障网络，从而使马歇尔提出的公民权理论得以走向实践。

在《公民身份与社会阶级》中，马歇尔创造性地提出了"社会权利"概念，认为公民有权从经济社会发展中获益，国家有责任保护自己的国民，有义务不断改善社会福利状况。在他看来，社会服务扩张的意义在于"使文明生活的真谛受到总体的强化，大量减少危机与不安全……"。① 公民权理论为福利国家建设提供了理论基石，也为老年社会照护成为公共产品提供了理论解释。毕竟，维持并提高老年人口的生存质量，不仅是社会文明进步的内在要求，也关乎社会的稳定和谐。而老年群体相对处于弱势，可以自主支配的资源较为有限，因而需要政府、市场、社会、家庭相互合作，共同解决老年人长期照护问题。

我国《宪法》规定"公民在年老、疾病或者丧失劳动能力的情况下，有从国家和社会获得物质帮助的权利"，从法律层面确定了国家对失能老人的保护责任。2000 年以来，中央政府多次发文部署老龄工作，要求各级政府采取措施，推动老年社会服务的发展。2012 年和 2018 年修订的《中华人民共和国老年人权益保障法》都明确指出，"老年人有从国家和社会获得物质帮助的权利，有享受社会服务和社会优待的权利，有参与社会发展和共享发展成果的权利"。该法第 4 章专列"社会服务"，要求各级政府对老年社会服务事业进行规划、投入资金、统筹资源、加强监管，并强调公办养老机构应当优先保障经济困难的孤寡、失能、高龄等老年人的服务需求（第 41 条），将老年人健康管理和常见病预防等纳入国家基本公共卫生服务项目（第 50 条）。可见，政府在老年人社会服务中扮演了规划者、投资者、管理者，以及弱势老年人口的保护者等角色。

综上，政府将老年社会服务作为社会事业对待，将"老有所养"作为民生工作的重点内容，说明为失能老人提供社会福利（包括长期照护服务）是

---

① T. H. Mashall, *Citizenship and Social Class*, London：Pluto Press, 1992, p.33.

政府应当提供的公共产品。从这个意义上说，养老服务具有非排他性，即老年人口都可以从老年社会服务事业发展中获益，成为相关社会政策的受益者。但随着老年群体的不断扩大，社会服务供给与老年福利需求之间将很难实现平衡，由此，在保持其他老年人接受服务的数量和质量的同时，每增加一个老年人，其边际成本并不等于零。就此而言，为老人服务又具有竞争性。从这个意义上说，为失能老人提供的长期照护服务具有"准公共产品"的特征。

二、政府是老年人长期照护的供给主体之一

政府自出现以来一直是社会管理的核心主体。在社会主体没有明显分化之前，政府甚至是唯一的社会管理主体，也是公共产品的权威供给者。但是，随着经济社会的发展和社会分工体系的日益专门化，政府绩效不良问题开始备受诟病。总的看来，人们对政府供给模式的批评主要集中于三点：第一，认为政府通过强制征税保障了公共产品供给拥有较为稳定的资金来源，因而缺乏降低成本、提高效益的动力；第二，政府在提供公共产品时通常处于垄断地位，其以行政权力为后盾，缺乏竞争性，从而导致行动迟缓、效率不足、服务质量低下；第三，政府与公众之间存在着一定的距离，很难准确把握公众的需求，因而常常导致其所提供的公共产品与民众的真实需求之间存在着差距。20 世纪 80 年代以来，受新公共管理运动的影响，人们越来越不相信具有天然垄断地位的政府，认为政府更应该"掌舵"而不是"划桨"。

事实上，在讨论公共产品供给问题时，理查德·马斯格雷夫最早区分了"供给"和"生产"的不同，他的观点后来被以文森特·奥斯特罗姆为代表的制度学派所继承和发展。[①] 在这些学者看来，"供给"是一系列决策行为的总和，包括是否供给、如何供给、供给的数量与质量有何要求等；而"生

---

① 郑晓燕：《中国公共服务供给主体多元发展研究》，上海人民出版社 2012 年版，第29 页。

产"则是技术性地将资源转化为服务的过程。萨瓦斯主张将公共服务的安排（供给）与生产分开。他认为"生产"职能并不是政府所独有的。有时候，政府可以掌控供给与生产，有时候，政府也可以将"生产"职能移交给市场或社会。他将"安排者"与"生产者"两种角色进行组合，讨论了公共部门和私人部门在公共产品供给中的具体方式。从表5-12可见，政府既可以通过直接供给、政府间协议的方式提供公共产品，也可以通过合同承包、特许经营、资金补贴等方式支持私人部门生产公共产品。

表5-12　公共产品的供给方式①

		安排者	
		公共部门	私人部门
生产者	公共部门	政府服务；政府间协议	政府出售
	私人部门	合同承包；特许经营；补助	自由市场；志愿服务；自我服务；凭单制

当然，淡化政府作为直接生产者的角色，并不必然意味着政府供给服务职能式微。事实上，公共产品供给问题之所以引起广泛关注，其原因就在于公共产品的"公共性"。由于公共产品的生产需要的资金量大、服务监管难，加之覆盖人群广、社会效益高等，故要求政府积极干预，尤其要在政策设计、资金投入、制定标准、监督服务等方面发挥作用。因此，即便公共产品可以复合供给、多元生产，但政府依然是非常重要的供给主体。

老年人长期照护不仅关乎老年人口的生存质量，也波及亿万家庭的日常生活。《中国家庭发展报告2015》指出，目前我国有65岁及以上老人的家庭超过8800万户，占全国家庭户的比重逾两成。如果政府不重视这些家庭的老人照护问题，就有可能酿成社会问题。"十三五"是我国老龄事业改革发

---

① ［美］E. S. 萨瓦斯：《民营化与公私伙伴关系》，周志忍等译，中国人民大学出版社2002年版，第70页。

展和养老体系建设的重要战略窗口期，按照规划，到 2020 年，老龄事业发展整体水平要明显提升，养老体系要更加健全，应对人口老龄化的社会基础要更加牢固。为此，国家要着力解决涉老法规政策系统性、针对性、可操作性不强，城乡、区域老龄事业发展不均衡，养老服务体系不健全，养老服务有效供给不足等问题。这些问题具有整体性、宏观性，解决难度大，且要具有前瞻性，因此必须发挥政府的主导作用，需要政府统筹考虑资金如何筹集、服务体系如何建构、服务标准如何设立、服务质量如何监管等。而保障三无老人、孤寡失依老人、贫困失能老人等特殊群体的基本生活，更是政府义不容辞的责任。

从实践情形看，我国政府供给长期照护包括直接与间接两种方式。直接供给主要表现：第一，投资建设和运营老年人照护设施；第二，为符合条件的老年人提供经济或服务支持，如发放高龄津贴、服务券，免费安装呼叫设备等；第三，实施老年人社会优待政策。间接供给主要表现：第一，扶持养老机构的发展，例如，对机构"补砖头""补人头"，在建设用地、水电价格、税费方面给予优惠，资助立项或表彰奖励；第二，政府将养老服务外包，如将政府投资兴建的养老院、社区服务中心等设施以免费、低租金等方式委托给社会组织运营，促成公办机构的民营化；通过转移支付、减免税收、提供场地等方式，让民办机构接管原来由公办福利院照护的"三无"老人、"五保"老人，"卸载"服务生产职能；第三，政府购买养老服务，将原先的直接生产转变为间接生产。

三、政府直接供给长期照护服务：以 25 家公办公营机构为例

从表 5-13 可见：第一，与前述 53 家民办非营利养老机构相比，25 家公办公营机构的办院历史更长，其中，运营时间超过 10 年的机构接近六成，而民办民营机构超过 10 年的仅有两成；第二，公办公营机构更偏向于接收自理老人；第三，公办公营机构的入住率高于民办民营机构，经济状况优于

民办民营机构，床位数平均多出其 127 张，员工数量平均高出其 10 个百分点；第四，在服务定位上，二者没有差异，均以提供日常生活照料为主要服务内容；第五，在公办机构从业的护理员的受教育情况明显好于民办机构，持证上岗者超过七成，高出民办机构 20 个百分点。

表 5-13　公办公营与民办民营养老机构发展状况的比较　　单位:%

		公办公营	民办民营（非营利）
运营时间	1—5 年	21.7	54.8
	6—10 年	21.7	22.6
	10 年以上	56.5	22.6
床位数（均值，张）		276	149
入住率		78.5	64.3
工作人员规模（均值，人）		37.5	25.5
接收标准	优先接收自理老人	40.0	13.2
	优先接收失能老人	8.0	20.8
	不特别考虑自理情况	52.0	66.0
服务定位	以生活照料为主	68.0	69.9
	以护理保健为主	4.0	7.5
	兼顾二者	24.0	22.6
运营情况	有所获利	28.0	28.3
	收支平衡	44.0	30.2
	亏损	28.0	37.7
护理员	小学及以下文化程度	17.6	53.6
	初中文化程度	48.2	39.1
	高中及以上文化程度	34.2	7.3
	有护理员职业资格证书	73.0	52.4

　　调查发现，相较于民办机构，公办机构的管理更加规范，例如，有 52%

的公办机构会将护理员送到机构外参加专门的业务培训，而民办机构这样做的仅有 37.7%；68% 的公办机构会对申请入住老人进行体检或要求其提供体检报告，而民办机构这样做的仅为 34%；公办机构通过举办座谈会（76%）、进行书面调查（48%）了解老年人服务需求的也明显高于民办机构（"召开座谈会"为 50.9%，"进行书面调查"为 22.6%）。从所提供的服务看，两类机构在"生活照料类"服务中的安排食宿、打扫清洗项目，在"医疗保健类"服务中的诊治常见病、处理慢性病项目，在"代办陪护类"服务中的代缴费用、夜间陪护项目，在"休闲娱乐类"服务中的棋牌室项目，在"精神慰藉类"服务中的陪同聊天、志愿者陪伴项目，以及"临终关怀类"各服务项目上均无明显差异。

如表 5-14 所示，两者在服务供给方面的差异之处主要是民办民营机构在协助老年人日常生活、代办陪护方面做得更多，这主要与其接收的失能老人相对较多有关。公办公营机构在医疗保健、精神慰藉服务方面做得更多，这主要与其资源条件较好、管理更规范、护理员素质更佳有关。此外，公办机构的硬件设施明显好于民办机构，其拥有文体活动室、阅览室、户外活动广场的比例较高。与民办机构相比，公办机构更重视丰富老年人的生活，如组建老年人兴趣小组、安排老人出游、经常举办文艺演出等。

表 5-14　公办公营与民办民营养老机构服务供给的差异　　单位：%

服务大类	项目设置	公办公营	民办民营
生活照料类	协助老人日常生活（项目 3）	80.0	98.1√
	提供特色饭菜（项目 5）	64.0√	41.5
医疗保健类	定期体检（项目 1）	80.0√	64.2
	功能恢复训练（项目 4）	48.0√	30.2
	健康讲座（项目 5）	64.0√	30.2

服务大类	项目设置	公办公营	民办民营
代办陪护类	代购物品（项目1）	72.0	84.9√
	陪同就医（项目3）	48.0	56.6√
	陪同外出办事（项目4）	24.0	35.8√
休闲娱乐类	有文体活动室（项目2）	84.0√	60.4
	有阅览室（项目3）	88.0√	62.3
	有户外活动广场（项目4）	84.0√	66.0
	有老年人兴趣小组（项目5）	44.0√	26.4
	每年安排老人出游（项目6）	40.0√	26.4
	经常组织文艺演出（项目7）	72.0√	58.5
精神慰藉类	定期听取老人意见（项目1）	88.0√	81.1
	及时干预老人心理（项目4）	84.0√	69.8

注：（1）此表仅比较存在差异的服务项目；（2）为了更直观地呈现结果，在比例较高的一方的后面画"√"。

公办公营养老机构是由政府投资建设和运营的，在资金、土地、设施设备、人力资源方面有保障，在税费方面有优惠，因而其资源条件总体上好于民办非营利性养老机构。也正因为如此，公办机构所面临的发展困扰也与民办机构有所不同。调查发现，公办公营机构面临的主要困扰是"护理员不让人放心"（44%）。民办机构普遍反映的资金紧张（62.3%）、入住率不高（49.1%）、护理员流失率高（43.4%）等问题，在公办机构并不突出（三项均为28%）。与之相应，公办机构负责人认为，当前最需要解决的问题是提高护理员的素质、提升管理水平。

尽管公办机构提供的服务较好，但仍有48%的公办机构负责人坦言，与老年人的实际需求相比，机构提供的服务还存在一定的差距。或许正是因为自己置身于养老服务行业，了解机构照护存在的问题，所以有84%的公办机构负责人赞同"老人照顾应以家庭为主体，以机构为补充"的说法。当问及

"如果您家中有失能老人，您会怎么做"时，60%的负责人坚持"首选家庭"。对于民间资本参与养老服务，公办机构负责人的评价趋于负面，有84%的被访者认为民办机构"主要是为了赚钱"，有62%的被访者认为民办机构与老人之间是消费关系。

在计划经济时代，公办机构原本是集中照护三无老人、五保老人、孤残儿童等失依社群的特殊场所。改革开放后，公办机构尝试"开门办院"，开始接收社会上有照护需要的自费老人。向普通老人敞开大门，对于提高养老设施的利用率、改善机构的经济条件、推动机构管理改革等具有积极意义，但与此同时也带来了一些问题。例如，为了管理方便、降低风险，一些公办机构倾向于接收生活能够自理、经济条件好的老人，而将失能老人、经济困难老人拒之门外。本次调查发现：25家公办公营机构共收养老人3640名，其中全自理老人占比为40.3%；53家民办民营非营利机构共接收老人5313名，其中全自理老人占比为33.5%。可见，与民办机构相比，公办机构收养的自理老人更多。由于公办机构设施好、服务好、收费适中，加之老百姓对于政府兴办的机构更加信任，导致一些经济条件较好、生活能够自理、不需要长期照护服务的老人入住公办机构，那些真正需要长期照护的失能老人、经济困难老人、社会资本脆弱的老人则遭到排斥。

按照国际社会的通行做法，政府举办的照护机构应当发挥托底保障功能，优先关照失依老人、高龄老人、失能老人、贫困老人等特殊老年群体。如果他们自身的支付能力不足，政府应视情况给予相应的资助和补贴。换言之，老无所养、老无所依、老无所护的群体，才是公办公营机构应该优先服务的对象。但现实情况是公办公营机构却较多服务于生活能够自理、经济条件相对较好的老年人，这不能不令人感到遗憾。不过，我国政府也已经发现了这一问题，所以在《"十三五"国家老龄事业发展和养老体系建设规划》中提出，要加快公办养老机构改革，优先保障特困供养人员集中供养需求和其他经济困难的孤寡、失能、高龄等老年人的服务需求。①

四、政府供给老年人长期照护的行动逻辑

为了探查政府供给老年人长期照护的行动逻辑，笔者对安徽省民政厅 H 处长、芜湖市民政局 Y 科长、芜湖市老年学会 H 会长进行了非结构式访谈。

（一）人口结构变化的必然要求

中国当代人口结构变迁最显著的特征是老年人口在总人口中的比重快速上升。2000 年中国社会整体上踏入了老年型国家的行列。预测显示，21 世纪中国人口老龄化将经历 3 个阶段：快速老龄化阶段、加速老龄化阶段、重度老龄化阶段。21 世纪中叶，我国老年人口将超过 4 亿，老龄化水平将达到 30%以上。② "现在老年人越来越多了，以我们安徽省为例，现在老年人口（60 岁及其以上）已经超过一千万了，在全国排名第八位。而且 80 岁以上的高龄老人增加得也很快，已经有 160 多万人了。人老了，特别是生活不能自理的时候，是需要别人照料的。从国外的经验和我们的国情看，需要发展社会化的养老服务事业来满足老年人的需求，而这需要政府出面制定政策、投入资金，还要监督管理。如果政府不承担这个责任，就会出现老无所养的问题，这对社会稳定是不利的。"（H 处长）

（二）社会流动常态化的现实要求

改革开放以来，人口在城乡之间、产业之间、地区之间大范围流动已成为当今中国社会变迁的一大特征。在城市，子代在异地工作或与父母分居生活，加剧了家庭的空巢化，使老年人获得家庭照护的可能性趋于下降。在农

---

① 国务院：《"十三五"国家老龄事业发展和养老体系建设规划》2017 年 2 月 28 日，见 http：//www. gov. cn/zhengce/content/2017-03/06/content_ 5173930. htm。
② 全国老龄办：《中国人口老龄化发展趋势预测研究报告》2006 年 2 月 24 日。

村，大量劳动力人口到城市务工，将老人、儿童等非劳动力人口留在农村，更使得农村老人"老无所依"现象日益突出。"传统上，老人可以指望家庭，因为家庭人口多，而且大家都住在一起。现在不行了，年轻一代大都是三口之家，而且还不跟老人住在一起。在农村，很多中青年人都出去打工了，村子里剩下的老年人很多。身体好的时候，自己能照顾自己，或者有的靠老伴照顾。但是没有老伴的、身体不好的老人就可怜了，生病了，连个端茶倒水的人都没有。如果政府不统筹考虑养老服务问题，空巢老人、独居老人的养老问题就会成为严重的社会问题。2014年，我们搞了一次抽样调查，发现空巢老人已经达到14%以上了，涉及100多万老年人口。"（H处长）

（三）人口政策设计的道义要求

在我国，政府将计划生育列为基本国策，通过行政手段强行干预人口再生产，从而主导了低生育率和家庭结构的变迁。一对夫妇拥有的子女数量快速减少，进而导致家庭规模不断缩小。1982年第3次人口普查发现，我国家庭平均规模为4.41人，到2010年第6次人口普查时已降至3.1人。加之社会流动、价值观变化等因素的助推，空巢家庭现象越来越严重。随着4-2-1家庭、4-2-0家庭的出现，传统的"养儿防老"照护模式已难以为继。而且，在现代社会，劳动力人口不仅要参加激烈的社会竞争，还要承担大幅上升的教育、医疗、住房成本，在精力和能力上都难以为父母提供持续的、有质量的照护服务。理论上说，既然家庭为政府主导下的经济社会发展做出了牺牲，政府从道义上也应该承担起照护老年人的责任。"以前说'只生一个好，政府给养老'，后来又说'计划生育好，政府帮养老'，虽然说养老不能完全依靠政府，但政府必须承担起主导责任。比如说，投资建设养老设施，出台优惠政策，鼓励民间资金进入养老服务市场，制定服务标准什么的。如果政府不作为，公信力就会大打折扣。"（H会长）

（四）政府治理现代化的内在要求

党的十九届四中全会专题研究了国家治理问题，并将"现代化"作为核心目标。"国家治理体系包括政府治理、市场治理和社会治理三个重要的次级体系"，[1] 其中，政府治理居于首位。当前，面对人口年龄结构不断老龄化的事实，及时科学综合应对老龄化已是政府治理的重要课题，也是国家治理现代化的重要表征。尽管现代化治理强调主体的多元性，但政府治理仍然十分必要。这是因为政府治理是一种综合治理，其统筹全局，以系统化、整体化、协同化为原则，追求治理绩效的最大化。政府治理老龄社会的路径是构建政府主导下的多元共治格局，表现为政府通过理念引导、颁布制度、出台政策、组织协调、监督控制等方式处理涉老事务，以不断增进老年人及全体公民的福祉。"老年人为社会发展做出了贡献，年老以后，应该受到政府的关心和保护。我们每个人都有老的时候，都希望生活得更好、更体面、更有尊严。从政府角度看，关爱老年人就是落实'以人民为中心'。当然，从实践情况看，解决老年人照料问题并不容易，我们总是感觉体制机制不太顺畅"（Y科长）。破除老龄治理的碎片化与空心化，迫切要求政府治理实现更新转型。[2] 就供给长期照护这一具体问题而言，就是要在强化顶层设计的同时，完善服务体系，促进协同共治，提升执行效果。

第五节　营利组织：雄心勃勃的掘金者

近几年，在政策鼓励和老年人照护服务需求不断增多的背景下，社会力

---

[1] 俞可平：《衡量国家治理体系现代化的基本标准——关于推进"国家治理体系和治理能力现代化"的思考》，《北京日报》2013年12月9日（第3版）。

[2] 胡湛、宋靓珺、郭德君：《对中国老龄社会治理模式的反思》，《学习与实践》2019年第11期。

量参与养老服务供给发展迅速。按照民政部文件精神，民间资本举办的养老机构可以按照举办目的，区分营利和非营利性质，自主选择民办非企业单位和企业两种法人登记类型。① 从整体情况看，民间资本举办的养老机构大多在民政部门登记为民办非企业单位，在工商部门登记的营利性养老机构不多。中国老龄科学研究中心在全国 12 个城市进行的调查发现，营利性养老机构占比为 6.8%，明显少于民办非营利养老机构（70.7%）和公办养老机构（20.1%）。②

在营利性养老机构中，由个人投资的，往往规模较小、条件一般，主要面向中低收入老人，与民办非营利机构无甚差别。而由大型企业投资的养老机构，则往往面向高收入老年群体，其设施高档、服务周到、管理规范，真正满足入住老年人个性化的养老需求，是具有鲜明市场化色彩的服务主体。不仅如此，营利性养老机构在运营过程中始终与产业链的上中下游产业及企业密切相连，进而影响和带动着养生养老产业链的发展。随着国家全面放开养老市场，这一主体必将快速发展壮大，进而影响长期照护服务供给的总体格局。为了对这一服务主体有所认识，本书将选取保利和万科运营的养老服务项目进行分析。

一、两家企业开展养老服务的基本情况

作为地产行业中的国有企业，保利集团资金雄厚，涉足房地产开发、商业会展、酒店经营等多个领域。2011 年 8 月，保利地产与北京安平投资有限公司共同出资成立养老产业专业管理公司，并于 2012 年正式试水养老服务业。2013 年末，保利提出，为响应时代发展和国情需要，将把养老作为重要的企业战略。位于北京西山林语小区的"和熹会"老年公寓是保利在养老服

---

① 民政部：《关于鼓励和引导民间资本进入养老服务领域的实施意见》2012 年 9 月 10 日。

② 王莉莉、翟德华、刘吉：《"十二城市养老机构调查"数据分析》，载吴玉韶、王莉莉等：《中国养老机构发展研究报告》，华龄出版社 2015 年版，第 129 页。

务行业试点的首个项目。该老年公寓由酒店改造而成，建筑面积 2.2 万平方米，2012 年底投入使用，有床位 230 多张。据报道，该公寓初期入住率只有 30%，2014 年底增至 70%，2015 年不但住满，甚至出现了人员轮侯的情况，基本实现了现金流的平衡。① 目前，保利已在北京、上海、成都、广州、嘉善等多个城市连锁发展，"和熹会"已成为其长期照护服务品牌。此外，保利还孵化了社区居家养老服务品牌"和悦会"、老龄产品品牌"保利和品"，并从 2014 年起每年承办中国国际老龄产业博览会。

作为有三十多年发展史的房地产企业，万科目前主营业务包括房地产开发和物业服务，但在万科的发展蓝图中，养老将成为独立的业务板块。事实上，万科从 2009 年就开始探索养老产业，杭州万科随园嘉树、青岛万科怡园公寓、北京万科窦店幸福家都是其实践产物。目前，万科已经打造了怡园、随园、嘉园三类养老产品。其中，怡园为城市养老机构，偏重于照顾失能老人；随园是综合养老社区，入住者多为健康老人，规模较大；嘉园是社区养老中心，嵌入在已有社区中，规模较小，提供日间照料、康复上门等服务。截至 2018 年 8 月，万科养老业务已在北京、上海、深圳、广州、杭州等 17 个城市有项目落地。随园嘉树项目获得了杭州市民政"双品牌一领军"品牌组织奖和"2018 品牌杭州·生活品质总点评年度区块奖"，并且成为 G20 峰会外媒参观的唯一社区。②

二、两家企业养老服务项目的功能定位

按照保利集团董事长宋广菊女士的说法，保利的发展战略是以养老机构为切入口，全产业链介入。旗下的养老项目主要包括三个部分：一是继续推进以"和熹会"为代表的照护机构的发展，形成连锁经营的局面；二是建设

---

① 新安房产网：《保利和熹会养老公寓成保利养老投资的成功样本》2015 年 12 月 11 日，见 http://news.tl.xafc.com/show-609-603058-1.html。

② 刘超凤：《走进万科随园嘉树项目 剖析养老产业运营》，《商业观察》2018 年第 10 期。

老龄社区，进行养老公寓产权销售与服务经营；三是全面推进社区适老化改造，供给居家养老服务。① 其中，养老公寓的建设与营销属于地产项目，与本书讨论的议题无关。就"和熹会"项目而言，其在实践中形成了几种服务模式：和熹会+内设医务室、和熹会+护理院、和熹旅居公寓+综合服务配套。可见，其服务对象既有自理老人，也覆盖失能老人。2015 年保利集团开始探索社区居家养老服务项目，通过建设和运营"和院健康生活馆"，向老年人提供健康管理、康复理疗、老年大学、老年营养餐桌、老年用品销售等服务。2017 年，保利将社区养老服务项目定名为"和悦会"，提供 11 项核心服务，服务对象为自理和半自理老人。

为了准确定位养老服务项目，万科曾针对老年人口开展了专门调查，以便了解这一客户群体的实际需求。万科通过调查发现，当前养老行业存在多种误区：一是一味地追求规模和体量；二是对失能失智老人关注较少；三是养老机构酒店化或医院化，缺少家庭氛围。为了跳出上述误区，万科的决策层提出了机构养老社区化、机构养老家庭化的理念，主张以护理型机构为平台，辐射具有居家养老、社区养老需求的家庭。为此，万科将社区嵌入型小型机构作为发展重点，并着力丰富这类机构的服务内容，如 24 小时长期照护、日间托养、喘息服务、老年餐饮、健康管理等。万科明确宣称，"只做养老服务，不做养老地产"，希望打造集全托、日照、居家、医养结合"四位一体"的服务模式。从已经运营的怡园、随园、嘉园项目可见，其服务对象包括自理老人和失能老人，且项目设计具有"全龄化"色彩，业务涵盖持续照护养老社区（Continuing Care Retirement Community）、城市全托机构、康复医院、社区嵌入机构和居家日照服务。

三、两家企业涉足养老服务的行动逻辑

养老产业被业界称为"万亿蓝海"，引得各路资本纷纷试水。对于保利

---

① 陈丽、保利：《探索三位一体养老模式》，《城市开发》2014 年第 6 期。

涉足养老服务，董事长宋广菊女士的构想是：2013—2014 年为项目试点阶段，2015—2020 年为全面发展阶段，2020 年以后养老项目将成为保利新的利润增长点。① 可见，赚钱是保利集团进军养老服务行业的明确目标。为了吸引到高端客户，保利投入了大量资金对"和熹会"老年公寓进行软硬件建设。在媒体记者眼中，北京西山语林"和熹会"俨然是一家星级宾馆，"气派的大门、高大的前厅、富丽的装潢，加上身着蓝色制服的前台小姐和门前服务生……"，除了完备的硬件设施外，还有"常年住诊的全职医生、999 医疗急救车、护校毕业的服务人员"，以及舒适的住宿条件、高标准的生活照料和丰富多彩的文体活动。②

与此相应，和熹会的服务收费也毫不含糊。目前保利采取的是会员制加房租的收费模式，会员费有 5 万元、10 万元、20 万元三档，分别享受床位费 7.5 折、6 折、5 折优惠，而床位费因房间朝向和设施不同，从 4000 元/月到 15000 元/月不等。除了床位费外，老人们还要缴纳医疗押金 2 万元、餐费 900 元/月、综合服务费 500 元/月（自理老人）或者更高（失能老人的综合服务费从 1300 元到 3800 元不等）。据业内人士测算，在北京"和熹会"，如果是自理老人入住双人标间，每月至少要支付 3400 元，如果是失能老人则至少是 4200 元。如果老人选择 VIP 套房，则每月消费近万元。

在万科的领导人看来，养老服务是"朝阳产业"，也是万科多元化转型的重要方向之一。鉴于中国的高净值财富人群还没有进入养老阶段，早日布局养老项目，未来方有可能创新盈利模式。可见，与保利集团一样，万科转向养老服务，也是为了尽早占领市场。万科将北京作为战略支点，也是瞄准了北京老年人的消费能力，以及首都的区位优势和政策扶持力度。为了得到老年群体的青睐，万科将医养结合作为卖点，同时在营销中大力鼓吹"为老

---

① 陈丽：《保利探索三位一体养老模式》，《城市开发》2014 年第 6 期。
② 王韶辉：《和熹会的非典型养老模式》，《新财经》2013 年第 5 期。

年人提供有尊严、有温度、有体面的日常生活"[1]。为了吸引潜在客户，万科在设施建设和服务供给方面颇为用心。以随园嘉树·良渚项目为例，其自然环境之优美、配套设施之健全、文化生活之丰富、服务之高效，让参观者赞叹不已。[2] 该项目所有床位都处于满租和候租状态，足见其对老年消费者的影响。

与之相应，万科也按照市场规则为养老服务定价。北京"怡园光熙长者公寓"因地处财富聚集区，社区发展成熟，配套设施好，每月向入住老人收取 4400 元到 19800 元不等的费用，另外还要收取每人 8 万元的风险保证金。杭州的随园嘉树老年公寓采取的是租赁制。租赁期分为 5 年和 15 年两种，户型有 75 平方、100 平方、110 平方。根据户型不同，5 年短租租金 30—45 万，15 年长租租金 75—130 万。另外，还要按月收取服务费。其中，床位费用是 150—300 元/床/日，护理费根据老年人的需求，最低的是每月 750 元，最高的为每月 4500 元。在广州落地的首个社区养老项目——"万颐智汇坊"，双人间收费标准是每月 3500 元、三人间是 3000 元，简单护理每月 600 元，全护理每月 2000 元，算下来，如果再加上餐费 900 元，老年人最低月消费是 4500 元，最高是 6400 元。[3] 如果老年人使用的是日间照料或上门服务，则收费是每天 200 元起步。

四、两家企业养老服务面临的主要困扰

尽管保利和万科在推进市场化养老服务上都表现得雄心勃勃，但在现阶段，两家企业也面临着成长中的"烦恼"。第一，投入高，企业资金压力较大。高端养老项目意味着高投入，如果使用率不足，企业就会处于亏损状态，并拉长投资回报的年限。据"和熹会"项目负责人介绍，企业收取的会

---

① 健康界：《万科+北控联手的第一个养老项目长这样》2016 年 8 月 31 日，见 http://www.cn-healthcare.com/article/20160831/content-485283.html。

② 刘超凤：《走进万科随园嘉树项目 剖析养老产业运营》，《商业观察》2018 年第 10 期。

③ 林广：《万科社区养老项目亮相 最低 4500 元/月》，《南方都市报》2016 年 1 月 29 日。

员费连公寓的装修成本都不够，更不用说土地成本和建筑成本。要用3—5年的时间实现盈亏平衡有很大压力，所以保利才宣称，要将"未来利润增长点"的战线延长至10年。这也就意味着，保利地产至少在未来10年里，必须不断地往养老项目中注入资金。据媒体报道，截至2018年，万科的养老项目约为170个，但基本都处于亏损状态。①

第二，收费高，有实力选择高端商业养老项目的老年客户数量不足。从服务对象角度看，每个月动辄数千元甚至上万元的费用显然是大多数老年人难以承受的。如果选择购买老年公寓的使用权，则需要准备百万以上的资金。对于目前处于晚年期的、20世纪30年代至50年代出生的老年人来说，具备如此支付能力和消费观念的显然不多。对此，万科集团董事长郁亮坦言，万科在业务结构上要面向普通人，不要老往上看，需要重新理解和发现客户的需求痛点。要提供符合老龄消费发展趋势、满足老年人健康需求的产品或服务。②

第三，专业人才少，企业运营商业养老项目经验不足。正如业内人士所言："在中国做养老地产有经验的人太少了，没有有经验的策划人员，没有有经验的管理人员。"③ 在采访中，北京万科医养管理公司董事长王垚也坦承，万科在养老服务方面还缺少经验，一切都需要"摸着石头过河"。④ 而在局外人看来，高端项目也不一定就能得到老年人的认可。如果不重视体验功能的发掘和居家感觉的营造，也有可能陷入举步维艰的困境。⑤

第四，相关政策有待完善，政府给予的支持不足。在万科相关负责人看

---

① 搜狐网：《万科：布局170个养老项目依然亏损，但初心不改！养老产业到底有多大潜力？》2018年12月7日，见http://www.sohu.com/a/280105223_100122244。
② 吴丹：《万科做"轻"养老》，《21世纪商业评论》2015年第7期。
③ 王韶辉：《和熹会的非典型养老模式》，《新财经》2013年第5期。
④ 网易新闻：《万科养老再添新兵 嘉园项目进军社区》2016年11月25日，见http://news.163.com/16/1125/12/C6NFFBHI000187V5.html。
⑤ 南方网：《保利"和熹会"养老赌局：盈亏难平衡陷入困境》2014年1月6日，见http://house.southcn.com/dcj/content/2014/01/06/content_89207173.htm。

来，商业养老项目也是利国利民的事情，也是国家养老战略的组成部分，因此政府应当给予一定的支持。但目前营利性养老机构得到的政策支持较少，例如，在办理立项、土地使用、设置审批、注册登记等业务时，政府相关部门提供的服务不够便捷和及时；在项目规划、资质办理、运营策略等方面给予的专业指导少；在能源、税费、床位补贴、保险补贴、人员培训补贴等方面，营利机构和非营利性机构不能享有同样的政策。[①]

第六节　结论与讨论

一、结论

本章以服务主体为研究对象，简要描述了各主体供给长期照护服务的情况，分析了其行动逻辑和发展困扰等问题。其中，针对家庭照护者、机构负责人的问卷调查再次反映了当前老年人长期照护存在的问题，如家庭照护力不从心，民办非营利性机构提供的照护服务具有较高的同质性，各服务主体之间缺乏协同等。此外，针对公办公营机构的调查还发现，政府举办的养老机构看似良性运行的背后其实潜藏着服务对象的"逆向选择"问题，并未充分发挥兜底保障功能。营利性组织提供的照护服务虽然质量更高，但瞄准的只是支付能力强、消费观念新的老年人。而且，在现阶段，营利性组织供给长期照护服务尚处于起步阶段，运营模式远未成熟。总之，在当前的长期照护领域，尽管多种服务主体已经出现，并实际参与了服务供给，但效果并不能尽如人意。

导致长期照护供给不佳的主要原因是各服务主体尚未形成协调的结构形态和协同的运作机制。第一，家庭为失能老人提供了较多的支持，是最主要的服务主体，但极少得到外界的协助，尚未形成与其他主体的有效联结。问

---

① 万科物业：《万科社区化养老服务体系构建设想》，《城市开发》2014 年第 3 期。

卷 1-A、1-B 调查都发现，家庭照护主要由失能老人的配偶和子女承担。老年人及其主要照护者从其他亲属、朋友或正式支持系统得到的支持均较为有限。家庭照护具有明显的"内部性"，由家庭照护的失能老人较少通过市场消费获得社会化的照护服务，同时也缺乏社区支援体系和志愿服务体系的关照。

第二，在家庭之外，政府是社会化养老服务的决策者和指挥者，其不仅决定着社会主体和市场主体的作用空间和参与方式，也决定着老年人获得福利服务的内容和标准。在各服务主体之间，政府与家庭（老年人）常常是"施"与"受"的关系，政府与非营利组织常常是"培育"与"被塑造"的关系。对于家庭与非营利养老机构，目前政府赋予的权力仍较为有限，特别是如何支持家庭照护，尚未形成明确的政策主张。对于营利组织，虽然近几年中央政府的态度日趋明朗，即鼓励其进入养老服务领域，并承诺给予优惠政策，但各地认识不一、步调不一，不同程度地存在着政策落实难问题。

第三，社会力量参与养老服务虽然被寄予厚望，但供给效果仍不甚理想。有研究发现，最近十年，尽管我国加强了养老服务体系建设，积极开展长期护理保险试点，但以非正式照顾为主的状况没有改变，甚至其利用率还有所上升，说明正式照护的作用没有充分发挥。[①] 不论是非营利组织还是营利机构，都缺乏长期照护的专门知识和丰富经验，而且，它们之间也较少进行联系与合作。也就是说，当前我国老年人长期照护服务尚处于碎片化供给状态，各服务主体的分工较为模糊、边界不甚清晰。对此，有学者批评说："何谓'以居家为基础''以社区为依托''以机构为支撑'？以及它们之间是什么关系并不清晰。以这种模糊性原则指导各地的长期照护实践，效果自然也很模糊。"[②] 可见，在当前的长期照护服务供给中，受政策制度不健全与服务体系不完善等因素的制约，各服务主体缺乏联系与协同，未能实现优

---

① 张瑞利、林闽钢：《中国失能老人非正式照顾和正式照顾关系研究——基于 CLHLS 数据的分析》，《社会保障研究》2018 年第 6 期。

② 杨团：《中国长期照护的政策选择》，《中国社会科学》2016 年第 11 期。

势互补，进而导致了服务供给效果的不理想。这一结论佐证了研究假设3。

二、讨论：对老年人长期照护服务主体的几点认识

当然，本章关注的是服务主体，并侧重于讨论其特性与功能。这些服务主体是家庭、政府、非营利组织和营利组织。我们可以根据不同的标准，将它们划分为几组对应的范畴：非正式部门与正式部门，公共部门与私营部门，营利部门与非营利部门。研究认为：

（一）非正式部门与正式部门应当相互补充

在老年人长期照护服务主体中，家庭提供的是非正式支持，政府、非营利组织和营利组织提供的是正式支持。本书针对失能老人的调查发现（见表5-15）：非正式支持在保障老年人的自由度、使老人获得亲情慰藉、减轻家庭经济压力、维系社会交往等方面具有优势，但是家庭照护也让老年人承受了一定的心理压力，并让部分老年人感觉到照护不到位、与外界接触少。正式支持在保障老年人的基本生活、减轻老年人的负疚感、缓解孤单寂寞等方面具有优势，但是也存在着服务不够个性化、管理束缚度高、社会隔离等弊端。

不难看出，非正式支持的优势可以弥补正式照护的不足，而正式照护的优势可以弥补非正式照护的缺陷。换言之，非正式支持与正式支持既各有所长，也各有所短。因此，发展长期照护，应当将两个系统连接起来，以发挥各服务主体的优势，提高长期照护服务供给的效率和品质。当然，如何使非正式照护与正式照护相互补充，则需要从政策制度层面加以考虑。例如，通过支持照护者或失能老人，为家庭赋权增能；在正式照护中嵌入非正式支持，营造亲情氛围；基于失能老人的照护需要，促进多种形式的服务整合。

表 5-15 非正式照护与正式照护的比较

非正式照护		正式照护
优势	1. 自由自在；2. 跟家人在一起；3. 比较省钱；4. 跟亲友来往方便	1. 不操心日常生活；2. 不拖累家人；3. 照顾得比较好；4. 人多，不孤单
不足	1. 拖累家人；2. 与外界联系少，有些孤单；3. 照顾得不到位	1. 不能考虑每个人的实际情况；2. 有些与世隔绝；3. 规定多，不自由

注：表中所列各项均根据频数由高到低排序。

（二）公共部门与私营部门应当相互协作

在老年人长期照护服务供给中，我们可以把政府对应于公共部门，把家庭、非营利组织和营利组织对应于私营部门。公共部门的优势在于可以依托公共权力进行资源配置和社会动员，使民众平等公正地获得公共产品，但其劣势在于很难对社会需要做出及时和恰当的回应、供给效率较低、资源浪费现象普遍。私营部门的优势在于对社会需要更敏感，资源配置更理性高效，但是其缺陷在于资源动员能力相对较弱，且不能够保证民众平等地享受公共产品。

此外，各服务主体的价值选择与行动逻辑也是不同的。正如表 5-16 所示：政府往往基于自身的公共责任和民众的社会权利提供社会福利，营利组织基于竞争原则提供福利，非营利组织着眼于社会责任，而家庭则强调互助与团结。但是，各服务主体并不完美，其所对应的供给模式都可能出现"失灵"问题。目前我国老年人长期照护面临着"供给结构不尽合理、市场潜力未充分释放、服务质量有待提高等问题"[1] 即是例证。因此，在发展老年人长期照护时，应当推动公共部门与私营部门的合作，利用公共部门的优势对老年人长期照护服务进行整体规划、制度安排和综合监管，利用私营部门的优势，融合发展居家、社区和机构养老服务，打通"堵点"，消除"痛点"。

---

① 国务院办公厅：《关于全面放开养老服务市场 提升养老服务质量的若干意见》2016 年 12 月 23 日。

表 5-16 不同部门提供的福利及其特征①

	国 家	市 场	传统支持网络	社 会
提供主体	各级政府	企业	家庭、邻里等	非营利组织
提供原则	公共责任、社会权利	竞争	个人责任	志愿责任
接受者角色	社会公民	消费者	家庭（社区）成员	市民、协会成员
提供内容	社会保险、社会救助、社会福利服务	有偿服务（商品）	家庭支持、社会互助	社会互助、社会服务
制度标准	安全、保障	利润、效率	参与、团结	活跃的社会性

（三）非营利部门与营利部门应当共担责任

在老年人长期照护服务中，家庭、政府、社会组织在性质上都是非营利性的，而企业则是营利性的。非营利部门往往基于社会责任或使命供给长期照护，其运作不是为了获取可观的经济利益，而是为了实现平等与保障、人道且有尊严等社会效益。营利部门以获得利润为主要目标，同时兼顾社会责任。由此，两个部门所提供的产品（服务）和所服务的老年人是有差异的。如果我们将老年人长期照护服务分为纯公共产品、准公共产品、私人产品，那么，纯公共产品的使用者通常是自身资源脆弱、无依无靠的特殊老年人；准公共产品对应的是具有一定资源，且有社会化照护需要的中低收入老年人；而私人产品则对应于资源禀赋优良、支持系统有能力、需要个性化照护服务的高收入老年人。

对于第一类老人，由政府通过公办机构直接供给长期照护服务，或者由政府购买民办非营利机构提供的服务，能够起到兜底保障的功能，可以免除失依老人在吃、穿、住、医等方面的担忧；对于第二类老人，政府可视情况

---

① 彭华民、宋祥秀：《嵌入社会框架的社会福利模式：理论与政策反思》，《社会》2006年第 6 期。

予以一定的资金补贴（补贴低收入老人、家庭或机构均可），以增强其获取长期照护服务的能力。第三类老人可以自行购买符合其要求的、营利性的长期照护服务，政府需要强化的是监管职能。可见，发展老年人长期照护应当形成营利部门和非营利部门共担责任的供给机制。通过这种机制，"公共的、志愿的、营利导向及非正式单位的角色可以实现多样整合"，[①] 进而会有更多的老年人被长期照护服务体系所覆盖。

表 5-17 老年人长期照护服务的类型、对象与供给主体

类　型	服务对象	资金供给主体	服务供给主体
纯公共物品	失依老人	政府	公办机构+民办非营利机构
准公共物品	中低收入老人	政府+老人（家庭）	家庭+非营利组织+营利组织
私人物品	高收入老人	老人（家庭）	营利组织

20 世纪后期，福利国家危机使得西方发达国家开始反思并修正其社会福利政策，其中一个重要表现即倾向于福利多元化，以减轻政府在福利供给中的压力，同时增强市场、非营利组织和非正式组织的作用，并将服务供给更多导流至社区和家庭。而且，这种改革不是"细枝末节的变化，而是方向性的根本变革……是对服务的传统构成进行组织改造"。[②] 虽然发达国家的长期照护改革至今仍在进行中，且因老龄化程度加深、经济发展活力不足，面临多种困难。但作为先行者，其所积累的经验和教训是后发国家应当借鉴或吸取的。为此，在下一章，笔者将梳理发达国家或地区的改革措施及其经验，为第八章关于服务组合问题的讨论奠定基础。

---

① ［美］Neil Gilbert Paul Terrell：《社会福利政策引论》，沈黎译，华东理工大学出版社2013 年版，第 78 页。

② ［英］苏珊·特斯特：《老年人社区照顾的跨国比较》，周向红、张小明译，中国社会出版社 2001 年版，第 40—41 页。

第六章 理性借鉴：境外老年人长期照护经验分析

随着人口老龄化程度的加深，老年型国家都试图通过制度创新与体制改革，缓解老龄化带来的现实压力。建立长期照护制度遂成为各国应对老龄化的政策首选。在个体生命延长和家庭结构改变的背景下，建构老年人长期照护制度更显必要。从实质而言，老年长期照护制度是社会保障体系或者社会福利体系的有机组成部分。① 在操作层面，联结各服务主体，优化服务主体的关系，发挥服务主体的优势，采取灵活多样的供给模式是当前老年人长期照护实践探索的重点课题。本章重点分析境外相关国家在老年长期照护服务供给方面的做法，以厘清其主要经验。

第一节 美国老年人长期照护服务

一、美国人口老龄化状况

自 1776 年独立以来，美国人口持续增长。1790 年，美国开始实施人口普查，是世界上最早进行人口普查的国家。1940 年，美国 65 岁及以上人口

① 陶裕春：《失能老人长期照护研究》，江西人民出版社 2013 年版，第 86 页。

达到 9031 万，占总人口的比例为 6.86%，已接近 7%。1950 年人口普查显示，美国老年人已上升至 12397 万人，占总人口的 8.14%。① 可见，早在 20 世纪 40 年代美国就成为老年型国家。此后，美国人口老龄化的速度逐步上升。1970 年，美国老龄化率为 9.77%，1980 年上升至 11.35%，2011 年达到 15.8%，高于 OECD 国家的平均水平。而且在老年人口中，高龄老人的增长也较为迅速。2000—2009 年，美国 85 岁及其以上年龄人口从 429 万增长至 563 万，占老年人口的 14%。随着年龄的增长，老年人的身体、心理与社会功能都趋于衰弱，这无疑增加了对长期照护服务的需求。1995 年美国 3360 万老年人中约 750 万人存在 ADLs 或 IADLs 损伤，其中近 30% 的老年人有认知障碍。② 据统计，美国老年人一生中使用过某种形式长期照护服务的占 70%，有长期照护服务需要的占 1/3，有 5 年以上长期照护服务需要的占 1/5。③

二、美国老年人长期照护服务的发展

（一）起步阶段

早期，美国的长期照护服务以民间慈善的形式出现，具有社会救济的色彩。例如，在居民区建立救济院，为那些没有家庭支持的病人、穷人、残疾人和老年人提供包括长期照料在内的相关服务，服务供给者大多是宗教和慈善组织。当时救济院条件非常简陋，仅能提供简单的治疗与基本的生活照顾。19 世纪，随着老年人口的增加，这种民间自发形成的、秉承慈善精神的社会服务已经不能满足老年人的需求。老年人长期照护服务开始出现市场化供给模式。20 世纪初，美国政府开始建立专门机构解决老年人长期照护问

---

① 曾念华、李虹：《美国人口老龄化及相关社会福利政策》，《人口与经济》1991 年第 3 期。

② 戴卫东：《OECD 国家长期护理保险制度研究》，中国社会科学出版社 2015 年版，第 148 页。

③ Federal Interagency Forum on Aging-Related Statistics. *Older Americans*, August 2016.

题。但是，二三十年代的经济萧条使得美国政府无力扩展机构照护，因而老年长期照护服务供给又呈现出市场化的特点。在此阶段，小规模的私人供给成为老年长期照护服务的主要形式。30 年代中后期，罗斯福总统推进社会改革，特别是《社会保障法案》的通过，明确了政府在福利供给中的主体责任。二战之后，美国联邦政府以项目形式大力发展护理院等非营利组织。此时，美国老年人长期照护服务呈现出三个特点：第一，机构数量少，难以回应老年人口的照护需求；第二，政府的角色和定位不清晰，资金投入不足；第三，制度建设滞后，老年人长期照护的服务质量、操作指标和监控制度很不健全。

（二）制度化扩张阶段

1965 年美国开始实施医疗照护（Medicare）和医疗救助（Medicaid）。前者由联邦政府税收负担，面向所有老年人，以解决急症治疗费用负担为目标。后者由各州自定标准并负责筹资，面向低收入群体，提供包括机构照护在内的医疗护理和社会服务。同年，美国制定了《老人福利法》。该法及后来的修正案都明确提出，由联邦政府向州政府提供资助，以加强对老年人的服务工作。为了将上述政策推向实践，美国政府以第三方支付者的身份购买相关服务，如修缮残疾老人的住宅，建立小型私立疗养院，供给食品服务，开展短期收容及短期护理等。这些措施刺激了营利性服务部门的发展，并推动长期照护服务体系进入扩张发展时期。20 世纪 70 年代，为了解决长期照护费用紧张的问题，美国政府推出了长期照护商业保险。总的看来，在此阶段（1965—1990 年），美国老年人长期照护服务受到社会政策的影响，进入制度化发展轨道。但由于医疗保险和医疗救助所提供的照护服务仅限于机构，即照护对象只能在护理之家或养老院接受服务，且资金给付有较大缺口，因而从制度中受益的老年人较为有限。

（三）制度创新阶段

伴随着老年人口的持续增长，美国老年人对于长期照护服务的供给及其质量提出了较高的要求，这促使美国政府重视长期照护制度的设计。1990年以来，美国老年人长期照护制度有了新的突破，实施了一系列的老年人服务计划。1992年实施的老年人法案修正案增加了新的第七章"弱势老年人权利活动"，提出设立长期照护监察员制度，预防老年人被虐待、忽视、剥削，开展老年人法律援助计划等。1996年健康护理制度改革要求雇主为员工购买长期照护保险，使得长期照护保险快速发展，为最受欢迎的保险产品之一。1997年美国通过了《检查预算调节法案》，建立了新的老年医疗保险和医疗救助纲要、护理老年居民账单制度、强制性服务质量标准制度等。服务质量调查规定服务人员必须参加强制性的教育培训，以及在实践中严格限制使用抑制性药物等。这些法规政策的出台标志着美国长期照料服务体系制度建设进入新的发展阶段。20世纪90年代以来，美国重点推动居家照护的发展，旨在让老人在家里或社区中得到便利的长期照护服务。2000年的老年人法案修正案提出了"家庭照护提供者计划"，决定在2001年财政年度向州老龄工作机构拨款1.25亿美元，以支持家庭照护者。2004年美国老龄管理局的年度财政报告显示：在当年14亿美元的预算中，与老年人长期照护相关的预算为41%。政府投入资金使得相关服务计划得以执行，并取得了良好的效果。

三、美国老年人长期照护服务的供给

为了回应长期照护需求，美国政府建立了较为完善的老年人服务网络。在联邦政府层面设有老龄局和多个区域性办公室，在州政府层面设立了公共服务部，在州及以下设老龄代理机构，在社区设立老龄服务中心。这些老龄工作部门具有游说国会制定相关法规，参与制定和监督实施老年人保护与服务规划，筹集和分配老年服务经费等职能。在美国，长期照护服务供给以 65 岁以上的老人及残障人士为对象。服务主体多样，包括以卫生部门为主的公共服务部门、非营利机构、社区组织、商业机构等，其中，获得政府支持的非营利机构是最重要的一支力量。美国的多数老年服务中心都是由非政府组织承办的，它们得到政府的支持，为老年人提供送餐上门、打扫住宅、医疗护理、心理辅导等服务。

美国人虽然崇尚独立，但基于健康原因，仍有约 40% 的老年人住在机构，主要是护理院和住宿型照护社区。护理院是为长期卧床患者、晚期姑息治疗患者、慢性病患者、生活不能自理的老年人，以及其他需要长期照护服务的患者提供医疗护理、康复促进、临终关怀等服务的医疗机构。① 护理院的服务重点是医疗保健，所接收的老年人通常生活无法自理，对医疗护理需求高。部分护理院还设有服务于失智老人的特殊护理区。在美国，典型的护理院都有严格的建设标准和人员配置要求。一般每个护理院至少应该有 1 名机构管理者、1 位医疗主任、2 名专业护士和若干实习护士，其他专业人员还包括理疗师、药剂师、营养师、社会工作者等。美国政府认证部门负责对护理院进行监管，例如，定期派人检查护理院入住者的功能水平，制定护理院工作人员职业培训标准，检查药物服用等。2014 年，住在护理院的美国老年人约有 120 万。②

住宿型照护社区包括生活协助机构（assisted living settings）、寄宿和照护之家（board and care homes）、连续照护退休社区（continuing care retirement communities）。据统计，2005 年美国有 3.5 万家生活协助住宿机构，服务对象约 90 万人，2014 年约有 78 万人生活在住宿型照护社区中。③

---

① 李燕喃、邓晶：《美国长期照护机构评述及启示》，《医学与哲学》2018 年第 7A 期。

② 蔡毅、崔丹、毛宗福：《美国长期照护服务体系对中国的启示》，《中国卫生政策研究》2017 年第 1 期。

③ 蔡毅、崔丹、毛宗福：《美国长期照护服务体系对中国的启示》，《中国卫生政策研究》2017 年第 1 期。

住宿型照护社区一般只接收无法独立生活在家中的人，同时要求服务对象是非失智人士。在各类住宿型照护社区中，不同类别的机构提供不同的照护服务，各类机构都有着严格的服务准入标准。例如，寄宿和照护之家是嵌入在社区中的小型养老机构，其服务水平低于护理院，通常规模在 20 人以下。而连续照护退休社区则是一种大型的生活区域，以社区为平台，向老年人提供医疗护理与养老服务。社区包含生活自理单元、生活协助单元、特殊护理单元三种功能区，实现了健康照顾、生活协助、康复服务甚至临终关怀的一站式服务。①

在机构照护之外，还有社区与居家长期照护服务，其供给主体是成人日间服务中心和居家照护机构。当家庭照护有困难或缺位时，它们代替家庭照料者提供服务。日间照料中心主要为服务对象提供日间看护、身体康复等专业服务，也有的提供临时替代性照料服务，即临时帮助家庭成员看护或者照料老年人。随着美国人口老龄化程度的加深，20 世纪 60 年代后日间照料中心逐渐增多。同时，随着长期照料服务的发展和人们需求的多样化，社区照料在整个长期照护服务体系中的作用越来越重要。据估计，美国全境约有4000 多个日间照料服务中心，其中有 60% 左右是非营利机构。2014 年约有28 万人使用日间照料中心提供的服务。日间照料服务中心提供的服务主要有满足照护对象的医疗和精神需求，并对他们做出护理评估，为他们提供相关咨询服务，帮助服务对象制定体育锻炼计划并监督执行，提供日常生活功能康复等。

与日间照料中心的定位有所不同，居家照护机构主要为 ADL 功能受损老人提供个人协助服务（Personal Assistance Services，PAS），以促进其在家中的独立性。居家照护服务，从时间上可分为长期照料服务和短期照料服务，从专业性上可分为专业性服务和非专业性服务。当前，美国的居家照护服务以专业性服务为主。专业性的居家服务实质更类似于机构服务，由受过

---

① 李燕喃、邓晶：《美国长期照护机构评述及启示》，《医学与哲学》2018 年第 7A 期。

专门训练的工作者上门为老年人服务。老年人每周接受 PAS 的小时数（服务强度）由失能的严重程度（服务需要）决定。20 世纪 90 年代以来，美国重点推动居家照护的发展，旨在让老人在家里得到便利的健康护理和生活照料，以降低医疗补助成本、减轻财政支付压力。2013 年美国约有 500 万人接受居家照护服务。

　　除了上述各种类型的正式照护服务外，非正式支持也占了相当大的比重。在美国，家庭仍然是非正式照护的主要提供者。家庭照护者包括老年人的配偶、子女、亲属或朋友，他们提供的长期照护服务大部分是无偿的。不过，近些年来，随着居家与社区服务项目的扩大，家庭照料者也可以受雇于 PAS 项目，即通过照护符合条件的老年人获得经济方面的补助。2011 年，美国约有 1800 万非正式照料者，每个月提供约 13 亿小时的照料服务。2015 年，美国国家看护联合会发布《美国看护报告》（Caregiving in the U. S. ）指出，48% 的人在自己家里获得照护服务，35% 的人在照护者的家里获得服务，还有 6% 的调查对象生活在其他人家里，[①] 可见，非正式支持依然是美国老年人长期照护服务的重要供给者。当然，生活在家中，也可以合并使用正式照护与非正式照护，而这也是目前长期照护服务发展的一种趋势。

四、几点启示

（一）通过制度建设推动长期照护的发展

　　20 世纪中叶以来，美国开始着手长期照护制度建设，多次召开老年人工作会议，并在联邦政府设立了专门负责老年事务的委员会。《老年人法案》认可老年人有获得照护服务的权利，并明确了老年人事务处理的组织体系、服务内容、素质要求、资金拨付等内容。通过实施和完善老年人法案，美国逐渐形成了一个包括联邦、州以及地方机构的全国性的服务网络。对老年人

---

　　① 刘亚娜、何达基：《美国长期照护服务与支持体系受益分析及对中国的启示——从美国医疗补助视角考察》，《理论月刊》2015 年第 12 期。

长期照护的财政支持也通过各种专项法案或修正案予以增加。为了解决机构照护模式存在的问题，美国政府对护理院制度进行改革，设立了护理院资质审核、机构检查、人员培训、服务收费等内容。为了监管服务供给，美国联邦政府设置并在各州广泛推行了监察员制度。从长期照护的资金支持看，美国通过实施长期护理保险制度，回应不同收入水平的老年人的服务需求。而且，这一制度也赋予老年人选择权，老年人可以根据自己的健康状况和个人偏好选择长期照护服务场所，如护理院、社区或家庭。同时，美国联邦政府也鼓励各州根据实际情况进行制度创新，以更好地解决各地老年人长期照护问题。

（二）注重长期照护服务供给的灵活性与连续性

老年人长期照护的特点要求服务供给应当是连续的、整合性的。为了解决服务碎片化问题，美国政府努力推动服务设施相连接。例如，专业护理机构和临终关怀机构通常都要与生活辅助设施建立一定的协约关系，一旦在生活辅助设施内生活的老年人有需要时，专业护理机构和临终关怀机构将派出专业人员提供专业化服务。在美国，不同类型的机构有不同的准入条件和服务内容，提供不同的照护服务，以此来满足老年人的需求。美国在实践中发展出了针对老年人晚年生活的多种形式的退休社区。其中，退休村、退休营地、退休新镇以提供休闲生活服务为主，老年人照护中心、继续照护退休社区则以提供医疗服务为主。当较健康时，老年人可以居家或选择住宿型社区，当照护需求上升之后，护理院便成为最终选择。社区里自理单元、协助单元、特殊护理单元的设置，既避免了更换机构的麻烦，也方便老年人就地老化。在美国，联邦政府实施的 PACE 计划被视为长期照护服务整合的成功模式。该计划以中度、重度失能人士为服务对象，采取服务个别化与弹性化、多元服务、跨专业团队、按人计价等措施，将服务"打包"给受委托机构，由受委托机构协调服务递送，取得了较好效果。

（三）鼓励市场和非正式部门参与服务供给

作为奉行自由主义的国家，美国的社会福利体制具有一定的市场化色彩，其长期护理保险就以商业保险公司为运营主体。这种政策导向刺激了营利性照护机构的发展。据统计，1963 年全美老年社会服务机构只有 1100 家，1999 年却增至 20000 家。① 其中，营利性服务机构占到 66%，非营利机构占到 27%，其余 7% 是政府或者其他慈善组织举办的服务机构。② 营利机构的迅猛发展，扩大了老年人的选择空间，尤其是满足了那些购买力更强的老年人的需要。政府通过服务外包、购买服务等方式将长期照护服务供给转交给营利机构，花较少的钱维持了服务供给规模。为了争取更多的顾客和政府支持，营利机构本身也非常重视管理改革，以使服务的内容更多样、更人性化、更有效率。可见，营利机构的发展增强了长期照护体系的供给能力。此外，美国政府也鼓励家庭参与服务供给，把居家生活的老年人及其照护者的需求纳入政策设计中。例如，承认家庭照护者的工作，将其提供的部分居家照护纳入长期照护保险补偿目录中。这些举措既肯定了家庭照护的经济价值，也减轻了医疗系统的压力，缓解了社会性住院问题。

第二节　英国老年人长期照护服务

一、英国人口老龄化状况

英国是近代世界上第一个工业化国家，也是当今世界人口老龄化程度较高的国家之一。1929 年，英国 65 岁以上的老年人占总人口的比例就达到了

---

① *National Association for Home Care & Hospice. Basic Statistics about Home Care*, 2004. http：//www. nahc. org.

② H. A. Sultz，Health Care USA.，*Jones and Bartlett publishers*，2006，p. 325.

7%，迈入了老年型社会的门槛。二战结束后，英国人口结构老化速度加快。据统计，1950 年英国 60 岁及其以上人口占比就达到了 15.5%，1980 年更是超过了 20%。预测显示，英国的人口老龄化程度 2020 年将达到 25.5%，2040 年将接近 30%。① 不过，英国的人口老龄化总体上比较平稳，并呈现出减缓之势。1950—1975 年，英国老年人口平均每年增长 1.4%，1975—2000 年降为 0.4%，2000—2015 年恢复为 1.4%，2015—2050 年将再次降至 0.4%。② 虽然英国老年人口增长较慢，但由于劳动力人口不足，因此老年抚养比依然会长期维持在一个较高的水平。过去几十年，由于医疗技术的发展和物质生活的改善，英国老年人的预期寿命明显提高，从 1950 年的 69.2 岁增至 2015 年的 79.4 岁。这也意味着英国老年人有更长的晚年期，有数量可观的高龄人口需要照护。据预测，21 世纪中叶，英国老年人口中约有三分之一是 80 岁及其以上人口。这些高龄老人在医疗卫生和生活照料方面的服务需求将会给英国政府和社会产生较大的压力。

二、英国老年人长期照护服务的发展

（一）机构照护初创阶段

这个阶段主要是在制度层面确立了国家卫生服务与社会服务的相关制度。战后，英国政府委托贝弗里奇制订一个社会建设计划。贝弗里奇于 1942 年 11 月发表题为《社会保险及相关服务》的报告，提出了三个原则：普遍性原则、政府统管原则、全面保障原则。1948 年，英国颁布实施《国家卫生服务法》，决定实行惠及全体国民的免费卫生服务制度，在全国范围内为公民提供免费的、基本的、综合性的卫生服务，包括面向老年人的长期照护和医疗保健。在普惠性社会服务体系确立之初，对于弱势群体的帮助主要以机构服务为主。当时，政府把这些群体安置在公立机构，为他们提供生活照

① 熊必俊：《人口老龄化与可持续发展》，中国大百科全书出版社 2002 年版，第 223 页。
② 王莉莉：《英国老年社会保障制度》，中国社会出版社 2010 年版，第 7 页。

料、卫生保健等服务。故而20世纪50年代英国成立了很多精神病院、儿童院、老人院等，以便对需要帮助的人士进行"机构式的收容"。当时，机构照护在一定程度上弥补了家庭结构遭到削弱的消极后果。但是随着时间的推移，机构照护所产生一些消极后果受到诟病，如非人性化、被照护者的依赖性高、自由选择权利的丧失等，于是，人们建议政府转变照护模式，使老年人得到更人性化的"在地照护"。

（二）社区照护发展阶段

20世纪60年代，英国政府开始大力发展社区照护服务，提出了"在社区照护"和"由社区照护"两种工作方法。为了老年人生活得更愉快，同时也为了减轻政府财政压力，尽可能让老年人留在自己的家里接受社区照护，逐渐成为一种理念上的共识。当时，公共部门长期照护服务主要集中在地方政府与医疗系统，它们分别管理老年人照护机构与长期疗养医院。由于管理单位分割不利于长期照护的健康发展，也不利于社会服务的稳步推进，英国政府成立希姆委员会对社会服务进行检视。1968年《希姆报告》发布，提出成立一个全新的管理机构，建立一个以社区为基础、以家庭为导向、覆盖全民的社会福利供给系统。该报告的发布成为社区照护责任由中央移转到地方的转折点。70年代，英国各地方政府纷纷成立专门委员会，以管理和协调社会服务。但政府供给服务存在的效率低、垄断等问题，使服务对象和服务机构产生了不满。同时，随着人口老龄化的发展，人们普遍对于可能发生的退休年金不足和照护危机感到担忧。加之，垄断导致资源配置失当，机构追求经济利益也导致社会服务的性质发生变化。在上述背景下，英国政府决定对国家卫生服务系统进行改革，全面推行社区照护计划，以期对老年人长期照护体系进行重构，进而克服机构照护的弊端，并将卫生服务与社会服务整合起来。

（三）老年长期照护模式多元化发展阶段

20 世纪 80 年代，伴随着新自由主义的传播和经济私有化的浪潮，英国学者提出了混合福利的概念，即不再把政府看作福利提供的唯一主体，而是强调福利供给的多元主体，如政府、市场、志愿部门和非正式部门共同参与社会服务。八九十年代，英国政府以社区为基础，对整个长期照护体系进行了改革。1989 年英国政府发布题为"照护人民：社区照护在下一个十年和十年后"的白皮书。该白皮书指出：因为社会性住院问题严重，英国医疗体系面临着严重压力。应该把老年人生活需求与医疗需求区分开来。此外，不应该把老年人的晚年生活与社区相隔离，应该立足社区，为老人提供长期照护服务。英国政府希望社区服务体系能够发挥预防功能，而不仅仅是在事后进行补救。

为了落实白皮书提出的目标，1990 年英国通过了《国家卫生服务和社区照护法》，强调地方政府有塑造和管理长期照护的责任，包括筹资、挑选供应商、披露长期照护相关信息。该法提出了重视居家照护、通过市场化提高服务效率、加强照护管理、确立以需求为导向的服务模式等主张。白皮书和社区照护法进一步强调社区照护的目标是在"自己的家"或"类家庭"环境中照护老年人。因《社区照护法》的实施，1988 年至 1999 年英国长期滞留床位数由 83200 张减少到 38600 张。营利性护理院床位数由 1980 年的 31218 张增加到 1994 年的 140000 张。[1] 2001 年，由地方政府办的护理院只占 17%，由民间志愿组织办的占 21%，而由私人建立和管理的护理院占全部总数的 63%。[2] 可见，该法的实施将福利多元主义的政策主张变成了现实。

---

[1]　R. Robinson, & A. Dixon, The United Kingdom, *In Health Care Systems in Eight Countries*：*Trends and Challenges.* A. Dixon, & E. Mossialos, （eds.）, London：The European Observatory on Health Care Systems, 2002. pp. 298-300.

[2]　潘屹：《西欧社会服务的概念及老人社区照顾服务的发展趋势与特点》2008 年 3 月 26 日，见 http://zyzx.mca.gov.cn/article/lgxd/200803/20080300012831.shtml.

近年来，为了促进长期照护服务的整合，英国成立了国家照护标准委员会，颁布了《照护标准法》，试图建立一个有质量保障的、促使照护对象生活在社区或家中的、基于服务对象实际需要的、完整连续的服务递送体系。

三、英国老年人长期照护服务的供给

英国实施社区照护既强调"在社区照护"，也注重"由社区照护"。"在社区中照护"旨在"去机构化"，即帮助那些有需要的、以前由院舍照护的特殊人群（主要是生活难以自理的老年人）尽可能生活在社区中，以社区内设立的小型、专业的服务机构为主要照护场所，由专业工作人员提供照护。如老人日间照护服务中心、社区养老院、老人护理院等。"由社区照护"强调在正式照护服务外，还需利用社区的非正式资源，采用非机构、非住宿的方式，由社区中的各种政府与非政府机构、社区自治服务团体及老年人的家庭和亲属，为特殊人群（主要对象是有一定生活自理能力的老年人）提供照护。可见，"由社区照护"具有人际关系取向。后来，英国又发展出"与社区一起照护"模式，更强调将正式照护系统与非正式支持系统结合起来，一同提供照护服务。通过两者的合作，在运用非正式支持系统的长处时，兼顾正式照护的责任。[1] 总之，英国的社区照护试图在就近就便的同时促进服务人员的多样化。

英国的社区照护主要包括生活照料、物质援助、健康支持与整体关怀。其中，生活照料的形式有家庭照顾、居家服务、老年人公寓、托老所等。家庭照顾主要面向那些生活自理有困难、在家居住、接受亲属照顾的老年人，政府会发给与住院同样的津贴，从而使照护者获得一定的经济支持。在英国，有不少老年人主要依靠家人照顾生活。居家服务是对居住在自己家中、不能完全自理的老年人提供服务，包括上门送餐或做饭、洗衣、洗澡、理发、清洁卫生、购物、陪同去医院看病等。老年人公寓主要面向社区内有生

---

① 施巍巍：《发达国家老年人长期照护制度研究》，知识产权出版社 2012 年版，第 61 页。

活自理能力但身边无人照顾的老年夫妇或单身老年人提供生活设施与服务。托老所包括暂托处和老人院，暂托处提供短期的照护服务，可以缓解照护者的身心疲惫，或者填补由于家庭成员外出形成的长期照护空白。老人院则集中照护那些生活不能自理并且缺乏家庭成员照顾的老年人。

社区照料中的物质援助包括政府为老年人住房进行改造并安装必要设施，帮助老年人在家独立生活，针对老年人购买的物品给予一定的税收优惠或补贴等。例如，对水电费、取暖费等予以优惠，修建无台阶通道，安装电器与供暖设备等。健康支持主要是由医生向老年人及其照护者讲授疾病与护理知识，在助洁、助医等方面提供特殊优惠服务。整体关怀则是通过改善生活环境，全方位关照老年人的需要。例如，由政府出资建立多功能社区活动中心，提供多种服务方式，满足老年人在社会交往、精神慰藉、身体保健等方面的需求。中心还会组织老年人开展联谊或郊游等活动，或者促使志愿者为老年人提供服务。整体关怀为在社区内居住的老年人提供了一个家庭以外的生活场所，提高了老年人的参与热情。

在英国，社区照护的经理或者管理人员、关键岗位的工作人员和具体的照护人员组成了社区照护服务机构工作体系。管理员或经理是对某一社区的社区照护工作第一责任人。他负责配置政府拨给社区的照护资金，同时还负责指导和监督中下层社区照护人员的聘用和管理工作。[①] 关键岗位工作人员、管理员，下一个层级的小社区老人长期照护服务的主要责任人。负责执行管理员的各项指示和政策落实。他们主要负责对社区内老人的老年金的发放、了解社区内老人的需求并为他们解决一些实际问题。在一般情况下，每位关键岗位工作人员负责服务几十位老人。照护员是雇佣于政府的直接服务于老人长期照料需求的人，为他们提供日常生活服务，这部分人群主要是与老年人有某种关系，或者是亲属关系或者是邻里关系。

---

① 潘屹：《西欧社会服务的概念及老人社区照顾服务的发展趋势与特点》2008 年 3 月 26 日，见 http://zyzx.mca.gov.cn/article/lgxd/200803/20080300012831.shtml。

四、几点启示

（一）注重强化政府的管理职能

在建构老年人长期照护制度中，英国形成了中央和地方分工负责的运行机制。中央政府主要负责老年人的退休年金和卫生服务体系建设、制定照护政策、确定经济与技术标准，同时为低收入或者缺乏收入来源的老人提供国家保护。地方政府承担服务评估、长期照护服务体系和信息系统的整合，对长期照护资源进行合理调度，组织服务购买等职能。地方政府会根据老年人的照护需求，经科学评估，按老年人经济承受能力，提出合理的照护方案，由老年人自主选择。地方政府对老人照护服务负责，但较少直接提供服务，主要是通过合约委托独立部门（私营、非营利）提供。地方政府是老年人长期照护服务最大的购买方。[1] 为了促进卫生保健与社会服务融合发展，2001年英国颁布了《国家老年人服务框架》。这是英国老年卫生和社会照护服务的重要法律文件，其主要内容是整合服务供给，包括提高老年人独立生活能力和整体照护服务，在向老年人提供公共服务和资源的同时，鼓励和加强血缘关系之间的照护和以社区为基础的照护。2005年英国试点个人预算制，将服务选择权下放给老年人及其家庭，形成了"采购混合经济"。[2] 2007年又在国家层面成立了照护者常务委员会，以加强对服务供给的监督。总之，近二十年来，英国长期照护改革的一个重要特点就是将政府从服务供应中解放出来，强化其在定政策、筹资金、保质量等方面的管理职能。

---

[1]　J. Lewis, A. West, "Re-Shaping Social Care Services for Older People in England: Policy Development and the Problem of Achieving Good Care", *Journal of Social Policy*, Vol. 43, No. 1 (2014), pp. 1–18.

[2]　王莉：《准市场、竞争与选择：英国老龄群体长期照护制度分析》，《卫生经济研究》2019年第2期。

（二）大力发展高质量的社区照护

《社区照护法》要求地方政府科学评估本地区长期照护需求，基于当地照护资源分布情况，在参照 NHS 计划和其他有关部门计划的基础上，制订本地区的照护服务供给计划。英国社区照护实行的是项目管理，有一套完整规范的工作制度和评估体系，由职业经理人团队协调服务递送。为了推动社区照护的发展，英国政府出资建立了很多社区照护设施，采取了政府购买服务的方式，为社区照护注入资金，并引入竞争机制。布莱尔政府推行"强制性竞标"，要求法律规定的照护服务项目必须通过竞标确定服务供给方。这一改革在一定程度上解决了社区照护服务供给的低效、无弹性等问题。卡梅伦政府提出了社区照护服务"最佳购买模式"，要求政府部门加强对服务供给者的胜任力评价和绩效评估。最佳购买模式通过契约对买卖双方加以约束，使得政府和服务供给者为达到预定目标而共同努力。近年来，英国政府为购买社区照护服务制定了一系列的规章制度，包括招标方式、依据法条、委托项目、服务内容、经费预算、投标资格、投标要件、评选项目及分配方式、契约条文等。政府从拟定购买计划书、遴选评选委员会、上网公告、招标审核再到执行情况，进行了全方位的监督。[①]

（三）推动非营利组织与营利机构供给长期照护服务

英国的老年人长期照护立足社区、依靠社区，以社区为依托，各种服务设施都建在社区，以便回应老年人的需要。在社区照护服务的供给体系中，既有政府举办的机构，也有慈善组织，还有私营的、商业性的服务机构。提供服务的人员既有政府雇员，又有民间的专业工作人员和志愿服务人员。20世纪90年代以来，英国开始在社会服务领域建立"准市场"机制，鼓励私

---

① 龚韩湘、冯泽华等：《英国购买式社区照顾服务模式的发展、改革及启示》，《中国卫生政策研究》2017年第1期。

营部门和志愿组织充当直接服务提供者，政府则更多充当政策制定者、服务购买者、监管评估者等角色。为了鼓励服务供给方不断提高服务质量，英国政府还制定了一系列奖励制度。目前英国养老服务的供给越来越多地呈现出多元化和市场化的特点，由政府直接提供服务的比例不到两成。非营利组织与商业机构扮演输送服务者的角色，执行政府在购买照顾服务契约上订定的契约项目。这些组织因更接近服务对象，故能够更准确地把握服务需求，进而能够提供富有弹性的、个性化的服务项目。它们会根据市场调查的结论，参照已有的养老服务市场情况来确定自己的目标人群、服务定位和价格。而且民营照护机构有各种档次供老年人选择，大型机构还通过连锁式发展形成了庞大的、标准化的服务网络。社会与市场参与服务供给，促进了长期照护的合理分工，也提高了整个社会的福利水平。

第三节　日本老年人长期照护服务

一、日本人口老龄化状况

1970 年日本 65 岁及以上老年人口比重达到 7.07%，标志其迈入老龄化社会。此后，日本的老龄化程度不断加深，1991 年日本 65 岁及以上人口占总人口的比率为 12.5%，到 1995 年，这一比例已经达到 14.54%。也就是说，日本在 25 年间就经历了老年人口从 7%上升到 14%的发展过程。不仅如此，1997 年日本人口老龄化系数就超过了 100，这意味着 65 岁及以上老年人口的数量已经超过了 0—14 岁少年儿童人口的数量，预示着日本人口老龄化将继续快速发展。① 2005 年日本共有 1.28 亿人口，其中未成年人口仅占总人口的 13.7%，老年人口却高达 20.1%。可见，日本社会的"少子老龄化"特征愈发明显。统计显示，2011 年日本老龄化程度已达到 23.3%、

---

① 尹豪：《日本人口老龄化与老龄化对策》，《人口学刊》1999 年第 6 期。

2015 年为 26.7%。据日本总务省预测，2025 年日本的老龄化程度将增至 30.3%、2055 年将达到 39.4%。① 目前日本已成为全球老龄人口比例最高、人均寿命最高的国家。

二、日本老年人长期照护服务的发展

（一）建立阶段

在亚洲国家中，日本的社会保障历史最为悠久。1874 年日本颁布《贫困法》，旨在帮助部分贫困无依人士维持基本生活。1922 年建立健康保险，以劳动者为对象，1938 年建立国民健康保险，将政策对象扩展至个体经营者，随后又在 1941 年颁布《雇员年金保险》。20 世纪 40 年代末，日本还创设了儿童与残疾人福利制度。受儒家文化的影响，在老年人照护方面，日本特别强调家庭责任，主张以家庭养老为主要模式，由家人照顾年长者。日本于 1946 年制定了《生活保护法》，该部法律以救贫、防贫为目的，在法律层面规定了家庭与亲属赡养老年人的责任，也明确了国家在保障国民基本生活方面的义务，即当老年人个人、家庭和亲属都不能满足老年人的需要时，国家有责任提供必要的保障和服务。1954 年日本制定了《国民养老金法》，承诺由国家负担养老金管理费和年金开支的 33.3%，余下的由雇主和雇员共同负担。

（二）发展阶段

20 世纪 60 年代，日本经济进入增长期，这为其构建社会福利制度提供了良好基础。1961 年日本实施全民医疗保险制度，显著改善了医疗服务。1963 年日本制定《老人福利法》，这是"福利六法"中的第五部法律，被誉为"老年人宪章"。该法确立了日本老年人社会福利制度的基本框架，提出

---

① 田香兰：《日本社区综合护理体系研究》，《社会保障研究》2016 年第 6 期。

了诸如"尊敬老年人""促进老年人自决""确保老年人社会参与机会"等理念，要求各地设立特别养护老人院，收住需要长期照护的老年人。这部法律的颁布被视为日本老年福利服务的原点。为老年人提供保障虽然解决了一些问题，但也面临着新的困扰。一方面，一部分老年人由于没有家属或亲戚照顾，只能选择长期住院，以医疗保险制度来解决自己的养老困境。这种情况导致了"社会性住院"现象，其直接后果就是医疗费用的大幅度增长。另一方面，随着人口高龄化的加深，以及核心家庭与单身家庭的增多，依靠家庭供给老年人长期照护已难以实现。故而，政府必须负起长期照护责任，并解决医疗资源的不合理分配问题。在政策目标上，要求政府把老年人的护理需求和医疗需求分开。为此，日本政府主张发展社会化养老服务。1973 年日本政府成立了老人问题对策计划小组，着手制定更全面的老龄政策。在日本政府主导的"福祉国家"的影响下，大量由政府投资的老年人福利聚居点被建设起来。

（三）调整和完善阶段

20 世纪后期，日本经济发展放缓。日本政府基于缩减财政支出的考量，开始调整老年福利政策，强调个人的责任和义务，故基于个人主义的责任观开始出现在相关政策中。例如，政府倡导个人积极努力，强调家庭和社区的支持作用，主张发挥志愿组织在老年福利供给中的功能。80 年代，日本加快了老年人社会福利制度建设，1983 年颁布了《老年人保健法》，1986 年颁布了《长寿社会对策大纲》，1989 年制定了《促进老人健康与福利服务十年战略规划》。1995 年，日本发布《重新构建社会保障体制》，提出引入护理保险，把护理服务纳入社会保障体系的战略构想。当年的一项调查表明，80%以上的日本人赞成创建"介护保险"制度。1997 年 12 月，日本通过了《老年介护保险法》，并于 2000 年 4 月 1 日开始实施。介护保险制度的施行旨在发动全社会共同面对老年人照护问题，减轻部分老年人家属照护责任和压力，从而为老年人建构一个安全稳定的晚年生活系统。

介护保险制度将原来的老人福利服务系统和保健系统整合成一个多层次、多支持系统的长期照护服务体系，解决了因为照护服务费用支持差异造成的制度不公和个体负担不公问题。为了回应实践中出现的问题，日本于2005年对《老年介护保险法》进行了部分修改。如考虑需要轻度介护的人员为数众多的状况，加强了预防体系建设；设立个人负担上限，增加给付补助，使低收入者也有能力利用介护设施；进一步强化居家介护服务，建立介护服务新体系；提高介护服务信息透明度，加强对从业机构的考核；强化介护人员的培训，以提高介护服务质量等。2012年以来，日本将构建地域综合护理体系作为护理保险制度改革的重点。日本介护保险的实施主体是市町村，具体的介护服务提供除了社会福利法人外，政府还鼓励民间团体、农业协作组织、消费者组织、老年人才中心和非营利组织等多种社会团体参与。

三、日本老年人长期照护服务的供给

（一）居家服务

日本在老年人照护制度建立初期完全沿袭了发达国家的机构照护模式。机构照护虽然具有设施完善、干预及时、专业性强等优势，但随着日本人口老龄化程度的不断加深，机构照护模式已难以满足老年人的实际需求。同时，机构照护导致了老年人的社会隔离，加剧了老年人的功能衰退。居家照护方式既便于老人就近生活，增加老人的情感支持，又解决了机构照护费用过高和医疗资源滥用问题。有鉴于此，日本开始大力提倡居家照护模式，以提高老人的晚年生活质量。2000年日本政府在《介护保险制度》中提出，要重视居家养老介护服务，"让高龄者尽可能在自己家里，在已经住惯的社区养老"。居家照护，即家庭护理员到老年人家中提供的上门服务，包括居家护理、居家康复、居家疗养管理指导（由医生、牙医、药剂师等访问，进行疗养上的管理和指导）、生活护理服务（为老年人提供健全舒适的居家生活）等。被介护保险覆盖的服务项目有 40 多个，老年人可以根据自己的实际情况选择适合的服务项目。为了推动居家照护的发展，日本相关法律规定，地方政府必须根据当地人口情况设置居家养老支援中心，开展老年人生活状况调查、服务需求评估，指导各类机构制定居家养老服务计划。

（二）社区服务

自 20 世纪 80 年代以来，大部分发达国家老年人机构照护的比例都呈现下降趋势。社区照护倡导"生活正常化""就地老龄化"，主张老年人在自己熟悉的环境中接受照护，具有成本低、效果好等优势，同时可调动社区内的资源。因此，日本政府决定调整社区与机构照护的资源配置，将更多的资源转移到社区。政府部门中的社会部负责推动社区服务的发展，包括收集本地老年人信息、制定相关政策、汇集服务资源等。社区服务主要指社区及其他专业服务机构为居民个人和家庭提供的服务。这是依据《2005 年介护保险法修正案》新增设的服务，是在设施服务与居家服务基础上加入的一种服务，利用者仅限于在该设施所在地居住的市町村居民。服务内容有居家护理、日常生活照料、家政服务、保健服务和医疗管理等。2014 年日本颁布《医疗护理综合确保法》，要求都道府县制定"社区医疗构想"，以促进居家医疗与护理相联系，进一步充实生活支援服务。在日本，社区服务的供给主体是多元化的，既有各级政府，得到政府资助的民间组织，也有营利性企业，甚至是个体执业者。

（三）机构服务

在日本，使用机构照护的老年人占 65 岁以上人口的 2% 左右。机构照护，即老年人离开自己的家庭，在护理院、老人院等设施内生活。在日本，老年人机构服务分为三类：第一，介护老人福利机构，如护理院，主要面对那些能够自立生活的老人，他们的身体和精神状况虽然较差，但生活能自理，仅仅需要一般护理。第二，介护老人保健机构，如长期照护所，是以功能训练等必要的医疗和日常生活护理为目的的设施。服务对象是那些病情起伏不大、较为稳定，不需要继续住院接受专业医疗服务的老人。第三，介护疗养型医疗机构，面向那些需要长期疗养的老人，其收费标准是最高的，如老年病医院。老年人可在三种形式中选择自己所需要的服务。机构照护的内容很多，包括生活照料、健康管理、信息服务、康复训练、休闲娱乐等。运营照护机构的，可以是营利性机构，也可以是非营利组织，在实践中，主要以后者为主体。近年来，介护保险制度的实施刺激了老年人的需求和营利性机构的发展，日本老年人入住机构、获得长期照护的现象明显增多。厚生劳动省开展的"身体障碍者实态调查"发现：选择介护福利机构的老年人最多，约为 40 万人；选择老年保健机构的约为 28.5 万人；入住收费机构的约为 2.9 万人。[①]

四、几点启示

（一）发挥政府的主导作用

在日本长期照护服务体系的发展过程中，政府主导是一个重要特点。供给长期照护服务涉及多个问题，包括制定政策、投入资金、建设设施、培养人才等。日本政府通过不断改革养老金制度、实施长期介护保险，为长期照护服务供给提供资金支持。1989 年日本制定了旨在推动老年人保健福利事业发展的"黄金计划"，决定在十年内投入 6 亿日元，用来增加老年人的社会福利设施和为低收入老年人提供家庭照料和护理服务。日本政府在政策上承担了贫困老人的基本生活保障责任，解决了其晚年生活风险。此外，日本是世界上为数不多的专门为失智患者提供机构照护的国家。为了提高长期照护服务的质量，日本政府出台了《社会福利士及看护福利士法》（1987）、《福

---

① 张岩松：《养老服务业发展与个案研究》，清华大学出版社 2015 年版，第 232 页。

利人才确保法》（1992）、《关于确保高龄者居住稳定的法律》（2011）等专门政策，提出了照护服务从业人员的道德、知识和能力要求，设计了从业人员职业发展的整体思路，确定了长期照护服务的主要标准。为了规范照护服务的发展，日本推出了职业资格证书制度，鼓励人们通过职业资格考试获得从业资格和相应的薪酬。这些政策既引导教育和培训机构按照政府构想培养长期照护服务供给者，又吸引了一些愿意投身老年人服务的人才。

（二）推动长期照护的居家化

近年来，日本通过实施护理保险、加大社区服务资金投入等方式，试图把老人照护服务的重心转回到以专业机构为支撑和以社区为平台的居家照护模式上，以减轻家庭的照护负担。例如，通过社区专业护理机构向有需要的家庭派遣专业照护人员，协助家庭处理生活事务、为老人检查身体、指导老人康复训练等；组织家庭主妇、大学生、健康老人等志愿者为生活不便的社区居民提供陪聊、送餐等轻体力劳动；为照护老人的子女给予税收回扣，给家庭照顾者发放"慰劳金"，以表达国家对家庭的支持。① 这些举措调整了长期照护服务供给结构，强化了正式支持与非正式支持的联系。一方面充实了基层社会的照护资源，释放了长期照护服务需求，另一方面也减轻了家庭照护的压力，维系和加深了家庭成员之间的情感。② 近几年，日本加强了社区综合支援中心和附带服务功能的老年住宅建设，以支持老年人居家生活。政府为家庭提供支持，对以居家养老为主的老年人在医疗照护、保健需求和疾病早期预防等方面加强了服务供给的主动性，使得家庭成为长期照护服务体系中重要的一员。

---

① J. C. Campbell, & N. kegami, "Japan's Radical Reform of Long-term Care", *Social Policy & Administration*, Vol. 37, No. 1 (2003), pp. 21-34.

② 王伟：《日本家庭养老模式的转变》，《日本学刊》2004 年第 3 期。

（三）注重养老产业的培育

"养老产业"是与"养老事业"对应的概念，指由民间资本经营的、面向老年人的营利性事务，如研发和销售老年住宅、老年金融产品、老年人用品等。20世纪70年代，日本养老产业开始兴起。1974年厚生省发布《收费养老院设置运营指导方针》，对营利性养老机构的设置条件、人员配置、服务标准等做了规定，并要求机构应参加年度检查，以便接受政府的指导和监督。这一政策对民间资本进入养老领域产生了明显的刺激作用。为了解决利润驱动导致的市场混乱问题，20世纪80年代，日本政府提高了准入门槛，并开始推行"银色标志"制度，由认证委员会对符合条件的养老机构、老龄产品和服务及其厂商进行认证和信息发布。为了将民间资本引向养老产业，1988年日本政府对社会福利及医疗事业团体法律进行了修改，提出"为民间兴建或经营具有医疗、看护功能的福利设施提供低息，甚至无息贷款，并给予税收优惠"。① 由于企业被获准进入长期照护领域，营利法人逐渐成为提供居家长期护理、日托长期护理服务的中坚力量。② 日本各类居家服务供给机构从2000年的16.6万个增加到2008年的34.6万个，护理机构也从9143家增加到12320家。由于老年人释放的有效需求较为旺盛，加之政府鼓励营利性养老服务的发展，所以养老已经成为日本的支柱产业之一。

第四节　韩国老年人长期照护服务

一、韩国人口老龄化状况

韩国的人口老龄化起点与中国基本同步。2000年韩国65岁及以上人口

---

① 蔡成平：《日本为什么会这样》，江西人民出版社2016年版，第246页。
② ［日］小岛克久：《日本经济发展与社会保障：以长期护理制度为中心》，《社会保障评论》2019年第1期。

占总人口的比例达到 7.2%，进入老龄化社会。过去十几年，韩国的老龄化呈现出较高的增速。2010 年韩国 65 岁及以上人口有 535.7 万，占总人口的比例达到 11%，高出我国同期老龄化水平 2.13 个百分点。2010 年起，韩国高峰期出生的 1000 多万人（出生于 1955—1964 年）陆续退休，进一步加快了老龄化速度。2018 年，韩国的老龄化率达到 14.3%，也就是说，韩国老年人口从 7%上升至 14%，用时仅 18 年，比日本还要短。预测显示，2026 年，韩国的老龄化程度将超过 20%，进而其将转变为"超老龄社会"。与英、法、德等国用时三四十年相比，韩国人口老龄化从 14%到 20%只有 8 年，可见其老龄化速度之惊人。到 21 世纪中叶，韩国 65 岁及以上人口占总人口的比例约为 35%，将是世界上人口老龄化程度较严重的国家之一。与欧洲国家和日本等典型的老龄化社会一样，人均寿命的延长与生育率降低是韩国人口老龄化的主要原因。虽然韩国的人口老龄化出现在人均 GDP 为 1 万—2 万美元的背景下，属于"先富后老"的类型，但由于老龄化速度过快、照护老年人的价值观念的变化等，韩国政府在政策创制、服务体系建设等方面仍面临着较大压力。

二、韩国老年人长期照护服务的发展

（一）萌芽阶段

韩国相关的老年福利制度可追溯至 20 世纪 40 年代开展的面向贫困老人的社会救济项目。20 世纪六七十年代，韩国政府致力于发展经济，实行"出口主导型"战略，缔造了举世瞩目的"汉江奇迹"。在此时期，社会福利总体上是作为经济发展的附属物而存在的，有关老年人的社会政策是碎片化的，分散在不同类别的法律条文之内。60 年代，韩国分别建立了政府雇员养老金和军人养老金，试图解决公务员和军人的养老保障问题。1973 年韩国制定了《国民福利养老保险法》，但由于此后经济状况恶化，该法也仅覆盖了公务员和教师。70 年代，一些老年问题受到关注，除了传统的贫困问题外，还有老年人的退休、照料、社会参与等问题。但总的看来，70 年代韩国政府的关注点是社会保障基本制度的构建，并未特别强调老年人照护问题。1977 年，韩国建立了面向所有人的医疗保险制度，1979 年建立了政府雇员和私立学校教师的医疗保险制度和面向弱势群体的医疗救助制度。在上述医疗保险制度中，老年人或可以被视为被保险人，或可以作为被保险人的家属来接受保障。[1]

（二）创立阶段

在经济快速发展的同时，韩国的家庭结构也悄然发生着变化。核心家庭增多，家庭规模缩小，女性就业率上升，导致家庭照护能力趋于下降。而人均寿命的延长、老年人家庭的增长，使得老年人的照护问题凸显。在这种背景下，1981 年韩国政府颁布了《老年人福利法》。该法规定国家或地方自治体有义务通过适当的支援提供或建设老年人专用住宅。政府可以通过财政补贴的方式，鼓励民间企业建设老年服务设施。该法的颁布表明韩国在法律层面确定了老年福利的国家视角。20 世纪 80 年代前期，韩国投入使用的养老院主要为贫困老年人提供服务。为了解决失能老人的长期照护问题，从 1986 年开始，韩国尝试建立专门的老人护理院。1987 年，韩国将社区照护作为老年人居家服务的组成部分，并且对试点社区提供财政补贴。1989 年，韩国修订《老年人福利法》，提出发展面向中高收入的老年人的付费型长期照护服务。同年，韩国面向全体国民实行了普惠性的国民医疗保险制度，并对老年人医疗看护中的医疗费用过重问题进行了干预，以期降低老年人的医疗负担，但相关措施仅限于急性护理，并没有把老年人的长期照护需求放在更大的范畴内加以考量。

---

[1] 国际应对人口老龄化战略研究课题组：《国际应对人口老龄化战略研究》，华龄出版社2014 年版，第 227 页。

（三）发展阶段

20 世纪 90 年代，韩国开始构建体系化的老年人社会福利制度。例如，改革养老金制度和最低生活保障制度、推出老年人津贴制度、出台促进老年人就业的法律等。就长期照护而言，1993 年，《老年人福利法》正式确定了社区照料服务的三种形式：居家照料、成人日间照料和短期照料。1997 年，韩国对《老年人福利法》进行修订，允许设立老年人专门疗养设施、老年人专门医院、收费型老人专用设施，允许在住宅或住宅区开展居家养老服务。《老年人福利法》将老年福利分为安居福利、健康照料、社区照料和娱乐福利，其中前三项都属于长期照护的范畴。此外，这次修订还对老人院和护理院进行了分类，明确了各自的服务定位和内容。为了回应老年人及其家庭的长期照护需求，1999 年底，韩国保健福利部成立了"长期护理保护政策研究团"（2001 年改名为"长期护理保险政策企划团"），讨论长期护理保险制度建构问题。

进入 21 世纪，韩国政府加快了长期护理保险制度建设和实施的步伐。2001—2004 年，制定了多项政策，组织了多轮听证。2005 年 7 月开始试点，并于 2007 年 4 月制定《老年人长期疗养保险法》。2008 年，该保险法在全国范围内正式施行，政府同步成立"长期护理保险制度改善委员会"。《老年人长期看护保险法》的实施促进了护理产业的发展，推动了长期照护由家庭模式向社会模式转变。统计显示，2009—2014 年，申请长期护理保险的老年人稳步增加，每年约有五成多的申请者经等级认定，获得正式的长期护理服务。[1] 2010 年韩国正式实施护理师资格证考试制度，2012 年发布首个"长期护理基本计划"（2013—2017 年），2013 年开展失智症等级试点，2014 年将长期护理等级从 3 个扩大到 5 个，2016 年建立长期护理综合信息体系，

---

[1]　詹军、乔钰涵：《韩国的人口老龄化与社会养老政策》，《世界地理研究》2017 年第 4 期。

2017 年制定第 2 个"长期护理基本计划"（2018—2022 年）。经过十年的探索，韩国的长期照护制度体系不断完善。2018 年的调查显示，使用服务者对长期护理保险制度的满意度达 91.1%。[①]

三、韩国老年人长期照护服务的供给

（一）居家照护

韩国长期照护的服务对象主要是年满 65 岁的老年人，以及不满 65 岁的脑出血、脑梗死、帕金森等老年性疾病患者。政府的国民健康保险工团会负责管理长期照护服务。该组织在韩国各地设立分部，接受申请并评定长期照护等级，做出申请人是否成为长期护理服务对象的决定。2014 年 7 月以来，韩国实施了新的等级标准，其中，第五等级为智力障碍特别等级，其可使日常生活有一定困难的智力障碍患者每月可以享受 76 万韩元上限的长期护理服务。居家护理是韩国老年人长期护理保险给付的一种类型，即由护理人员到老年人家中提供疗养、洗澡、上门看护、短期看护等服务。其中，上门疗养是长期护理专业人员访问服务对象者家庭，帮助其进行日常生活和家务活动。上门洗澡是专业人员利用安装了洗澡设施的车辆，访问老年人家庭，为其提供洗澡服务。上门看护是专业护士按照医生的指示，访问护理服务对象者家庭，为其辅助诊疗，或提供护理指导服务。短期看护是将老年人安置在机构，帮助其调整身心功能，一般不超过 15 天。韩国《老年人长期护理保险法》规定，居家护理服务对象需承担当年费用的 15%，这一比例低于机构照护，说明韩国政府鼓励老年人申请居家照护服务。

（二）机构照护

机构照护是韩国长期护理保险给付的第 2 种形式。在韩国，提供老年人

---

① 田香兰：《韩国长期护理保险制度解析》，《东北亚学刊》2019 年第 3 期。

长期照护的机构有老人居住福利机构（养老机构）、老人医疗福利机构（老人护理机构）、老人休闲福利机构、老人居家福利机构（上门护理机构）。这些机构为老人提供照护服务、休闲娱乐服务、终身教育服务、社会参与支持服务、合法权益保护服务等。一般情况下，老人照护服务主要由老人居住福利机构、老人医疗服务机构与上门护理机构提供，服务对象主要是独自居住的高龄老人，或者是因为失能等因素导致生活自理困难的老人。一般情况下，机构会和老人达成协议，会按照老人的需求，为他们提供安全确认、生活教育、联系服务、家务支援、活动支援等服务。满足老人一般精神需求的休闲支援服务由敬老堂、老人福利馆等福利机构提供服务。终身教育服务由老人教室（老年大学）、老人福利馆、社会福利馆和宗教团体提供。2008 年老年人长期护理保险制度实施以来，韩国政府加大了机构建设的力度，并致力于培养专业化的护理人才队伍。统计显示，2018 年韩国有长期护理设施20337 个，其中，入住型护理机构为 5304 家、居家护理服务机构为 15073家，较十年前增长显著。[①]

（三）现金给付

韩国通过长期护理保险为符合条件的申请人提供居家和机构照护服务，但也有些被认定需要长期照护的申请人因主客观条件的限制，难以得到居家或机构人员的照护服务。例如，申请人居住在岛屿等边缘地区，当地缺乏专业护理机构；因自然灾害或相似原因难以获得长期照护机构的服务；申请人患有精神障碍或特殊疾病，普通护理机构无法正常为其提供护理服务。在这种情况下，国民健康保险工团不得不采取变通之策，为服务对象的家人或非指定型护理机关提供现金支持。按照《老年人长期看护保险法》的规定，现金给付分为家属照护费、特例照护费、长期疗养医院看护费三种。总的说来，对于韩国老年人而言，居家照护和设施照护是长期护理保险支付的主

[①]　田香兰：《韩国长期护理保险制度解析》，《东北亚学刊》2019 年第 3 期。

体，现金给付只是辅助。

四、几点启示

（一）注重各级政府的分权与合作

在韩国，长期护理保险的适用对象与健康保险的覆盖对象基本一致。韩国把全民纳入护理保险范围之内，体现了政府统筹设计、全社会共同承担风险的社会福利治理理念。韩国从 21 世纪初开始讨论社会福利运营权限移转至地方的问题，但是社会保险、公共救济等社会福利事务的主要决定权仍然集中在中央。考虑由公团充当保险人可以节省管理成本，韩国最终选择了中央集权的单一的保险管理机构。国家每年向公团提供 20% 的保险费用，最低生活保障对象、医疗救助对象的护理费用以及其他业务费用由公团承担。通过实施这种管理体制，中央政府实现了对保险市场的较强的控制。为了推动长期照护的有序发展，中央政府明确了国民健康保险公团的各项职能，并对其进行监管。在政府行政体系中，市、郡、区等地方政府的作用主要是监督和指导长期照护服务的供给。地方政府与承担老人长期照护服务的机构进行接触，以此评估长期照护政策的执行情况，了解照护机构与长期照护对象的实际需求，并提供相应的支持。此外，地方政府还负责长期照护机构的指定及取消、停业、歇业、扩充等事务。地方政府还可以向公团推荐护理等级评定委员会的成员，以使信息沟通更顺畅。同时，作为地方政府的基本功能，其还必须承担老年疾病的预防保健事务。

（二）推动长期照护服务的专业化

2008 年韩国推行老年人长期照护保险后，照护服务人力需求迅速扩大。韩国通过培养专业的护理人才提高长期照护的供给质量，建立了护理师职业资格制度。在制度实施初期，只要具备最低限度的人财物条件并向市、郡、区申请就能获得护理师教育培训机构的运营资格。学员在教育机构接受 80

学时理论、80 学时实务、80 学时实习的教育就能获得护理师资格证。[1] 后来因护理师教育培训市场的混乱影响了护理师的培养质量和社会信誉，2010 年韩国政府推出新规，要求学员在学习完相应的课程后必须参加国家统一考试，通过者才能获得护理师资格证书。护理师职业资格考试包括理论知识及实践知识。据统计，截至 2014 年底，韩国共有 130 万人获得护理师职业资格，其中约 20% 的人进入长期照护服务领域。其中，一级护理师承担重症老人的身体照顾及相关服务，二级护理师则对轻度失能老人提供身体照顾及家务服务。[2] 在韩国，保健福祉部负责制定护理师培养的具体条件，并指定教育培训机构，包括普通大学的附属终身教育院、看护协会、家庭志愿教育机构、女性人力开发中心等。2014 年，保健福祉部指定的护理师培训机构有253 个。[3] 为了保障长期照护的质量，韩国还鼓励护理师参加继续教育，以不断更新知识和技能。在韩国，投入长期照护的服务人员除了护理师，还有物理治疗师、职能治疗师、社会工作者等，大家基于专业特点与任务，为老年人提供相关服务。

（三）注重长期照护服务的灵活性

过去十年，韩国政府一直致力于根据社会需求和政策实施情况改善长期照护，以使服务供给更灵活。2014 年新规将照护服务等级标准下调，评估得分的下限从 51 分降至 45 分，大大提高了老年人长期护理保险政策的覆盖范围。2018 年，韩国长期护理保险又新增了一个等级（六级），对应于智力障碍症早期患者，再次扩大了服务的覆盖面。2014 年末，被认定为护理对象有 424572人，2018 年增至 585287 人，这意味着有更多的老年人可以依法获得家庭以外

---

[1]　高春兰、果硕：《韩国老年长期护理保险制度实施现状及其改革动态》，《中国民政》2016 年第 7 期。

[2]　高春兰：《韩国老年长期护理保险制度决策过程中的争议焦点分析》，《社会保障研究》2015 年第 3 期。

[3]　戴卫东：《日本、韩国长期护理教育培训体系比较及思考》，《老龄科学研究》2015 年第 10 期。

的正式服务。为了使政策实施更贴近实际，韩国政府规定，服务对象如果对评估结果有异议，可以申请重新进行调查。为了防止服务资源的浪费，韩国规定了长期护理等级认定结果的有效期，其中一级认定者的有效期为 3 年，二至五级的有效期为 2 年，距离有效期结束的三个月内，服务对象需要重新申请等级认定。为了保障长期照护的质量，韩国定期评估服务机构，并向社会公告评估结果。为了配合护理保险制度的实施，韩国开放了服务领域，允许各种服务主体参与服务投递，进一步激活和规范了服务市场。长期护理保险实施以来，越来越多的韩国老人及其家庭接受了专业服务，这既减轻了家庭的照护负担，也提高了女性的就业率。此外，长期照护制度设计也整合了以往分属于老年福利和老年医疗领域各自独立的护理服务，提高了供给效率。

综上可见，无论是西方国家还是东方社会，老年人的长期照护问题都是摆在执政者面前的重要课题。而且，这一问题十分复杂，因为它受到人口结构变化、经济发展状况、社会主流价值等诸多因素的影响。影响因素变动不居，解决方案不可能一蹴而就，甚至常常需要在试错中不断修正。但总结英、美、日、韩等国家的经验，我们也可以发现一些具有共性的应对之道。包括：第一，由政府进行顶层制度设计，统筹考虑经费筹集、人才培养、体系建构、服务递送、监督评估等问题，通过完善的制度设计为长期照护的良性发展保驾护航。第二，运用政策工具，调动社会组织、营利机构、家庭的积极性，鼓励它们参与服务递送。依据它们的特性，引导它们发挥各自优势，形成合理分工、相互协作的供给机制。第三，建构以"在地老化"为导向的服务供给体系。虽然上述四国的长期照护制度设计各有特色，但"在地老化"是一个共同的政策取向。"在地老化"强调老年人居住环境的适当性，强调维持老年人对环境的熟悉度，维系老年人与社会的联结。为此，各国都提倡"把家和社区作为老年人照护的核心场所来组织资源、递送服务"。①

---

① 吴丹贤、高晓路：《西方老年人长期照护研究的地理学回顾》，《地理科学进展》2020 年第1 期。

第七章　改善之策：老年人长期照护服务组合探讨

　　第四、第五章以社会调查为基础，探查了失能老人长期照护服务需要满足情况，分析了家庭、政府、营利组织、非营利组织等服务主体的性质与功能。总体看来，当前我国老年人长期照护服务虽然有多种主体参与其中，但还存在着"明显短板"，如有效供给不足，质量效益不高，社会参与不充分等。① 第七章梳理了四个国家的长期照护服务发展状况，总结了治理经验。理论上说，促进长期照护的有效供给，首先要建构完善的服务供给体系，以便老年人有可能选择并使用所需要的服务；其次要优化服务供给机制，通过灵活多样的服务组合，提升失能老人的选择自主性；再次要制定长期照护服务供给政策，为失能老人及其照护者提供相关支持。结合议题，基于前述研究结论，本章将重点讨论老年人长期照护服务组合问题。

---

　　① 国务院：《"十三五"国家老龄事业发展和养老体系建设规划》2017 年 3 月 29 日，见 http：//www. gov. cn/xinwen/2017-03/29/content_ 5181748. htm。

第一节 讨论老年人长期照护服务组合的意义

一、回应长期照护服务内容与特点的内在要求

长期照护的主要服务对象是那些因器官老化、慢性病、身心功能缺损而导致生活不能完全自理的老年人。由于生活自理能力受到限制，失能老人所需要的长期照护是全面的。就日常生活协助而言，他们需要照护者能够代办事务、洗衣做饭、清扫住所等。本书对住家失能老人、机构内失能老人的调查均显示，其所需要的照护服务是非常多样的。就健康照料服务而言，老人们需要照护者能够提供陪同就医、身体护理、功能复健等服务，希望机构能够提供体检与慢性病处置等服务。就精神慰藉而言，他们希望照护者能够多陪伴在身边，陪其聊天解闷、协助其走出居室或郊游散心等。本书还发现，失能程度是影响照护需要的主要变量。失能越严重，需要的长期照护服务的数量和类别也就越多。而这显然是个体照护者难以长期承担的。在长期照护服务需要既定的情况下，由多个服务主体共同提供长期照护将有助于分担照护压力，并保障照护服务的质量。

与急性医疗照护服务相比，长期照护的服务对象是罹患慢性疾病的虚弱老人，他们虽然不需要提供复杂的疾病治疗服务，但需要康复训练、控制慢性病并发症、延缓功能衰退等基本卫生保健服务，因而长期照护服务具有一定的专业性。而且，长期照护的地点通常在家庭、社区、机构，老人无须长期占用医院病床、医疗器械等卫生资源，因而服务供给形式具有一定的灵活性。与一般性的为老服务（以健康老人为对象）相比，为失能老人提供的照护通常以维持一定水平的生存质量为目的，且会持续一段时间（如术后康复），甚至是终生的（如长期卧床的失能老人）。长期照护服务内容多、介入程度深，是一项劳动密集型工作。总之，从长期照护服务的特性看，其本

质是整合性服务，应当将生活照料、卫生保健、精神慰藉等整合进服务项目，将生活照顾者、医护人员、社会工作者等整合进服务团队。总之，一个好的长期照护体系应当由多方共同承担照护责任，并提供多元化的照护服务。①

二、克服各服务主体自身局限性的必然要求

从性质看，失能老年人长期照护服务包括非正式支持与正式支持。其中，非正式支持的提供者主要是老年人的家人、亲属、朋友、邻居等。正式支持的提供者主要是政府及其举办的社会福利机构、民间力量兴办的非营利机构与营利机构等。非正式支持体系虽然是长期照护服务供给的主要力量，但是在现代社会，随着长期照护需要的快速增长，家庭已不能独自应对。而且，对失能老人的长期照护具有一定的专业性，非正式支持往往难以满足。此外，由家庭提供长期照护也会让老人产生明显的负疚感与无力感。在家庭核心化的背景下，主要照护者承受的劳务和心理负担比较沉重。如果主要照护者是老年子女、老年配偶，还会出现"老人照护老人"的现象，进而会影响老年照护者的生活质量。如果主要照护者是成年子女，还会导致工作与照护、养老与育幼等问题的冲突。可见，由家庭照护老年人固然比较可靠，也符合老年人的心理期待，却不宜成为唯一的、主要的照护方式。尤其是长期照护重度失能老人，可能会导致家庭冲突，甚至使家庭关系瓦解。

就正式的长期照护而言，其优势包括能够为老人提供多种照护服务，可有效降低家庭照护者的身心压力；能够提供全天候照护，可减少失能老人、患慢性病老人对医疗资源的占用；能够为极度衰弱老人提供高密度的照护，可协助其维持一定程度的生存质量。但正式支持体系也存在局限性，如服务不够人性化，更关注管理制度和运营风险而非个性化的服务需要；老年人的隐私与自主性难以得到保障，且存在一定程度的监禁现象；费用相对较高，

① 伍小兰：《台湾老年人的长期照护》，中国社会出版社 2010 年版，第 37 页。

低收入老人无法解决服务付费问题。正如研究者所言："老年人对长期照护存在着多样化的期待，但政策与实践并不能满足他们的要求。老年人希望能够掌控个人生活，但却因之与机构的管理制度产生了冲突。"① 可见，机构照护也是长期照护的一种形式。总之，不同的照护主体有优势也有局限，只有将它们整合到一个服务体系中，并使之互相补充，才能够更有效地回应失能老人的照护需要。

三、解决服务供给"碎片化" 问题的现实要求

在人口老龄化和高龄化的背景下，老年人因失能而需要长期照护服务已成为普遍现象。目前我国有 4000 多万失能和半失能老人，波及千万家庭，如果长期照护成为家庭"不能承受之重"，就会成为一种新的社会风险。② 长期照护的特性决定了服务供给应当是连续性的，即能够根据老人的失能情况及照护需要提供不同的照护设施，包括居家服务机构、社区临托机构、社区日托机构、普通养老院、养护院、护理院、医院、临终关怀机构等。相应地，每种设施提供的服务内容不尽相同，所服务的老人也有所差异。例如，居家服务机构主要采取上门服务方式，协助老人及家人处理家务、提供饭食等，服务对象是自理老人或由家人照料的轻度、中度失能老人。护理院往往接受生活不能自理的中度、重度失能老人，为其提供生活照料、卫生服务、精神关怀等。临终关怀机构则针对余日不多的老人提供姑息治疗、精神慰藉，并协助家人处理后事等。正如世界卫生组织所强调的，"一个提供持续和全面服务的长期照护系统应当具有相互联系的临床、社会和公共卫生服务"③。

---

① L. K. Robert, & A. K. Rosalie, "What Older People Want from Long-Term Care, And How They Can Get It", *Health Affairs*, Vol. 20, No. 6 (2001), pp. 114-127.

② Ranci C., Brandsen T., Sabatinelli S., Social Vulnerability in European Cities. London, UK: Palgrave Macmillan, 2014, p. 3.

③ WHO, Long-Term Care Laws in Five Developed Countries: A Review. *Geneva*, 2000, p. 10.

但是，受服务体系不完善、政策制度不健全、区域发展不平衡等因素的影响，目前我国失能老人长期照护服务呈现出"碎片化"特征，服务供给主体之间相互联系、分工合作的运行机制尚未形成。本书发现，由家庭照护的失能老人很少从家庭以外获得支持；使用政府购买服务的老人主要依靠自己和护理员维持基本生活；入住机构的失能老人普遍与社会隔绝，有些老人会部分失去甚至全部失去家庭支持。由于服务供给主体相对独立、分散，失能老人也被人为地分割为不同的亚群体。由于数量不足、类型不多、质量不高的各类服务机构未得到有效整合，故不能提供长期照护所要求的连续性服务。此外，老年人的卫生服务与社会服务分属于卫生部门和民政部门，也不利于整合服务。近几年，医养结合推进缓慢就是例证。研究表明：当前老年人长期照护正处于各种矛盾交织的状态，不断上升的照护成本、一直短缺的照护人力、尚未厘清的责任界线、公平与效率的难以平衡，都是摆在决策者面前的现实挑战。

第二节　实施老年人长期照护服务组合的条件

长期照护服务的投递方式在很大程度上决定服务供给的效率和效果。由于老年人的照护需要复杂多样，而照护资源也呈现出多样性、流动性和空间差异性等特征，因此满足老年人的福利需要可能会交互使用各种措施，形成多种供给模式。实施长期照护服务组合至少应具备如下条件：首先，从需求侧看，老年人有获取长期照护服务的实际需要，对服务主体与服务内容有所了解，具备一定的资源禀赋或合法的领受资格；其次，从供给侧看，长期照护服务体系是客观存在的、相对完善的，服务主体是多样的，且是相互联系的。换言之，前者可归纳为长期照护的可承受性（affordability）与可接受性（acceptability）问题，后者可归纳为长期照护的可及性（accessibility）与可用性（availability）问题。

一、老年人的照护需要是实施服务组合的前提

老年人问题的一个关注焦点就是这一人群的健康状况。① 《2004 年世界卫生报告》指出，在 60 岁以后的生存时间中，人们约有 35% 的岁月会伴随着残疾。有研究基于 6 年的纵向数据测算出我国 65 岁及以上男性老人平均预期照护时间为 4—5 年、女性为 7—8 年。② 还有研究估算我国老年人轻度、中度、重度失能时间均值分别为 4.42 年、0.88 年、0.63 年。③ 失能是评估长期照护需要的敏感指标，是老年人需要长期照护或送入养老机构的前兆。本书也发现，日常生活能力（ADL）与照护需要之间高度相关。一般说来，失能程度越轻，老年人越有可能依靠自己和家人；失能程度越严重，就越可能使用正式服务。当然，老年人选择何种照护模式会受到失能程度、支付能力、家庭结构、居住情况、社区环境等多种因素的影响。即便失能程度相同，也可能选择不同的照护模式。

1973 年，安德森和纽曼在研究医疗服务使用行为时提出了"安德森模型"（Andersen Model），认为有 3 类因素会影响人们对医疗服务的使用。一是前置因素，包括人口学变项（性别、年龄、婚姻等）、社会结构变项（教育程度、种族、职业、宗教等）、健康信念变项（健康观、对医疗服务的了解等）。二是使能因素，指个人能够获得医疗服务的能力和资源，包括家庭资源（如经济收入、家庭人口）、有无医疗保险、社区卫生资源（如服务设施、服务价格）等。三是疾病程度因素，包括个人主观上对疾病的感知、临床上的诊断结果等。"安德森模型"经实践反复检验，一直保持了较高的解释力，并被用于老年学的研究中。该模型证实：疾病及失能状况是影响老年

---

① 何莞、张恺悌等：《2000 年中国城乡老年人口健康与医疗保障》，中国社会出版社 2008 年版，第 14 页。

② 黄匡时、陆杰华：《中国老年人平均预期照料时间研究——基于生命表的考察》，《中国人口科学》2014 年第 4 期。

③ 张立龙、张翼：《中国老年人失能时间研究》，《中国人口科学》2017 年第 6 期。

人使用长期照护服务的重要因素。因此，在考虑长期照护服务组合时应特别关注老年人的自理状况。

二、老年人的服务认知是实施服务组合的基础

认知是行动的先导。如果老年人缺乏对长期照护资源的了解，或者对社会照护持负面看法，其长期照护需要就很难转化为实际行动。学者 Gates 曾指出：从"有需要的人"到"服务使用者"，中间要克服一系列的障碍，其中首要的障碍就是服务认知。他认为，如果不能克服认知方面的障碍，"有需要的人"就会成为"流失的人"。[①] Yeatts 等研究者也指出，潜在"案主"可能会因某些服务输送程序的欠缺而面临服务使用上的障碍。如果不了解现有的服务，不知道如何申请服务，或者对服务质量评价不高，他们就不可能求助于正式的社会支持体系。可见，服务认知是服务使用的必要条件。他们从实务角度提出了一个服务使用的框架（见图 7-1），认为服务提供者仅仅关注服务对象是否有需要是不够的，只有解决了服务投递过程中存在的障碍——缺乏知识、资源不可及、意愿不强，才能够促成需要的转化，使"有需要者"成为服务的"使用者"。

在我国，"养儿防老"是一种影响深远的传统观念，子女照护父母被视为天经地义之事。如果老年人需要长期照护，即使家庭缺乏资源也依然要承担照护责任，否则就会背负"不孝"的道德压力。因此，在传统社会，老年人的长期照护基本上依赖家庭，政府是很少介入的。虽然近年来，社会变迁挑战了"养儿防老"的传统观念，但家庭照护依然是老年人的首要选择。2014 年中国老年社会追踪调查（CLASS）发现：选择在自己家或子女家养老的老年人占 94.16%。有 48.53% 的老年人认为照料的主要承担者应当是子女（农村老年人希望由子女照料的想法更强烈，为 58.68%），其次是老年人自

---

① B. L. Gates, *Social Program Administration*：*The Implementation of Social Policy*, New Jersey：Prentica-Hall, 1980, pp. 165-167.

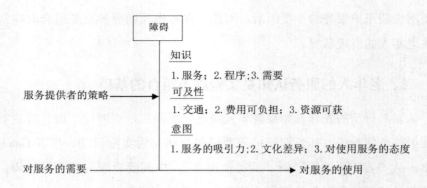

图 7-1　实务取向的长期照护服务使用框架

资料来源：Yeatts，D. E. Crow，T. and Folts，E.，*Service Use among Low-Income Minority Elderly：Strategies for Overcoming Barriers*. The Gerontologist，1992，32（1）：25.

己或配偶（21.04%）。① 可见，有七成老年人还是指靠家庭承担照护责任。老年人不愿入住养老机构，既与老年人有家庭可以依靠、希望与亲人在一起有关，也与其不了解机构、对服务不满意有关。本书针对住家失能老人和家庭照护者的调查都发现，"对机构不放心"（其背后的原因是不了解或道听途说）影响了长期照护需要的释放。第四次中国城乡老年人生活状况抽样调查也发现：作为"需求侧"的老年人对于社区提供的养老服务项目知晓度不高，其结果就是这些项目的使用情况很不理想。②

三、老年人的资源禀赋是实施服务组合的保障

老年人的资源禀赋（endowment of resources）主要包括：第一，老年人

---

① 杜鹏、孙鹃娟等：《中国老年人的养老需求及家庭和社会养老资源现状——基于 2014 年中国老年社会追踪调查的分析》，《人口研究》2016 年第 6 期。

② 寸草春晖课题组：《城市社区养老服务发展困境与对策研究》，载全国老龄办编：《第四次城乡老年人生活状况抽样调查数据开发课题研究报告汇编》，华龄出版社 2018 年版，第 633 页。

可以自主使用的经济资本，如离退休金、家庭存款、债券、股息等；第二，老年人自身的人力资本，如文化程度、年龄、健康状况等；第三，老年人拥有的照护资源，如子女数、同住家人数、与其他亲友的关系、与所在单位或社会组织的联系等。本书发现，老年人拥有的经济资本越多，生活感受越积极，选择照护方式的自主性越高。他们可以选择入住营利性、非营利性养老服务机构，或请专人入户照顾。而经济资本匮乏的老人在安排晚年生活时则具有明显的无力感。他们或寄希望于家庭，或期待得到政府关照。此外，老年人自身的人力资本越有限，照护质量越难以得到保障。因为文化程度低会影响经济收入和养老观念，进而使老年人越可能依赖传统的照护方式。反过来，文化程度高、收入较好的老年人则更有可能选择社会化的养老方式。

照护资源状况也会影响老年人对正式服务的使用。按照层级补偿理论，家庭照护是老年人照护的核心。家庭照护资源多的失能老人会较多倚赖家庭，而家庭照护资源的匮乏则会促使其寻求正式支持。本书开展的问卷调查和访谈也发现，丧偶、子女数量少、子女不在身边等因素都会促使老年人选择正式照护。国内外很多研究都证实，子女作为重要的养老资源，其数量对于老年人的居住方式、经济供养、生活照料等各个方面均产生十分显著而重要的影响。[1] 可见，老年人资源禀赋的多寡在一定程度上会影响其使用服务的能力（见表7-1），因而其也是探讨长期照护服务组合问题时必须关注的一个因素。

---

① 石人炳：《老年人家庭基本状况研究》，载全国老龄办编：《第四次城乡老年人生活状况抽样调查数据开发课题研究报告汇编》，华龄出版社 2018 年版，第 9 页。

表 7-1　失能老人的资源禀赋与照护方式的选择

资源禀赋	基本内涵	资源状况	可能选择的照护方式
经济资本	老人可自主支配的家庭财物（工资、养老金、股息等）	多	决策自主，各种照护方式均可
		少	或依靠家庭照护，或寄望政府资助
人力资本	老人的健康状况、文化程度、人生经验、年龄大小等	好	决策自主，各种照护方式均可
		差	家庭照护、机构照护可能性大
照护资源	老人拥有的非正式的支持资源（子女数、同住家人数、亲友支持等）	多	家庭照护、居家照护的可能性大
		寡	居家照护、机构照护的可能性大

四、服务主体的多元化是实施服务组合的要件

服务组合是将来自不同主体的服务整合起来，形成不同的服务供给模式，以最大限度地满足服务对象的需要。可见，服务主体的多元化是实施服务组合的要件。在西方，20 世纪后叶以来，学者们在福利国家危机的背景下，就福利责任承担问题展开了热烈的讨论，并催生了福利多元主义思潮。罗斯、伊瓦斯、约翰逊等学者都强调，福利的供给主体是多样的，家庭、政府、市场、志愿部门都能成为福利的投递者。他们反对过多强调国家的福利责任，主张引入非政府力量/私营部门，以拓展福利资源的供给渠道和递送方式。英国学者所说的"福利混合经济"（mixed economy of welfare）、美国学者所说的"共同生产"（co-production）、其他欧洲学者所说的"福利组合"（welfare mix）、"组合主义的福利国家"（corporatist welfare state）、福利社会（welfare society）等术语都反映了上述观点。他们认为应当挖掘市场、社区、家庭的福利供给潜能，福利资源来源越多样、供给方式越多元，越有助于完善社会福利体制、提升社会福利水平。当然，更确切地说，福利多元主义只是一种新的政策思维或理论范式，如果将之运用于实践，则需要进一步解决福利供给主体的合作问题。

在我国，老年人长期照护服务业已出现多个供给主体。首先，尽管社会变迁影响了家庭的稳定性，家庭结构与类型也趋于多元，但家庭依然为老年人提供了最多的照护。其次，政府作为服务主体，主要供给的是规制、资金、体系、监管等，此外政府举办的福利设施、提供的社会救助也保障了部分失依、失能、困难老人的基本生活。再者，近年来我国加快了社会建设的步伐，社会组织的数量与质量均不断提高。其中，民办非企业单位从2010年的19.8万个增至2017年的40万个，翻了一番。在政策鼓励和引导下，民办非营利性养老服务机构和设施快速增加，成为老年人长期照护服务供给主体。而随着国家进一步放开养老服务市场，并在融资、税费、土地等方面给予扶持，近几年金融、地产、互联网等企业开始进入养老服务领域。多种主体的出现改变了传统的长期照护供给结构，形成了家庭、社区、机构三大服务平台。服务主体与服务平台的多元化为实施服务组合创造了条件。

五、服务主体的协作化是实施服务组合的关键

实施服务组合，仅有多元化的服务主体是不够的，还要有各服务主体基于自身职责和优势，形成连接与合作状态。发达国家长期照护服务发展的一个基本特点是服务供给主体是多元化的，且被整合到一个大的供给体系中，因此能够根据老年人的需要提供多样化的长期照护服务。当前，我国老年人长期照护体系虽不够完善，但服务供给主体趋于多元化已经成为现实。家庭、政府、非营利机构、营利机构都参与到服务供给中，逐渐打破了"三无老人靠国家，一般老人靠家庭"的传统照护格局。但是，服务的协同与整合还远远不够。协同服务的本质就是集各主体之力，以老年人为中心，安排长期照护服务。协同可以将多个服务主体联系起来，进而解决单个组织不能解决或者不易解决的问题。而且，协同也在一定程度上淡化了各主体之间的竞争关系，符合老年人长期照护服务体系建构的内在需要。

当然，在实践中，服务协同的形式是复杂多样的。其既可以存在于政府

层级体系的纵向结构中，如各级政府就长期照护设施建设、长期照护政策构建、服务模式试点等进行协同；也可以存在于平级政府的横向联合中，如2016年京津冀三地政府签署《京津冀养老工作协同发展合作协议（2016—2020年）》，力图通过协同，打破区域老年福利供给的身份限制和户籍壁垒。其既可以存在于政府、市场、社会的横向联系中，如政府提供场所、设施、经济支持，由营利机构、非营利机构供给服务；也可以发生在各类社会组织之间，如公益慈善团体与民办非企业单位就长期照护服务供给进行协同，医院、康复中心、养老院就长期照护服务转介进行协同，营利机构与非营利机构就长期照护服务模式进行协同等。当然，服务协同也可以发生在正式支持体系与非正式支持体系之间，如政府与家庭协同、机构与家庭协同等。从实践层面考虑服务组合问题，应当在职能上明确各自责任，在行动上跨越组织边界，形成服务主体之间的伙伴关系。

第三节　老年人长期照护服务组合的实践原则

一、以服务需要为考量前提

长期照护服务主要针对的是老年人这一群体，因此服务供给首先应当以老年人的真实需要为导向。当然，老年人是一个非常复杂的群体，他们的年龄跨度大，有些老人的生理功能不输于年轻人，有的则严重退化。老年群体的分化决定了他们是否需要长期照护，以及需要什么样的长期照护。有研究者认为，在全部老年人口中，大约有60%的老年人是健康老人，有30%的为轻、中度衰弱老人，另有10%的为极度衰弱老人。老年人健康状况不同，所需要的照护服务也不同。[①] 我国现有老年人口2.5亿，他们中有少部分人可能会实现"成功老化"，大部分人会处于"常态老化"，还有一部分人会陷

[①] M. Cantor, V. Little, "Aging and Social Care", *In Handbook of Aging and Social Sciences*, R. Binstock, E. Shanas (eds.), New York: Vannstrand Reinhold, 1985, p. 750.

入"病态老化"。而且，即便是常态老化，也会在一定时段内需要照护服务。

本书发现，随着失能程度的加深，老年人对他人的依赖性也逐渐增加，所需要的照护项目也逐渐增多。因此，考虑服务组合模式时，首先应当评估老年人的生理—心理—社会功能，核查其服务需要，并将之作为服务组合的出发点。在对长期照护进行立法的国家中，通过需求评估确定服务使用者的资格并制订服务计划是一项基础性工作。为了提高评估的科学性，一些国家采取了全国统一的评测工具，由跨学科团队予以执行。这在很大程度上保障了服务供给的针对性和有效性。其次，服务组合应当以老年人的实际情况为前提。失能程度固然与长期照护需要高度相关，但并不能决定需要满足的方式。老年人选择何种照护方式，既在一定程度上取决于生活自理能力，又受制于其所拥有的资源禀赋及其对服务供给的认识。例如，有研究发现，美国城区人口密度高、社会资本多，老年人多选择居家社区服务和创新性的长期照护形式，而在社会资本相对不足的农村，老年人则不得不选择机构照护。[①]因此，有效的服务组合还要能够对老年人的现实处境做出适当的回应。

二、以现实国情为实施依据

实施服务组合，虽然表面上看来是一个策略性或技术性问题，但实际上还隐含着不同服务主体的责任分担问题。在不同的福利体制下，服务主体承担的责任是有差异的，例如，在社会民主主义国家，公共部门的干预力度较大，社会福利的普惠程度高；而在自由主义国家，市场和个人则被期待承担更多的福利供给责任，社会福利的救助色彩较为突出。所以，即便有很多国家都推崇福利多元主义，但在实践中却可能形成不同的福利供给结构。例如，宣称要成为"照护国家"的北欧地区，把发展公共服务作为政府履职的重要体现，而中欧、南欧则更倾向于政府支持家庭提供照护。此外，虽然由

---

① J. C. Miller, Geography of Long-term Care. Gerontologist, Vol. 55, No. S2（2015）, pp. 129-129.

多个主体供给福利服务是一种常态，但受到政治、经济、文化、社会发展状况的影响，不同的国家和地区可能会选择不同的政策措施，进而形成不同的照护模式。[1] 就此而言，福利多元组合无疑是一个开放性的实践问题。由是观之，讨论我国老年人长期照护问题时必须着眼于现实国情。

而我国的现实国情有：第一，在 21 世纪上半叶，老年人口规模将不断攀升，而且 80 岁以上的高龄老人的数量非常可观，2032 年左右可能超过5000 万，2050 年左右达到 1 亿；[2] 第二，地域广阔，区域之间、城乡之间的发展极不平衡，老年人长期照护服务供给不充分、不平衡现象突出，因此社会政策的制定和实施必须强调"在地化"；第三，政府具有发达的组织管理网络和强大的资源动员能力，而且，随着政府对社会建设的日益重视，由政府主导社会福利事业的发展将会延续相当长的时间；第四，虽然近年来我国社会组织发展迅速，但其是在政府的控制与培育下成长的，因而社会组织对于政府的依从性问题将是双方平等合作的一个障碍；第五，尽管家庭照护能力受到削弱，但非正式支持依然具有强大的生命力，依然被寄予期望；第六，我国的福利供给部门尚未发展到界限分明的程度，例如，政府的"越位"现象与"缺位"现象同时存在，非营利组织与营利组织之间的界限不清晰等。边界不清晰会是协同治理的一个难点。上述种种，均是讨论服务组合需要顾及的现实情形。

三、联结非正式支持与正式支持

长期照护的来源可以是非正式的，也可以是正式的。非正式支持与正式支持在服务提供者、服务供给能力、价值基础等方面均存在一定差异。非正式支持体系是长期照护服务供给的主要力量，据估计，非正式照顾在全球任

---

① A. Leira, Working Parents and the Welfare State: Family Change and Policy Reform in Scandinavia. Cambridge: Cambridge University Press, 2002.

② 翟振武、陈佳鞠、李龙：《2015—2100 年中国人口与老龄化变动趋势》，《人口研究》2017 年第 4 期。

何地方都达到了 75%—80% 左右。[①] 但是，随着老年人口的增长、生育率的下降和更多的女性参与有偿劳动，将老年人长期照护需要的满足完全寄望于家庭已不再可能。[②] 本书发现，由家庭供给长期照护的失能老人较少获得来自社区、机构的正式支持，即便照护者身心俱疲，也很少得到喘息服务或短期替代式服务。与此同时，入住机构的失能老人则处于社会隔离、难以重返家庭的尴尬境地之中。加之社区照护设施不完善、供给能力不足，失能老人所获得的综融性的居家照护也较为有限。

服务供给方之间不相联系、缺乏协调是长期照护服务供给中最难以解决的问题。长期照护的特性决定了照护服务供给应当是多元化的、整合性的，如果缺乏有效的统合，老年人长期照护服务就难免支离破碎。补丁式的服务方案也会导致整个照护体系缺乏效率和效果。由此，在考虑服务组合问题时应当着眼于服务供给体系或服务主体之间的联结，使非正式支持与正式支持能够相互补充、相互借力。正如 Marja 所言，"好"的照护通常是正式支持与非正式支持相结合的产物。[③] 事实上，近年来，西方福利国家长期照护发展的一个基本趋势是淡化健康照顾与社会照顾、机构照顾与社区照顾、正式照顾与非正式照顾之间的界限，努力打破供给主体之间的樊篱，使服务供给一体化。国内的相关研究也指出："失能老人的照顾需求必须依靠非正式照顾和正式照顾的有效整合来满足。"[④]

四、协调医疗照护与社会照护

在一些国家，卫生服务与社会服务分属于不同的政府部门，人们使用两

---

① T. Kröger. , Comparative Research on Social Care. Social Care Project 1 (Contract No. HPSE-CT-1999-00010) February, 2001.

② WHO. Key Policy Issues in Long-term Care. Geneva, 2003, p. 16.

③ V. Marja, "Care-related Quality of Life in Old Age", *European Journal of Ageing*, No. 6 (2009), pp. 113–125.

④ 张瑞利、林闽钢：《中国失能老人非正式照顾和正式照顾关系研究——基于 CLHLS 数据的分析》，《社会保障研究》2018 年第 6 期。

类服务也基于不同的社会保障制度。对于普通人群而言，这种管理体制不会造成太大的困扰。但对失能人群而言，卫生服务与社会服务互不联系则会造成诸多不便，因为他们会经常在卫生服务机构和社会服务机构之间进出。在老年群体中，有部分老人因为罹患疾病或年高体衰等原因，将会在伴有病残或生活不能自理的状况下度过晚年。这是生命历程中最困难的阶段。这些老人不仅需要他人在日常生活方面提供支持，也希望获得保健护理服务，如若身体出现急性症状，他们还需要医疗机构提供专业化的诊疗服务。可见，为失能老人提供的长期照护应当包括社会服务和医疗服务，其服务内容是多样的。而当他们接受急性医疗服务后需要出院时，既有可能回到家中休养，也有可能前往康复机构、社区服务机构或安养照护机构。如果这些机构之间缺乏联系，费用支付制度不能衔接，老年人的长期照护问题就不能得到妥善解决。

我国老年人的卫生服务与社会服务分属于卫健委和民政部。卫健委的老龄健康司承担建立和完善老年健康服务体系的职责，民政部的养老服务司负责养老服务体系建设规划、政策、标准等工作。鉴于长期照护服务的特性，在考虑服务组合时，应当努力促进医养结合，以使相关服务设施能够对老年人的需要做出有效反应。例如，在家庭、社区卫生服务中心、（综合或专科）医院、康复（护理）中心、养老院等服务供给主体之间建立联系渠道，使老年人可以根据健康状况的变化选择不同的照护设施。轻中度失能、健康状况相对稳定的老年人可以选择居家照护、社区照护。其照护模式以日常生活服务为主，在必要时可以申请或购买医疗服务。重度失能、家庭照护资源不足、不需要急性医疗服务的老年人可以选择入住护理型机构。此类机构提供的长期照护应当兼顾生活服务与保健服务。至于短期内健康状况恶化的老人，则应当以医疗服务模式为主，待健康状况好转时再决定使用何种社会服务。近年来发达国家尝试整合医疗与社会服务部门，以确保急性照护与长期照护之间的连续性，避免浪费照护资源。这是我国改善长期照护服务应当借鉴的。

五、促进公私部门协力

20 世纪后期，在民营化浪潮中，公私协力成为各国政府职能转变的重要方式。公私协力（public-private partnership，PPP），即公私合作，是指结合公私双方的资源，依据共同参与、风险共担、平等互惠的原则，创造共同利益的互动过程及其所产生的合作形态。公私协力之所以可能，一方面是因为当今政府面临着日益复杂的管理情境，需要通过强化服务供给回应民众的合理诉求，因而需要通过加强与第二、第三部门的合作，以维护其政治合法性；另一方面也在于私人部门有能力、有意愿参与社会发展，以彰显自身的价值追求。公私协力要求国家与社会、国家与市场结成伙伴关系，协同工作、互利共赢。在社会福利领域，多元主义其实包含了两个重要概念：参与和分散化。所谓"参与"，即让家庭、市场、非营利组织等主体参与福利递送，打破原有的以单一主体为主的服务模式。所谓"分散"，即将原来较为集中的权力、资金、责任等下放给地方、社区、服务组织，以使服务供给更加灵活多样。可见，促进公私协力是福利多元主义的应有之义。

公私协力既意味着政府角色的调整与改变，又凸显了私营部门在公共物品生产中的地位和作用。将公私协力作为长期照护服务投递的基本原则，有利于挖掘社会、企业、家庭、公民的照护能力，改变单一的、碎片化的照护供给模式。而且，公私协力也有助于发挥不同部门的优势，因而也符合老年人长期照护服务供给体系建构的内在要求。目前发达国家在人群服务方面通过契约、协商、合作等方式推进公私协力已十分普遍。整体看来，政府在提供规制、安排资金、服务监管等方面的作用最为突出，商业部门被认为更有效率、对服务需求的反应更敏捷，志愿部门在发展社区照护、支持非正式体系方面则较为见长。[1] 2014 年以来，我国政府开始关注 PPP 模式在养老服务

---

[1]　N. Ikegami and J. C. Campbell, "Choices, Policy Logics and Problems in the Design of Long-term Care Systems", *Social Policy & Administration*, Vol. 36, No. 7 (2002), pp. 719-734.

中的应用问题，但政策实践尚处于起步阶段，还有不少认识上和策略上的问题亟待解决。但不论如何，建构公私伙伴关系，改善养老服务供给已经成为发展方向。因此，在考虑实施服务组合时，要将公私协力作为一项原则。

第四节　老年人长期照护服务组合的责任分担

实施服务组合，在操作层面主要涉及福利资源的整合与投递，在理念层面主要涉及长期照护服务供给所蕴含的责任分担问题。在老年人长期照护领域，责任分担一直是重要的研究议题，事实上，责任分担的差异性往往反映出各国福利体制的不同特点，也是各国长期照护制度改革的核心内容。责任分担意指由多个主体共同承担服务供给任务，单个主体只承担与自身功能和使命相符的有限责任。福利多元主义、社会福利社会化的要义都在于由多个主体分担福利供给责任。在老年人长期照护领域，承担福利供给责任的主体有政府、家庭、非营利组织、营利机构。但不同的主体有不同的特性与功能，并在长期照护服务供给中扮演不同的角色。

一、政府：　老年人长期照护服务供给的主导力量

在社会福利领域，政府部门通过提供公共物品和准公共物品的方式进行再分配，以实现社会公平，维护社会稳定。在老年型国家，长期照护服务无疑是一种介乎私人物品和纯公共物品之间的准公共物品，其性质决定了政府在供给体系中的责任。作为公共部门，政府在供给准公共物品方面具有独特的优势。例如，政府具有强大的社会动员和资源配置能力推动制度变迁，在解决公平的问题上，政府比市场更有效。再如，政府可以运用政策工具，分散社会风险，为老年群体提供社会保护。但是，政府运用行政力量供给长期照护服务时也存在劣势，包括对社会需要不敏感，工作效率较低，资源浪费现象突出等问题。所以，政府既要对老年群体的服务需要有所回应，又不能包揽服务供给之责。

换言之，政府应当在垄断与放任之间找到一个恰当的平衡点。

在当下的中国，这一平衡点常常被解读为"政府主导"。所谓"政府主导"，即政府起到主要的、引领性的、指导性的作用。党的十八大以来，创新社会治理体制成为国家发展战略。政府主导、社会协同、公众参与已成为我国社会治理的基本模式。① 在 2019 年中共中央、国务院印发的《国家积极应对人口老龄化中长期规划》中，"政府主导"被阐述为党政主要负责人亲自抓、负总责，各级政府在落实规划、组织协调方面承担主体责任。可见，在老年人长期照护领域，政府主导一方面意味着政府要"有所为"，即政府要承担起应尽的责任，不能"缺位"，如制定政策、投入资金、建设服务体系、确立服务标准、培养服务人才、加强监督评估等。另一方面也要"有所不为"，即政府不能"越位"，如不能干预机构内部事务，不能垄断长期照护服务的生产等。换言之，"主导者"的角色要求政府应当掌舵而不是划桨。社会福利固然有多种提供者，但是政府在政策制定、资源传输、机构管理等方面的角色没有其他主体可以替代。②

政府缘何要扮演"主导者"角色？首先，当前养老服务面临的巨大压力决定了政府主导老年人长期照护的紧迫性。在家庭照护力不从心、社区照护刚刚起步、机构照护良莠不齐的状况下，政府的整体规划和积极引导有助于廓清认识、整合资源、形成合力。其次，政治历史传统赋予了政府主导以合法性。传统上，我国是一个"国家支配型社会"，这是一种政治掌控经济与社会的体制，③ 表现在社会福利领域，即政治精英们决定着社会福利发展的目标、模式和水平。这种运行体制的惯性使得老百姓更习惯于政府干预，对于政府提供的福利项目更加信任和认可。本书对获得政府购买服务的老年人

---

① 江必新：《以党的十九大精神为指导 加强和创新社会治理》，《国家行政学院学报》2018 年第 1 期。

② 彭华民：《社会福利创新中的政府责任：理论演变与制度设计》，载彭华民主编：《东亚福利：福利责任与福利提供》，中国社会科学出版社 2014 年版，第 1 页。

③ 陈静：《福利多元主义视域下的城市养老服务供给模式研究》，山东人民出版社 2016 年版，第 168 页。

的调查就发现了这一点。也就是说，政府主导在我国具有较高的社会接受度。再次，政府对社会保障的责任使得政府主导具有了正当性。关于政府在社会保障中的责任模式，可以分为三种：有限政府模式、责任政府模式和政府包办模式。虽然三种模式在政府承担多少责任方面存在争议，但无不强调政府在社会保障中不可替代的作用。社会化养老服务无疑是社会保障的一部分，在政策制定、监督管理、资金投入等各个方面都离不开政府的支持。①

政府如何扮演"主导者"角色？一般说来，政府在老年人长期照护服务中的责任包括直接责任与间接责任两个方面。直接责任主要表现为制度规划与直接服务。其一，通过不同层级政府的制度设计，建立长期照护服务供给的政策框架，引导和规范服务供给的发展方向，是政府最重要的直接责任，也是政府"主导者"角色的直接体现。在我国，各级政府通过制定规划对老龄事业发展和养老服务体系建设进行安排，如每五年一轮的老龄事业发展规划和《社会养老服务体系建设规划（2011—2015 年）》《"十三五"健康老龄化规划》等专项规划等。这些规划明确了养老服务的目标、内容、方式等，具有很强的指导作用。其二，通过直接服务对特殊老人进行"兜底"保障，或者对当地长期照护服务供给机构进行示范和引领。虽然将直接服务转化为间接服务是大势所趋，但由于区域发展不平衡，在条件不具备的情况下，政府直接供给服务而不是强行让渡服务仍具有积极意义。

间接责任主要表现为政府对其他服务主体的支持、引导与监管。其一，制定相关指导性文件，鼓励社会力量参与长期照护服务。如 2015 年民政部、发改委等 10 部门发布的《关于鼓励民间资本参与养老服务业发展的实施意见》，就明确了民间资本参与居家、社区、机构养老的内容与方式，并确定了若干税费优惠政策。其二，投入资金，吸引其他主体参与服务供给。如进行创新项目试点，委托社会组织运营，向社会组织和企业购买养老服务等。

---

① 同春芬、汪连杰：《福利多元主义视角下我国居家养老服务的政府责任体系构建》，《西北人口》2015 年第 1 期。

其三，出台相关标准，规范服务供给行为。如民政部门发布的《社区老年人日间照料中心建设标准》（2010）、《养老护理员国家职业标准》（2011）、《养老服务质量信息公开标准指引》（2019），卫生部门发布的《养老机构医务室基本标准（试行）》（2014）、《养老机构护理站基本标准（试行）》（2014）等。其四，对其他主体进行管理、监督和评估。如确立准入机制，定期或不定期开展检查、设置等级评估制度等。

总之，推动老年人长期照护服务的发展，政府应发挥主导作用。这种主导作用既要求政府履行直接责任，也要求政府承担间接责任。最近20年，我国政府试图通过自上而下地主导养老服务的发展，解决长期照护服务供需失衡的问题。特别是2015年以来的供给侧改革，更是在制度、资源等方面进一步优化了要素配置。但老年人长期照护仍存在不少问题。例如，对发展长期照护的重要性认识不一致。在政策上，往往将此项工作表述为"是国家和社会义不容辞的责任"；在宣传上，常常将之贴上德政工程、民心工程、惠民工程等价值标签；在实践上，主管领导重视的发展得相对较快，反之，则行动迟缓。

再如，政府在配置养老资源时，因决策的科学性不高，也付出了较大的试错成本。2001—2004年，通过拨付福彩公益金、安排财政预算等方式，各级政府先后投入134.85亿元建成了32490个"星光老年之家"。平均每处设施的建设成本达41.5万元，比原计划超出了310%。但建成后，各地老年之家都出现了闲置现象。此后，国家提出养老服务要"以社区服务为依托"，于是，各地又掀起了兴建社区服务站、日托所的浪潮。一些地方的星光老年之家被拆除，或被改建为日托所。事实上，经过几番折腾，社区养老床位并没有显著增加，但前后的花费却很可观。因为每张床位的成本都包含了当初星光之家的建设成本、后来的改造成本和政府的财政补贴。有研究者批评道，政府对居家和社区养老服务对象定义太广，造成了不必要的资源错配。①

----

① 曹杨、MOR Vincent：《失能老年人的照料需求：未满足程度及其差异》，《兰州学刊》2017年第11期。

杜鹏、王永梅认为当前我国老龄化社会治理存在五个突出问题：老龄化认知的科学性有待提高且传导机制不畅，各治理主体职责不清晰，老龄政策体系定位模糊、过程不完备、执行效力低，体制机制的壁垒问题严重，决策的科学化水平有待提高。[①] 这些问题实际上也反映出政府主导作用的发挥效果尚不理想。近年来，发达国家努力将政府打造成"使能者"角色，助推了长期照护服务的多元供给，值得我们借鉴。第一，厘清职责边界。通过立法明确各服务主体的权利、义务、服务方式，阐明国家对于长期照护的责任、导向和主要措施。第二，弱化直接服务。通过购买服务、公私合作、委托经营等方式，鼓励并引导营利组织、非营利组织发展，政府逐步淡化直接服务角色。通过权力和资源下放，赋予地方政府、社区、社会团体更多的自主性。第三，强化资金支持与管理监督职责。政府着力解决筹资问题，并转变支付方式，使服务供给导向发生变化。同时，政府通过设立规制，强化对长期照护的管理责任。第四，进行长期照护改革试验。为了探索更为高效的服务方式，一些发达国家设计实施了多种多样的长期照护计划，如美国的老年人综合服务方案、不间断照护方案，英国的照护者喘息支持计划，日本的社区综合护理计划与 24 小时巡访服务等。

二、家庭： 老年人长期照护服务供给的基础力量

家庭是在婚姻关系、血缘关系或收养关系基础上产生的，亲属之间所构成的社会生活单位。家庭具有生产功能、消费功能、教育功能、情感满足功能等，其中，养老育幼是家庭的基本功能之一。在传统社会，老年人获得的长期照护基本上由家庭提供。在现代社会，虽然家庭结构核心化、女性就业普遍化、社会流动加速化等因素削弱了家庭的养老功能，但家庭所提供的非正式支持依然是重要的、不可替代的。因为家庭不仅为个人发展提供物质与

[①] 杜鹏、王永梅：《改革开放 40 年我国老龄化的社会治理——成就、问题与现代化路径》，《北京行政学院学报》2018 年第 6 期。

经济保障，也为人们提供爱与关怀。对于个体而言，家庭无疑是生命历程中最重要的支持资源。在我国，尽管各地在表述养老服务政策的目标时存在差异，例如，9073、9064，但都认为大部分老年人会采取居家养老方式。

在国际范围内，当前长期照护的发展趋势之一也是"居家化"。当然，居家照护不等于家庭照护。在发达国家，居家照护模式普遍混合使用正式支持与非正式支持。研究表明，正式支持的介入减轻了家庭成员的照护压力，使老年人居家养老成为可能。[①] 本项目开展的调查也发现，家庭照护者表示，如果社区能够提供相关服务，自己可能会考虑购买以下服务项目：请护理员上门协助料理家务（43.6%）、将老人送到社区日托（33.1%）、请护理员上门帮助老人进行康复训练（32.5%）、机构派人陪老人聊天解闷（31.8%）、机构派人送饭上门（28.5%）。可见，居家照护的实现前提是社会化照护服务的发展。如果正式支持是可及的、可以承受的，失能老人也可以在家中获得长期照护，并能够保持一定的自主性和生活品质。

因此，如果鼓励失能老人采取居家照护模式，政府就应当设计相关政策为家庭"增能"。具体说来：一是要加快发展社区照顾服务，使老年人能够就近、就便地获得所需要的服务，从而减少对家人的过度依赖，并使家庭照护者得以喘息。二是制定政策，引导和支持社会组织、企业供给长期照护服务，为老年人及其家庭提供专业化的支持。三是要强化家庭的照护能力，助力家庭承担照护责任。统计显示，经济收入好可以提升老人的满意度，降低照护者的消极感受，因此减轻家庭的经济压力是设计家庭支持政策时应当予以关注的。例如，为重度失能老人、失依失能老人、贫困失能老人发放养老服务券，有助于维持老人的基本生活和生存尊严。当然，从长远角度看，还应当设计符合国情的长期照护筹资制度，如社会保险或商业保险，以便解决长期照护服务付费问题。

---

① 裴晓梅、房莉杰：《老年人长期照护导论》，社会科学文献出版社 2010 年版，第 75 页。

助力家庭承担照护责任，一方面要强化家庭的照护意愿，如加强对传统照护文化的宣传和倡导，鼓励和表彰现代孝亲行为；另一方面要增强家庭的照护能力，可直接充实老年人的资源，也可从支持照护者入手。如果着眼于被照护者，政策目标应该是最大化他们的独立性；如果着眼于照护者，政策目标是尽可能分散他们的负担。① 换言之，制定家庭照护支持政策既可以将失能老人作为对象，也可以将家庭照护者作为对象。当然，选择不同路线也意味着政策导向与实践策略应有所差异。例如，为失能老人提供支持，可以采取发放服务券、派遣护理员上门服务、给予经济援助等方式。为家庭照护者提供支持，则可以采取购买照护者提供的服务、实施短期服务替代、降低家庭照护者领受养老金的门槛、减免家庭照护者的税负等方式。鉴于我国老年人口多、地区发展差异大等现实因素，应当鼓励各地采取不同的政策导向，并进行试点。此外，家庭支持政策的制定与完善需要一个过程，从对象看，可先将城乡贫困家庭、经济困难老年人家庭、重度失能老人家庭作为突破口；从策略看，可先着眼于服务支持、技能培训、压力疏导，然后再拓展至经济支持。

总之，家庭是老年人长期照护的基础力量和责任主体。在当前及未来很长时间内，我国长期照护的主要承担者依然会是家庭。这一点，在发达国家也是如此。世界卫生组织对 10 个发达国家的长期照护的调查发现，在英国、美国、奥地利等 9 个国家中，家庭成员都是长期照护服务的主要提供者。② 当然，我们也应当看到，家庭照护固然能够使老年人延续常态化的生活，并与亲属、朋友、社会保持正常的联系，但如果老年人失能情况较为严重，指靠家庭供给长期照护则可能面临着双重困境：其一，老人的生活质量不能得

① P. Linda, "Carer Break or Carer-blind? Policies for Informal Carers in the UK", *Social policy and administration*, Vol. 35, No. 4 (2001), pp. 441-458.

② G. Sundstrom, "Care by Families: an Overview of Trends", *In Caring for Frail Elderly People: New Direction in Care*, P. Hennessy, (ed.), Washington: OECD Publications and Information Centre, 1994, pp. 15-55.

到保障；其二，主要照护者不堪重负。换言之，依靠家庭成员供给长期照护会损害家庭功能，加剧非正式支持体系的瓦解。而非正式支持的崩溃无疑会形成新的社会问题，最终"倒逼"政府出台相关制度政策。如此，为了预防家庭照护危机的发生，政策设计者可以有两种选择：第一，鼓励失能老人选择居家照护模式，同时增强非正式支持体系和正式支持体系的照护能力；第二，鼓励那些不具备居家照护条件的失能老人采取社区照护或机构照护，同时强化正式支持的供给能力和照护品质。

三、非营利组织：老年人长期照护服务供给的主体力量

非营利组织具有正式化、非政府、非市场、志愿化等特征（见表 7-2），参与社会福利供给由来已久。在传统社会，无论是西方还是东方，都有慈善组织或宗教团体为处于困境中的人们提供支持。可见，非营利组织一直是家庭和政府之外的福利来源。只不过，在传统社会，其所提供的福利是非制度化的、零星的，帮扶对象也是十分有限的。在现代社会，随着公民社会的成长，非营利组织的规模快速扩大，涉足领域日益增多，福利供给能力不断增强，进而成为政府（第一部门）和市场（第二部门）之外的第三部门的代表。从实践情形看，已经有越来越多的政府依靠非营利组织推进社会治理改革，组织服务投递，并取得了良好效果。

表 7-2　非营利组织的基本特征①

因　素	非营利组织
部门地位	非法定：不是由法律法规创建的 非政府：不由政府拥有和控制 公益：具有法律上认可的公益性质 独立：自我治理或自我控制 第三部门：与其他部门并列的一个部门 第三条道路：介于国家与私人利益之间

---

①　［英］马丁·鲍威尔：《理解福利混合经济》，钟晓慧译，北京大学出版社 2011 年版，第 102—103 页。

因　素	非营利组织
核心目标	非营利：不在出资人中分配利润 慈善：对他人提供帮助 自助与互助：为组织成员提供帮助 共同体：为行动提供集体基础
更大图景	社会资本：社会关系的加强 公民社会：国家与市场之外的积极公民

在老年人长期照护服务中，非营利组织常常扮演服务生产者和资源整合者两种角色。作为实体机构，非营利组织通常由民间资本投资成立，或者由政府以公建民营方式将公办机构委托给非营利机构运营。在这种情况下，非营利组织依托机构实体，成为老年人长期照护服务的生产者、投递者和管理者，为老年人提供食宿安排、生活照料、护理保健、文体娱乐等服务。机构服务的内容和水平受到筹资能力、管理水平、专业能力等因素的制约。规模较大的实体机构会对社区产生辐射效应，机构可以利用其资源为老年人提供健康检查、餐食准备、家务处理、日托与临托等形式的社会化服务。本书开展的社会调查发现，无论是封闭式的机构照护还是开放式的居家照护（包括上门和到社区）都在一定程度上缓解了家庭照护的压力，为失能老人及其家庭提供了一种可行性选择。

此外，在社区这一平台上，非营利组织还常常充当资源整合者的角色。例如，以提供咨询服务为主要业务的非营利组织，往往通过网络将老年人与服务供应商联系起来，形成"互联网+"的服务模式，以使后者能够及时回应老年人的服务需要。再如，社区中的非营利组织还常常作为政府和老年人之间的桥梁，向老年人宣传政府有关政策，或将老年群体的生存状况或服务需求反馈给政府。可见，在社区中，非营利组织的作用方式在于联结政府、营利性企业、社区志愿者等力量，为"有需要"的老年人提供具有指向性的信息或服务。在实践中，非营利组织常常和社区居委会合作，共同开展服务需求调查、服务项目设计等活动。总的看来，非营利组织参与长期照护服务既避免了追求利润最大化与科层组织的缺失，又可以兼具市场的弹性和效率，以及政府公共部门的公平性和可预测性等优点。[①]

当然，非营利组织供给长期照护服务并非完美无缺。特别是当前我国的非营利组织还存在着独立性差、自身管理体制不健全、组织规模较小、服务能力较弱等突出问题。由于政府监管不够，加之自身资源不足，非营利组织在运营中表现出了明显的营利取向，导致由其提供的长期照护服务缺乏志愿性与福利性。尽管如此，培育和壮大非营利组织，使其能够承担政府让渡出来的部分职能，顺应"小政府、大社会"的改革趋势依然是勿庸置疑的。为此，非营利组织要以积极的态度适应环境，以主动的姿态参与服务供给。其一，与政府建立契约关系，接受政府的委托，为符合政策要求的老年人提供特定的照护服务；其二，作为独立的运作主体，通过社会筹资，或向政府申请资金支持，基于老年人的需求，开展符合组织宗旨和使命的服务项目，并自觉接受政府的监督。[②]

四、营利性组织：　老年人长期照护服务供给的参与力量

营利性组织往往意味着市场与消费选择。经济学认为，人口、购买力、购买欲望是构成市场的三大要素，其中，人口是最基本的要素，其决定着市场的规模，影响供求关系的变化；购买力是消费者支付货币购买商品或服务的能力，是构成现实市场的物质基础；购买欲望是消费者购买商品或服务的动机，是将潜在的购买力转化为现实购买力的必要条件。在福利多元主义的分析框架中，营利组织也是不可或缺的服务供给主体。因为长期照护服务既有公共物品的属性，也有一部分私人物品的性质。对于那些经济条件较佳，希望得到个性化、高品质照护服务的老年人而言，通过市场购买服务，未尝

---

①　陈雅丽：《城市社区服务供给体系及问题解析——以福利多元主义理论为视角》，《理论学刊》2010 年第 2 期。

②　陈静：《福利多元主义视域下的城市养老服务供给模式研究》，山东人民出版社 2016年版，第 189 页。

不是一种满足自身需要的可行途径。一般说来，市场基于竞争压力，对于社会需要的反应会更灵敏，供给服务的效率会更高，并且能够为服务对象提供较为多样和自由的选择。

营利组织参与福利供给，从优点上说：第一，可以提高服务供给的效率，有助于纠正政府供给中存在的体制僵化、资源浪费、福利依赖等问题。正如吉尔伯特所说，"当下最能满足人类物质需要，最成功的也最无所不在的经济制度，就是私有市场"。① 对于老年人而言，市场供给模式往往意味着更有品质保障的照护服务。第二，可以保障老年人的选择权。老年人可以根据自身的情况自由选择服务项目，且没有"污名化"和"耻辱感"等问题。第三，可以减轻政府在服务供给上的压力，丰富服务供给的途径与类型。目前，我国已允许民间资本创办营利性养老服务机构，允许其根据市场需求自主定价，也吸引了一些大企业投身老龄产业。当然，从缺点上说，以自由竞争为运作机制的市场必然会选择那些购买力强、消费观念新的老年人。市场不会因购买对象是老年人而对其实施特殊照顾政策，因而必然会将资源禀赋弱的老年人排除在外，故而营利性照护服务只能是老年人长期照护的一种补充形式。

一般而言，营利组织参与老年人长期照护的途径主要是生产老年产品和服务，如开发养老地产、销售老年用品、提供养老服务、对住宅进行适老化改造等。在养老服务供给领域，市场的重要功能是发展老年产业，以回应老年人不断增长与变化的产品与服务需要，提供具有规模性、层次性、多样性的产品和服务，并通过竞争机制，提升养老服务供给的整体质量。在发达国家，营利组织提供的商业性社会服务已成为满足社会需要的重要方式。对此，赛拉蒙曾评价说，在各服务领域，许多私人企业已经抢了传统服务机构

---

① ［美］Neil Gilbert Paul Terrell：《社会福利政策引论》，沈黎译，华东理工大学出版社2013 年版，第 10 页。

的"风头"。① 例如，在美国，超过半数的儿童福利机构、家庭照顾、院舍治疗等都是由私人企业运营的，而传统上，它们一般都是由政府和非营利机构管理的。在日本，社会福祉法人提供的长期照护仅有两成多，营利法人提供的长期照护服务一般在40%—50%，占比最大。②

营利组织参与长期照护服务的效果受制于两方面因素：第一，市场要素的完备性。包括充分的产品和服务供给、自由竞争的市场机制和购买力、购买欲望强烈的消费者（老年人）。第二，政府监管市场的能力。由于老年人社会服务供给的特殊性，老年人往往没有能力独立地对复杂的服务供给进行可靠的选择，因而很难成为独立自主的消费者。这对于政府的市场监管能力提出了较高的要求。小岛克久就提醒说，启用民间力量，虽然意味着节约政府预算和减轻负担，但政府作为市场监督方的责任反而是增大的。③ 就当前我国老年人长期照护而言，一方面，市场机制的完善度尚有待提升，老龄产业的发展才刚刚起步，涉及营利机构的社会政策尚不完善；另一方面，老年人经济条件相对较差，消费能力不足，消费观念较为陈旧。这些约束性条件决定了市场化供给长期照护服务必须要在政府的引导下逐步发展，在政府的监管下逐步完善供给机制。需要指出的是，营利组织具有逐利的本性，与福利供给的本质存在冲突，因而其在长期照护服务供给中的作用空间、作用方式必须受到一定的限制，以免因过度市场化损害老年人的合法权益。换言之，营利组织作为参与主体的意义在于满足老年人较高层次的服务需求。

总之，在老年人长期照护服务供给中，政府、家庭、非营利组织、营利组织扮演的角色是有差异的（见表7-3）。家庭作为首要责任人，是老年人长期照护服务的基础力量，这一点，中西社会概莫能外。政府是主导者，其

---

① *L. Salamon*，*American's Nonprofit Sector*，New York：The Foundation Center，1999，p. 118.

② 赵春江、孙金霞：《日本长期护理保险制度改革及启示》，《人口学刊》2018年第1期。

③ ［日］小岛克久：《日本经济发展与社会保障：以长期护理制度为中心》，《社会保障评论》2019年第1期。

既要从全局着眼，统筹规划老年人长期照护服务的发展，又要通过制定政策、投入资金、培养人才等方式引导和支持社会力量参与服务供给。非营利组织往往基于互助精神与利他情怀从事服务递送，是政府购买服务的主要对象。营利组织则强调老年人的选择权与自主性，其通过市场机制满足部分老年人的长期照护需求。从服务组合角度看，老年人所获得的整体福利虽然是国家、市场、志愿性和非正式的各种资源的汇总，但各个部分并不是功能对等的，因为它们以不同的原则作为行动的基础。换言之，虽然各服务主体共同承担福利责任，但具体的行动方式却可以是多样的。

表 7-3　关于四个服务供给主体的比较

	政　府	家　庭	非营利组织	营利组织
价值	平等与保障	团结与共有	互助和利他	选择与自主
角色	主导者	首要责任人	契约者、投递者	生产者、投递者
交换中介	政策制度	亲情	互惠、利他	货币
协调原则	科层体系	责任	志愿性	竞争
优点	资源多、保障强、稳定、覆盖广	及时灵活、情感满足	社会保护、社会融合、利他精神	自由选择、效率高、双方平等
缺点	僵化、效率低、浪费、污名化	非专业、主要照护者压力大	资源限制、质量参差不齐	选择性、社会排斥、逐利本性

第五节　老年人长期照护服务组合的实践策略

一、服务主体的组合：协同化

在破解"福利国家危机"的过程中，发达国家逐步确立了福利多元主义的应对思路。福利多元主义强调：福利供给不应由第一部门（政府）垄断，第二部门（市场）、第三部门（非营利组织）、非正式部门（家庭）均可参与其中。福利多元主义是对国家包揽福利供给的一种评判，它要求重新界定政府、市场、社会、家庭的职能。经过十余年的努力，当前我国社会福利领域业已出现政府、家庭、非营利组织、营利组织共同供给服务的局面，这为协同服务提供了可能。协同，即协调两个或者两个以上的不同行动者共同完成某一目标的过程。协同服务的本质就是集各主体之力，以老年人为中心，以需要为出发点，安排长期照护。例如，政府可以通过购买服务的方式联合多个非营利组织，为经济困难的中度和轻度失能老人提供居家式长期照护服务；也可以通过公建民营、民办公助等方式，协同非营利机构、营利机构，为老年人提供所需要的长期照护服务。协同可以将多个服务主体联系起来，进而解决单个组织不能解决或者不易解决的问题，是破解当前长期照护服务供给不力与不良问题的重要方法。

协同也会在一定程度上淡化各主体之间的竞争关系，符合老年人长期照护服务体系建构的内在要求。在当前的老年人长期照护服务中，还普遍存在着照护资源分散、服务碎片化等问题，亟须强化各主体之间的联系与合作。当然，在实践中，服务主体的协同形式是复杂多样的。其可以存在于政府、市场、社会、家庭的横向联系中，例如，政府提供场所、设施、政策支持，由营利机构、非营利机构供给服务；政府通过为家庭"增能"，协助家庭照护者供给长期照护。从理论上说，4 种服务主体可以形成 10 种横向的组合方式：（二元主体）家庭+政府、家庭+非营利组织、家庭+营利组织、政府+非营利组织、政府+营利组织、非营利组织+营利组织，以及（多元主体）家庭+政府+非营利组织、家庭+政府+营利组织、政府+非营利组织+营利组织、家庭+政府+非营利组织+营利组织。在实践层面，这些组合方式意味着更灵活有效的服务供给。这些组合的实现，既需要政策的引导和支持，也需要找到各主体的利益平衡点。

服务主体的协同还可以其他形式存在。例如，在政府体系的行政矩阵中，相关部门就政策制定与落实进行协同。在老龄工作中，民政、卫生、发改等多部门联合发文、共同负责的模式即是很好的范例。新近出现的长三角、京津冀等多个养老服务区域联盟也是有益的探索。此外，各级政府之间也可根据职能进行协同合作，共同推动政策和资源落地。在长期照护领域，各种改革试点就是纵向协力的有效尝试。服务协同还可以发生在各类社会组织之间，例如，公益慈善团体与民办非企业单位就长期照护服务供给进行协同；医院、康复中心、日间照料中心、养老院等就长期照护服务转介进行协同。甚至是家庭和家庭之间也可以通过互助实现资源整合。近些年我国各地出现的亲友互助、邻里互助、结伴互助等养老形式就是例证。服务主体的协同，不论是何种层次与类型的，都旨在于使拥有不同资源禀赋的、处于不同健康状态的老年人可以选择合适的服务提供者。①

二、服务设施的组合： 连续化

这里，服务设施指的是为老年人提供居住、生活照料、文化娱乐、保健护理、疾病诊疗等方面专项或综合服务的机构的通称，如老年公寓、养老院、护理院、社区卫生服务中心、医院等。从机构性质上看，其大致可分为医疗照护型与生活照护型。在我国现行的管理体制下，它们分属于卫生与民政两个系统。非营利性养老机构的设立许可和注册登记由民政部门负责，医疗卫生服务机构的资格认定与管理则由卫生部门负责。不仅如此，养老设施建设还涉及国土资源部门、住房建设部门，而医疗保险定点资格则由社保部门负责管理。由于涉及部门多，在处理长期照护这类综合性社会福利事务时，协调的难度就大大增加了。虽然，最新一轮的国务院机构改革将老龄委的日常工作从民政部转至卫生健康委员会，但养老服务需多部门协力的局面并未改变。

在实践层面，老年人照护需要的复杂性和差异性决定了长期照护服务必

---

① E. A. Coleman, "Challenges of Systems of Care for Frail Older Persons: The United States of America experience", *Aging Clinical and Experimental Research*, Vol. 14, No. 4 (2002), pp. 233–238.

须由一系列不同设施所提供的不同服务构成。图7-2依据老年人的健康状况，将社会化的长期照护供给分为医疗照护和生活照护，并绘制了长期照护服务供给的连续统。健康状况良好的老人需要的主要是生活照护，偶尔也需要急性的医疗照护。对于他们而言，正式机构提供的居家服务、社区日托、文体设施、老年公寓往往能够满足其照护需要。生活自理能力受到损伤的失能老人既需要生活照护，也需要技术性的医疗照护和短期的急性医疗服务，因而他们对于康复保健机构、专业护理机构、护理之家等服务设施的使用频率较高。而对于因急症入院的老年人而言，最急需的往往是临床治疗服务、慢性病处理，以及出院后的中途服务等。

失能老年人的生理和病理特征决定了其所需要的不是短暂的急性住院治疗服务，而是包含了生活服务和医疗服务在内，健康护理与社会服务共存的持续照护。这种持续照护模式要求服务供给者应当根据被照护者在长时间的照护历程中所产生的各种需要，持续地为其提供服务，建立一个无缝对接的长期照护系统。换言之，当老年人处于不同的健康状态时，会有不同的服务设施与服务项目与之对应。例如，随着老年人健康状况的不断下降，长期照护服务应当由生活照护为主转向以技术性护理和专业医疗服务为主。反过来，如果老年人的健康状况趋于改善，长期照护服务则应当从偏重医疗服务转向医疗照护与生活照护并重。

可见，使长期照护设施相互联系，是长期照护服务组合的内在要求。为此，需要建立和完善服务设施之间相互联系和协调的机制。就现实情况而言，至少要在两个层面进行努力。其一，在政府管理层面，要形成卫生健康、民政、社保、住房建设等涉老部门间协商议事机制，明确各自的工作职责，减少推诿扯皮现象。这一机制的形成纽带为部门职能，其载体为专门委员会（行政性的），其抓手为规章制度，其实践原则可以是"首接责任制"。其二，在机构运行层面，要形成日间照料中心、养老院、康复中心、医院等服务设施双向转介机制，减少服务碎片化现象。这一机制的形成纽带可以是机构的服务定位或是使命与愿景，其载体是专业委员会/评估中心（业务性

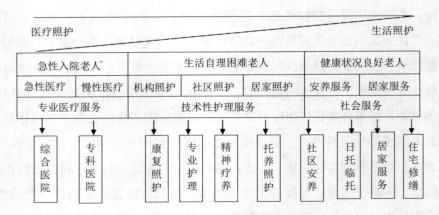

图 7-2　老年人长期照护社会化服务的连续统

的），其抓手为政策文件与机构利益，其实践原则也可以是"首接责任制"。即首接责任人应根据服务对象的问题和需要，做好政策解释、联络协调、事务处理等工作。

三、服务内容的组合：模块化

Carolien 等研究者指出，构建以需要为本的服务供给体系应当保障服务对象的选择自由、服务产品的多样化、服务的联结、服务与案主的互动。[①] 服务供给模块化（modularity）则有助于实现上述目标，促进供需双方之间的对接。所谓长期照护模块化，即服务供给主体以老年人为中心，设计长期照护产品及提供长期照护的过程。服务供给模块化涉及 4 个维度：第一，元件（components），这是构成模块的最小单元，如打扫住所、洗涤、协助穿衣、注射、提供饭食、交通接送等具体服务；第二，组件（modules），由若干元件构成，体现了相关服务的整合，如生活服务类、安全服务类、健康服务类、代办服务类等；第三，端口（interfaces），意指不同组件之间的连接

---

① Carolien de Blok, et. al, "Improving Long-term Care Provision: Towards Demand-based Care by Means of Modularity", *BMC Health Services Research*, No. 10（2010）, pp. 278-292.

机制，如服务程序、管理规则等；第四，包裹（packages），即由多个组件构成的组合体。模块化概念表达的不仅仅是产品或者是照护的提供，也指向组织化的工作过程和工作安排。可见，模块化是服务组合的一种具体策略。

对于各类照护机构而言，实施服务供给模块化主要包括如下工作：第一，科学评估老年人的服务需要，并根据评估结果设计服务元件。例如，可以通过问卷调查、座谈会、个别访谈等方式了解老年人及其家人的服务需要，然后列出服务清单。当然，身体健康状况、资源禀赋、养老观念等因素会影响老年人对于服务需要的表达。第二，将服务元件进行组合，进而形成多个类别的服务组件。即机构对服务清单进行梳理，将服务需要按照一定的标准进行归类，进而建构富有机构特色的服务项目。可使专家与服务对象参与这一设计过程，以使多元化的供给能够与多样性的需求更好地联结起来。第三，以服务组件为基础，构建多个服务包裹或服务菜单，供老年人选择。需要指出的是，照护服务是信任品（Trust Goods），服务投递者与接受者之间的信任关系非常重要，因此，机构应吸引服务对象参与服务内容设计，并做好服务菜单的宣传工作。

就实务策略而言，实施长期照护供给模块化应当注意的事项包括：第一，机构可以设计多个服务模块，但服务内容应当与机构的服务范围相匹配；第二，机构应充分讨论服务元件、组件、服务包裹的构成，并让老年人、照护者、专家等共同参与决策过程；第三，在行动中，应优先考虑老人们的共性的服务需要，然后再满足个体化的服务需求；第四，模块化可以使一些有共性需要的老年人被相对集中起来，同样的，服务提供者也应当是团队化的。多学科成员构成的服务团队具有不同的能力和资源，能够承担不同的照护责任，可以更好地满足老年人的需要。第五，随着实践的发展，所有照护机构都面临着拓展服务内容的挑战，因而应当根据需求的变化及时调整服务模块。总之，服务提供模块化有助于提高长期照护供给的效率和效果，是讨论服务组合实践策略时应当予以重视的。

四、服务资源的组合：整合化

从实践角度看，当前我国实施老年人长期照护服务组合的重点应当是改变服务供给的碎片化现象，将分散的服务资源整合起来。而这与近年来发达国家倡导的整合照护（integrated care）有一定程度的吻合。整合照护（也译为"整合照料"），又称整合健康服务、合作式照护，是指通过资金、管理、组织运行、服务供给、临床服务等一系列方法，在医疗和照护之间创建连接与合作。① 尽管目前整合照护没有统一的定义，但已有的定义多强调卫生服务与社会服务的整合。在某种程度上，整合照护与我国近几年大力推进的"医养结合"又具有一定的相通性。

整合照料是在人口老龄化的背景下逐渐兴起的，是发达国家为了解决老年人社会服务与卫生服务的"双轨制"问题而发展出来的一套方法和工具。整合照护力图在医疗服务部门和社会服务部门之间创造联合，提高照护资源的利用率和服务品质。现在，"整合照护"已经成为欧洲卫生和社会照料政策改革的一个核心组成部分。② 为了解决服务"不连续"的问题，近年来世界卫生组织也一直在呼吁，长期照护要"向整合性的系统转变"，要强化多部门的协调应对、促进利益相关者的参与、改革服务递送系统。对于如何构建整合性的长期照护系统，世界卫生组织提出了以老年人的需要为中心、保障依赖型老人的人权、公正地对待领薪的与无偿的服务提供者、政府承担管理责任等普适性原则。③

近年来，整合照护的理念越来越多地被应用到发达国家的长期照护改革

---

① D. L. Kodner, "The Quest for Integrated Systems of Care for Frail Older Persons", *Aging Clinical and Experimental Research*, Vol. 14, No. 4（2002），pp. 307–313.

② 杜鹏、李兵、李海荣：《"整合照料"与中国老龄政策的完善》，《国家行政学院学报》2014 年第 3 期。

③ 世界卫生组织：《关于老龄化与健康的全球报告：概要》2016 年 7 月 8 日，见 http://www. who. int/ageing/publications/world-report-2015/zh/。

中。例如，意大利实施的"老年人健康促进项目"，以失能老人为服务对象，以满足失能老人的持续照护需求为目标，通过社区老年病评估组织进行医疗卫生与社会服务的整合。美国开展的"全面老年人照料项目"，以日间照料中心为载体，组成跨学科服务团队，为老年人提供整合性的、个性化的长期照护方案。日本则积极构建整合性的社区照护体系，为一定范围内的老年人提供住房修缮、疾病预防、生活支持、长期照护等。通过将服务资源进行汇聚和融合，法国、德国、瑞典等欧洲国家逐渐形成了"机构整合"模式，美国、日本、新加坡等国家则逐渐探索出了"社区整合"模式。整合照护使服务资源更集中，进而提高了长期照护的可及性与连续性，也提升了长期照护的整体质量。

在实践中，整合照护有垂直整合与水平整合两种类型。其中，垂直整合是指不同照护级别的整合，如一、二、三级医疗机构之间的整合，中央与地方相关长期照护组织的整合等。水平整合是指无行政隶属关系或业务指导关系的组织的联合，最典型的就是医疗服务与社会照护的整合。整合照护具有多维结构，在宏观层面，其表现为服务系统的整合；在中观层面，其表现为组织整合与专业整合；在微观层面，其表现为临床整合，[1] 即在一个单一的服务过程中，不同专业人员围绕特定对象进行服务协调。整合照护的关键在于资源的合理配置，其要求在所有层面进行整合，将相关资源进行连接，并促使服务主体协调行动。整合照护可以打破服务主体各自为政的运行模式，进而提高照护资源的整体利用效率。

当前我国老年人长期照护服务的碎片化现象仍较为突出，其不仅表现为医养结合的体制与机制尚不完善、医疗与养老服务资源融合共享有待改进，也表现为各服务主体之间缺乏有效的连接与互动。因此，引入整合照护理念、开展整合照护实践就显得非常必要。结合我国的文化传统，学习日本等

---

[1]　吴宗辉、罗燕妮：《整合照料式养老服务研究进展》，《保健医学研究与实践》2017 年第 1 期。

东亚国家的经验，探索社区整合模式是一条更为务实的道路。此外，考虑我国的政治体制的特点，依托政府行政体系较为强大的调控能力，从纵向和横向同时发力，也可以取得良好的整合效果。当然，为了推动整合照护的发展，政府应当制定相关政策以保障整合照护的合法性。同时，还要对整合照护进行整体规划与具体设计，以加快这一新生事物的发展。

五、服务方式的组合：　灵活化

正如前面所言，失能老人选择何种照护平台与照护模式会受到生活自理状况、资源禀赋、服务认知、社会化照护体系建设状况等主客观因素的影响，因而，实践层面的服务供给方式必然是多样的。从服务对象看：对于自理能力受损不严重、资源禀赋（经济条件、家庭人力）较好的失能老人而言，其可以选择自我照护与家人照护相结合的服务供给模式。如果老年人能够接受专业人士的照护，且社会化服务是便捷的、可及的，其还可以购买家政服务机构、养老服务机构、卫生服务机构提供的相关服务，即采取居家照护模式。可见，即便是在同一个照护平台（家庭）上，服务供给既可以家庭为主，也可以专业机构为主。

对于中重度失能、家庭照护人力紧张但经济条件尚可的老年人而言，入住护理型机构（非营利或营利）则是可行之策。但如果老人不愿意离开熟悉的生活环境，或不认可机构照护模式，则可以考虑居家照护模式或社区照护模式，并以购买服务的方式补充家庭照护的不足。可见，即便是处于相同境遇的老人，其照护模式的选择也可能存在较大的差异。当然，一般情况下，经济状况越好，失能老人的选择空间就越大，其服务组合的弹性也就越好。至于低收入的失能老人、"三无型"失能老人、独居型失能老人等特殊群体，则可以依据相关福利政策，支持其在家中、社区或机构接受长期照护服务。当然，特殊老年人选择长期照护模式常常是被动的，其服务组合的弹性较差，照护品质也难以保障。

一般说来，面向老年人的照护服务主要有三种类型：平时的生活照料、生病时的急性医疗照护、生活自理能力受损时的长期照护。当然，这种划分只是相对的，在实践中，三种照护服务常常混杂在一起，只不过主次有所不同而已。当老年人健康状况尚可时，其需要的主要是生活照料，偶尔也需要急性医疗照护和长期照护（如在急症处理后的康复期间）。当老年人罹患急症时，其服务需要将转变为医疗照护与生活照料并重，因而照护模式也会发生变化。此时，老年人既需要生活照料，也需要门诊、住院等急性医疗服务，有部分老人会需要出院服务、中途服务等特定时间段内的长期照护。而当老年人罹患严重的慢性疾病或生理功能丧失到一定程度时，则需要三种服务相协调，以使老年人获得持续的、完整的照护服务，并避免因缺乏长期照护而滞留在医疗机构中。

如果从服务主体的角度看，医养机构、老年护理院和专业化程度较高的养老机院可以重度失能老人为主要服务对象，养医机构、普通养老院和社区照护中心等养老设施可以主要面向中度失能老人。轻度失能老人数量多、有一定生活自理能力、多需生活协助和陪伴照看，家庭、社区和普通养老院皆可承担照护任务。正如图7-3所示，失能程度不同，服务主体侧重不同、服务方式匹配有异。总之，服务供给与服务组合并不固定，要视情况灵活调整。各主体之间可以相互联系、复合供给。此外，从老年人的获益形式看，目前各地政策实践所涉及的主要有给予现金补贴、政府购买居家服务、提供机构照护、发放服务凭单、提供辅具支持（如助听器、轮椅）等。在实务工作中，服务主体可以基于老年人的需要和意愿，依据相关政策条款，把多种获益形式组合起来，以提高服务供给的灵活性。

当然，服务方式能否灵活有效至少依赖两个前提：第一，各类长期照护设施及其提供的服务是较为充分的，以便有服务需要的老年人可以在多种照

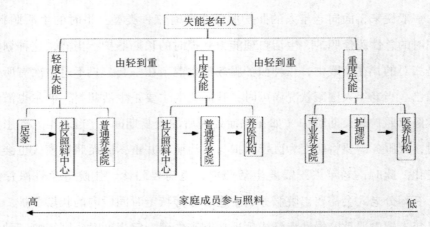

图 7-3　失能老年人照护主体的侧重分布图①

护平台、多种照护模式中做出选择。而这关系到长期照护服务体系的建设。第二，失能老人及其家庭具有支付服务费用的能力，或者具备获得免费、低收费长期照护服务的资格，而这又关乎长期照护政策的制定。就第一点而言，目前我国老年人长期照护起步不久，服务体系还不够完善。例如，养老服务机构同质性强，分类发展亟待加快；医疗照护与生活照护融合发展尚处于探索期，医养结合效果亟待加强。而一个整体性的长期照护体系应当整合各项资源。世界卫生组织呼吁"所有国家都需要一个充分整合的长期照护系统，无论其经济发展水平或依赖照护的老年人在人口中所占的比重如何"②。就第二点而言，我国老年人长期照护政策还很不健全，既缺乏专门政策或立法，也缺乏服务标准与整合服务的专项计划。因此，我国亟须发展多种类型的照护设施，并通过政策设计解决长期照护筹资、受益资格确定、受益方式设置等相关问题，以使供给方式更加灵活。

　　近年来，发达国家致力于提高服务供给的灵活性，值得我们学习。例

---

①　周平梅、原新：《失能老年人长期照护服务模式及其主体探析》，《老龄科学研究》2019 年第 5 期。

②　世界卫生组织：《关于老龄化与健康的全球报告：概要》2016 年 7 月 8 日，见 http：// www. who. int/ageing/publications/world-report-2015/zh/。

如，给非正式照护者提供各种支持性方案，如经济支持、心理支持、教育支持、服务替代等，使非正式支持与正式支持相结合。在此方面，英国出台了多项专门政策，堪称典范。这些措施一方面使得老年人保持了生活的常态和个体的自主性，另一方面也减轻了因机构照护快速扩张给政府带来的财政负担和管理压力。再如，瑞典、法国等通过实施住房改造项目，为贫困老人提供庇护住宅等措施，使老年人的居所更适合居家照护，同时为提供到宅服务的各类主体提供补贴。日本为了推动社区照护的发展，兴建了日托所、居家照护支持中心、家访护士站等设施，以使老年人能够得到及时、便捷、可承受的社区照护。美国甚至利用发达的现代科技实现了外地子女对年迈父母的"远距离照料"。这些措施无疑都增加了服务组合的弹性，值得我们参考和借鉴。

综上，回顾本章内容可见，老年人长期照护服务组合既是一个理论性研究课题，也是一个实践性操作议题。基于对长期照护压力的研判，为了更有效地供给长期照护服务，从理念层面，应当考量服务主体的属性、特质与功能，进而厘清其责任分担结构；从实践层面，应当基于老年人的服务需要和自身实际，借鉴先行国家和地区的经验，创新服务递送模式。换言之，基于供需双方的实际情况，借鉴先行国家和地区的成功经验，实施灵活多样的服务组合，能够更有效地供给长期照护服务，而这正是研究假设4所提出的观点。就服务组合的策略而言，当前我们可以从服务主体的协同化、服务设施的连续化、服务内容的模块化、服务资源的整合化、服务方式的灵活化几个方面着手，提升长期照护服务供给的效率和质量。

第八章　结　语

本章首先回到研究领域——老年人长期照护上，指出长期照护将是 21 世纪各国面临的共同课题；其次，结合研究议题——老年人长期照护服务主体与服务组合，指出强化服务供给是发展长期照护的关键；再次，从政策设计角度，讨论当前和今后一个时期内老年人长期照护的发展思路；最后，指出本书存在的不足之处，并提出未来开展老年人长期照护研究的设想。

第一节　积极应对长期照护的挑战

对于绝大多数人而言，衰老都是不可回避的。与年龄增长相伴随的通常是身体器官的老化、身心功能的退化、慢性疾病的发生与生活自理能力的受损。很多研究都指出，在生命历程中，人们总会有一个时期需要依赖他人。这个时期多则数年，少则数周。当老年人需要照护协助却无法满足需要时，往往会导致意外事件发生，增加医疗服务的使用率和入住机构的可能性，或是提高死亡率。对于老年型国家而言，随着人口结构趋于老龄化与高龄化，失能老人的长期照护已成为必须解决的现实问题。过去几十年，先行迎接"银发浪潮"的发达国家在老年人长期照护方面进行了积极的探索。早期，发达国家比较推崇院舍照护模式，但随着"福利国家危机"的发生，以及机构照护弊端的逐渐显现，老年人长期照护制度设计已将"就地老化"作为政策目标。当前，从北欧到西欧再到北美，老年人长期照护均呈现出居家化与社区化的特点。据世界卫生组织报告，在许多经济合作与发展组织国家，有二分之一到四分之三的老年人在家中接受长期照护。①

事实上，对失能老人的长期照护是一种特殊的服务。因为仅仅提供生活照料不足以保障老人基本的生活需要，而将老人安置在医疗机构中，又会导致社会性住院及医疗保险负担过重等问题。为失能老人提供长期照护，需要将卫生服务与社会服务、健康照护与生活协助、正式支持与非正式支持结合起来，因而服务供给应当是整合性的。同时，由于老年人的失能程度及其结果存在着差异，往往需要设置不同的照护设施与之对应，因而长期照护又应当是连续性的、持续性的。近年来，发达国家纷纷就长期照护出台专门政策，力图解决资金筹措、服务体系建设、服务质量评估等问题。长期照护已成为发达国家最重视的、发展最快的政策领域。② 长期照护与养老保障、医疗保障共同构成了晚年生活质量保障的三根支柱。而在具有儒家文化传统的东亚社会，日本、韩国、新加坡、中国香港等也借鉴西方福利国家的经验，制定了与国（区）情相适应的长期照护政策。

与之相比，我国的长期照护制度建设显然已较为滞后。尽管最近几年我国的老龄工作明显加快，但对老年人口的长期照护关注不够。长期照护被置于养老服务的语境下讨论，其紧迫性、困难性、整合性没有得到足够的重视。很多老年人即便已经失能仍完全依赖家庭提供照护，导致主要照护者承受了较大的压力。而且在实践中，长期照护往往呈现出"老人照护老人"的特点，这对于照护者的身心健康和晚年生活都造成了一定的负面后果。WHO

---

① 世界卫生组织：《关于老龄化与健康的全球报告：概要》2016 年 7 月 8 日，见 http：// www. who. int/ageing/publications/world-report-2015/zh/。

② E. Pavolini，& C. Ranci，"Restructuring the Welfare State：Reforms in Long-term Care in Western European Countries"，*Journal of European Social Policy*，Vol. 18，No. 3（2008），pp. 246–259.

指出，依赖导致双重负担，对老人及其家庭的生活质量均有较大的影响。①由于子女不在身边或无力照护，一些轻度、中度失能的老人不得不独居生活，日常生活面临实际困难且潜藏着诸多风险。机构照护不仅在数量上供给不足，而且存在着服务内容雷同、分类发展滞后、照护质量不高等问题。此外，在西方已较为成熟的社区照护模式在我国也处于探索阶段，各地发展不平衡，为失能老人提供的干预服务不足，特别是在农村地区。总之，与老年人口的长期照护需要相比，当前能够供给的长期照护服务是不足的。而这显然不能作为世界上拥有老年人口最多的国家的应对之道。

在全球范围内，我国是目前唯一一个老年人口过亿的国家，也是拥有失能老人最多的国家。预测显示：21 世纪上半叶，我国老年人口将会从 1.32 亿增至 4 亿左右，失能老人可能会突破 1 亿；2025 年，65 岁及其以上人口占总人口的比例将达到 14%，老年人口从 7% 增至 14%，我国用时为 25 年，是老龄化速度最快的国家之一；2030 年后，我国将进入超级老龄化阶段，届时，失能老人的快速增长及其所带来的照护问题将变得十分突出。为此，必须对失能老人的长期照护问题做出安排，以回应其不断增长的服务需要。正如有研究者所说："长期照护的时代已经来临，不管我们喜不喜欢，它都是 21 世纪的主要挑战。"②

第二节　强化服务供给是应对挑战的关键

一、促进供给是发展长期照护的内在要求

世界卫生组织指出，无论年龄和内在能力水平如何，所有老年人都有权

---

① 世界卫生组织：《中国老龄化与健康国家评估报告》2016 年 10 月 9 日，见 http://www.who.int/ageing/publications/china-country-assessment/zh/。

② 陈盟荣、刘忆萍：《美国加州老年人长期照护介绍》，《长期照护杂志》2004 年第 1 期。

享受有尊严且有意义的生活。但内在能力严重丧失者，往往只有在他人的照顾、支持和帮助下才能获得这种生活。① 对于失能老人而言，由于日常生活能力受损，因而需要在他人的协助下才能维持常态化的生活，保持一定水平的生活质量。这种协助，可以由家庭供给，也可以由社会组织、企事业单位投递。鉴于长期照护服务具有综融性、持续性、长期性等特点，需要多元主体参与其中、复合供给。回顾我国老年人长期照护发展历程可见：

第一，在传统社会，以家庭为核心的非正式支持系统是服务主体，其基于孝道责任为老年人提供长期的、持续的生活照料。由于家庭人口相对较多、老年人口数量有限、人均预期寿命较低，加之家族主义的庇佑，老年人的长期照护问题遂能够在私人领域得以解决。所以，尽管家庭长时间独挑照护责任，但老年人长期照护需要与供给基本平衡。在计划经济时代，为了彰显社会主义制度的优越性，探索与计划经济体制相适应的社会管理模式，政府开始干预老年社会福利的供给。虽然国家干预在一定程度上具有"去家庭化"的功能，但从服务供给的角度看，家庭依然是老年人最重要的支持力量。一般老人依靠家庭，失依老人依靠国家（集体），基本上保障了需要与供给的平衡。

第二，改革开放至20世纪末，一方面是老年人口数量的稳步增加和人均预期寿命的延长，一方面是家庭的小型化和单位式福利供给模式的瓦解，导致老年人长期照护的供需矛盾逐渐凸显。为了应对这一问题，我国政府开始有意识地倡导社会力量兴办老年福利事业，拓展公办机构的服务对象，并试图将社区推到老年社会服务供给的前台。虽然社会福利社会办的发展导向是正确的，但在社会组织发育不良、社区建设滞后、社会化养老服务体系尚未建立的背景下，政府收缩福利供给职能并不能自然而然地实现福利多元主义。因而在这一时期，老年人日益增长的服务需要与服务体系供给乏力之间

---

① 世界卫生组织：《关于老龄化与健康的全球报告：概要》2016年7月8日，见 http：//www.who.int/ageing/publications/world-report-2015/zh/。

的矛盾逐渐显现出来，长期照护服务供需失衡成为社会问题。

第三，步入 21 世纪，随着我国整体上跨入老年型国家的行列，老年人口的社会服务问题开始引起决策者的关注。特别是 2006 年以来，我国老年社会福利事业发展逐渐从"补缺型"转向"适度普惠型"，进而使越来越多的老年人分享了经济社会发展的成果。在此阶段，国家加强了社会政策的创制力度，强化了资金筹集职能，并在服务标准化建设和服务质量监管方面进行了积极的探索。这一时期，随着国家的回归，社会化养老服务体系初步得到构建，长期护理保险等制度得到试点，国家、市场、第三部门、家庭成为老年人长期照护的服务主体，政府主导、社会参与的服务供给格局已初具形态。党的十八大以来，党中央将积极应对人口老龄化作为一项长期战略任务，各级政府都加快了老龄工作的步伐。

当然，尽管多元主体共同供给长期照护正日益普遍，但其功能发挥并不尽如人意。本书发现，家庭是老年人长期照护服务的主要提供者，但较少得到正式支持系统的协助。这样既加剧了家庭照护的压力，也对主要照护者产生了消极影响。照护机构向失能老人敞开大门，在一定程度上缓解了家庭照护的压力，但目前机构照护同质化现象严重，且较少做到分类发展、分级照护，导致服务供给不能有效回应老年人的服务需要。国家举办的照护机构存在着服务定位方面的偏差，导致了对服务对象的"逆向选择"问题。政府购买服务虽然将少量的贫困失能老人纳入其中，但服务供给力度有限，其政绩彰显效应大于实际供给效果。营利机构参与服务供给尚处于起步阶段，政策支持方案、服务协调机制尚有待探索，而且逐利本性也会导致其对服务对象"撇奶油"，即只选择支付能力强的消费者。

目前我国老年人长期照护服务供给碎片化问题仍较为突出，[①] 这与老年人日益增长的服务需要形成了冲突。究其原因：一是服务主体发育得不够充

---

① 孙鹃娟、吴海潮：《我国老年人长期照护的供需特点及政策建议》，《社会建设》2019年第6期。

分。例如，民办非营利照护机构规模小、管理方式粗放、定位不清晰，营利性照护机构数量不足、缺乏运营商业型养老项目的经验与人才。二是服务主体缺乏协同。依靠单一服务主体无法有效回应老年人的长期照护需要。发展长期照护，必须将服务主体之间的合作与协调作为突破口，同时注意避免相互之间在服务上的重叠。各服务主体具有不同的特性与优势。因此，发展长期照护的最佳方式是整合各项资源，根据老年人的实际需要，有针对性地提供照护服务。

在长期照护制度建设中，服务的提供永远排在第一位，技术、资金等只是手段。[①] 目前发达国家发展长期照护的核心目标是整合不同类型的服务，通过保障服务的完整性和连续性，满足老年人持续照护的需求。[②] 但应该看到，长期照护是一个全球性难题，即便是政策与体系建设相对完善的发达国家，也不能充分满足老年人的服务需要。根据国际劳工组织 2013 年的估算，"无论是支出水平、覆盖面，还是机构设施和照护人才供给，中国的长期照护服务都存在着巨大的缺口"。[③] 因此，强化服务供给是非常紧迫的任务。

二、强化服务供给需思考的四个问题

（一）长期照护服务供给的价值选择问题

社会福利的发展常常是执政者价值选择的结果。例如，"福利国家"这一概念就包含着国家应当对国民承担的福利负责，或国家有义务实现国民福利等含义。[④] 西方福利国家往往以公民权理论为基础构建社会福利体制，因

[①] 杨团：《中国长期照护的政策选择》，《中国社会科学》2016 年第 11 期。

[②] 周春山、李一璇：《发达国家（地区）长期照护服务体系模式及对中国的启示》，《社会保障研究》2015 年第 2 期。

[③] 房连泉：《老年护理服务的市场化发展路径——基于德国、日本和韩国长期护理保险制度的经验比较》，《新疆师范大学学报（哲学社会科学版）》2019 年第 2 期。

[④] ［日］武川正吾：《福利国家的社会学：全球化、个体化与社会政策》，李莲花等译，商务印书馆 2011 年版，第 8 页。

此，老年人获得长期照护服务常常基于公民资格，而不是收入多寡、有无家人照护等个人特质。在我国，受经济发展水平、城乡二元社会结构等因素的制约，国家为老年人提供的长期照护在很长时间内仅限于极少数"三无老人"。无论是老年人自身还是国家，都缺乏明确的社会权利意识。不过，21世纪以来，随着国家经济总量的快速增长、地方政府财政状况的不断改善，各级政府开始以民生工程、惠民工程、实事工程等名义向普通老年人提供支持，如发放高龄津贴、实施社会优待等。公办社会福利机构也开始改变管理模式，向社会老人开放。当前，一个可以观察到的现象就是有越来越多的老年人被养老保险、医疗保险、社会救助等福利制度所覆盖。

与此相应，2006 年以来，政学两界围绕着构建"适度普惠型"社会福利制度展开了热烈的讨论。"普惠"强调的是政策对象的扩展，即由重点保障对象向全体国民转变。"适度"强调的是福利供给水平是中等的，以保障政策对象的基本生活为主，而不是满足其高级需要。① 2011 年国务院发布《老龄事业发展"十二五"规划》，明确提出了"发展适度普惠型的老年社会福利事业"的构想。将"适度普惠"作为老年社会福利事业的发展目标，说明我国政府的福利观念已从补缺型转向制度型，也意味着政府对老龄工作做出了价值选择。同年，民政部发布的《社会养老服务体系建设"十二五"规划》首次阐明，我国社会养老服务体系建设的"当务之急"是"解决失能、半失能老年群体养老问题"。如此，为失能老人提供长期照护，协助其维持一定质量的基本生活就成了政府老龄工作的应有之义。换言之，在当前的经济社会发展水平和人口发展趋势下，国家虽然不可能为失能老人提供全方位的、高水平的长期照护服务，但是在政策引导、资金扶持、设施建设、服务监管等方面负有不可推卸的责任。

---

① 王思斌：《我国适度普惠型社会福利制度的建构》，《北京大学学报（哲学社会科学版）》2009 年第 3 期。

（二）长期照护服务供给的责任归属问题

毫无疑问，作为国家公民的代理人，政府有责任回应国民的服务需要，尤其是一般性的、涉及面广的社会性需要。长期照护对应的是生命历程中的体弱多病或功能残障阶段，是每个公民都有可能遭遇到的生存风险，因而需要政府以制度化的方式加以应对。但是，政府不可能也不必要包揽长期照护服务供给，因为发达国家的经验业已证明，包揽不仅会导致国民的福利依赖，而且在财政上也是不可持续的。所以，发达国家在建立长期照护制度时，都规定了民众在缴纳保险费、承担服务费用方面的义务。20 世纪后期以来，发达国家的改革处于长期照护需求不断增加与经济增长乏力的夹击下，残补式与普惠式两种福利体制都呈现出向中间路线靠近的趋势。即采取残补式福利体制的国家适度扩张了政府的责任范围，而施行普惠式福利体制的国家则适当收缩了责任边界。2011 年以来，我国社会福利发展的一个趋势是从残补式走向"适度普惠"式。政府在长期照护服务供给中发挥了积极作用，认真履行其在政策立法、资金筹集、行政管理等方面的责任。特别是党的十八大以来，国家出台了一系列加快发展养老服务的政策措施，"养老服务体系建设取得显著成效"。[①] 作为老龄事业发展的主导者，政府成为长期照护服务供给的重要主体。对于低收入的、缺乏非正式支持的特殊老年人，政府更是作为"第一责任人"出场，发挥了兜底保障功能。当然，我们也应当认识到，政府虽然是长期照护的责任主体，但不是唯一主体。

在个体生命历程中，家庭是最重要的活动场域之一，是家人之间传递爱与责任的场所。我国的《婚姻法》《继承法》《老年人权益保障法》等都明确规定了夫妻、代际、手足之间的扶养、抚养与赡养义务。可见，家庭也是老年人长期照护的责任主体。在东亚社会，日本、新加坡、韩国等国家也都

---

① 国务院办公厅：《关于推进养老服务发展的意见》2019 年 3 月 29 日。

设立了相关法律规范，要求子女为父母提供经济援助和照护支持。近年来，东方社会中个体与家庭的密切联系受到国际组织、发达国家的推崇。在发达国家推进"就地老化"的过程中，强化非正式支持体系的照护能力就是一项重要策略。因此，强化服务供给，应当充分重视家庭养老的文化传统，采取有效措施为家庭赋权增能，巩固家庭养老的基础地位。

老年人的长期照护还应当是全社会的责任。在老龄社会成为一种新的社会形态的当下，解决老年人的长期照护问题必须汇各方资源、集各方之力。发达国家的政策实践表明，第二、第三部门都可以参与长期照护服务供给。服务提供者越多样、竞争越充分，老年人的需要满足状况就越好。在混合福利经济的背景下，发达国家的基本政策趋向是"降低政府的直接作用，发展商业的、非营利的和非正规的服务提供部门"。[①] 我国在发展老年人长期照护时也必须简政放权，明确企业与社会组织参与服务供给的途径、方式与扶持条款。例如，通过公建民营、PPP 合作、委托管理等方式，鼓励民间资本、非营利性组织等进入护理服务机构的建设领域；在土地划拨、福利规划、税收优惠、公用设施建设等方面给予支持，为社会参与营造良好的环境。[②] 总之，强化老年人长期照护服务供给，政府的主导、家庭的支持和社会的参与都是必不可少的，当然，各责任主体的角色和功能是有所差异的。

（三）长期照护服务供给的目标导向问题

长期照护的核心是服务保障。[③] 因此，发展长期照护首先需要明确的一个导向就是"老有所护"。所谓"老有所护"，就是当人们步入老年期，生活自理能力受损，需要他人协助日常生活时，能够通过一定途径获得适当的

---

① ［英］苏珊·特斯特：《老年人社区照顾的跨国比较》，周向红、张小明译，中国社会出版社 2001 年版，第 223 页。

② 房连泉：《老年护理服务的市场化发展路径——基于德国、日本和韩国长期护理保险制度的经验比较》，《新疆师范大学学报》（哲学社会科学版）2019 年第 2 期。

③ B. L. Bihan, C. Martin, "Reforming Long-term Care Policy in France：Private-Public Complementarities", *Social Policy & Administration*, Vol. 44, No. 4 (2010), pp. 392–410.

长期照护服务。实现"老有所护"，需要为全体老年公民构建一个完善的长期照护服务体系，提供生活照料、康复护理、精神慰藉和临终关怀等支持性服务。事实上，我国政府在老龄工作中曾先后提出了五个"老有"、六个"老有"等术语，在老年人口的经济供养、医疗服务、继续教育、价值实现等方面都设置了具体目标。随着长期照护从个人问题转变为公共议题，应当将"老有所护"纳入我国老龄事业规划。当下，发展长期照护，必须经由政府进行顶层设计，并将失能老人的长期照护作为老龄工作的优先领域。此外，还应当加快长期照护社会保险制度和商业保险制度的出台，帮助老年人及其家庭提高获得长期照护服务的能力，为全体老年公民编织一张晚年生活保障的社会服务网。

其次，强化服务供给还需要考虑服务投递模式问题。发达国家的政策实践表明，长期照护的居家化与社区化有助于解决机构照护存在的弊端，有助于提高老年人的自主性，也有利于减轻长期照护的成本压力。20 世纪 80 年代以来，发达国家采取支持家庭照护者、控制机构照护发展、充实社区资源等诸多办法使机构照护模式逐步转向了社区照护模式和居家照护模式。目前"就地老化"已成为国际性的长期照护政策目标。所以，我国在发展长期照护时应当注意吸取先行国家的教训，避免机构照护过度供给。加之老年人口基数大、增长快、孝道传统仍有一定影响力等因素，我国老年人长期照护采取居家照护模式、社区照护模式是比较适宜的。因此，发展长期照护需要明确的第二个导向就是"就地老化"。所谓"就地老化"，即尽可能地让需要长期照护的老年人留住家庭或社区中，依托非正式支持与正式支持的整合，延续常态化的生活并正常老化。

（四）长期照护服务供给的本土方案问题

我国迈入老龄社会已有二十余年，虽然"整个社会对现代老年人服务业尤其针对失能失智者的长期照护行业依然十分陌生"，① 但政学两界都意识到老龄化正在改变我国社会发展的人口基础，并试图基于国情提出治理对策。在既有研究中，学术界较多讨论了我国人口老龄化的特点与影响、家庭养老功能的削弱、养老服务供需矛盾、社会养老服务体系建设等问题，认为老年人口多、未富（备）先老、老龄事业发展不平衡、服务供给不充分是基本国情。为了应对老龄化的挑战，许多研究者提出了对策建议，涉及宏观层面的政策设计、中观层面的体系建设、微观层面的需求分析与服务递送等。这些针对特定问题的研究，虽然从不同角度充实了老龄知识，但多具有工具理性色彩，缺乏整体性的思考。就长期照护而言，更是如此。过去十余年，政府出台的很多文件与大量的养老研究文献都把"长期照护"与"养老服务"混同。"直到近几年，长期照护才从众多的老龄化议题中逐渐分离出来，成为相对独立、意义明晰的政策术语"。②

在长期照护成为相对独立的政策议题之后，研究者和决策者应当基于我国人口老龄化的特点与趋势、经济与社会发展状况、文化与社会心理特质等，思考如何形成长期照护服务的本土方案。这一方面是因为老龄社会的治理必须基于自身的基本国情。我国是当今全球最大的发展中国家，具有与大国治理相适应的政治经济体制、社会治理体制机制、社会福利制度体系。回应老年人的长期照护服务需求，必须在现实国情下进行政策设计、资源筹集、体系建设，而且要充分挖掘传统文化中优质的伦理资源，依靠现代化的社会治理体系，利用信息社会的技术成果。简而言之，就是要在特定的时空维度下，找到解决长期照护问题的本土资源，将政治体制、经济体量、文化传统、家庭模式等"中国特征"逐渐转换为"中国优势"。③ 另一方面也是

---

① 杨团：《中国长期照护的政策选择》，《中国社会科学》2016 年第 11 期。

② 吴丹贤、高晓路：《西方老年人长期照护研究的地理学回顾》，《地理科学进展》2020 年第 1 期。

③ 胡湛、彭希哲：《应对中国人口老龄化的治理选择》，《中国社会科学》2018 年第 12 期。

因为西方国家的长期照护制度处于不断的调适之中，并没有可以照搬的全套方案。而且国情不同，即便是移植一些具体的政策，也必须进行适应性调整。

第三节　供给长期照护服务的策略思考

在人均寿命逐渐增加、医疗服务不断进步的当下，囿于财政支付压力大、照护人力不足、服务供给体系不完善等现实因素的制约，老年人长期照护已成为全球性的治理难题。世界卫生组织调查发现，现有的长期照护服务普遍存在着供给方式过时与服务供给不连续问题，即便是发达国家，长期照护的质量仍然有较大的提升空间。而对于步入老龄化社会时间不长的发展中国家而言，提供长期照护则基本上是新形势下的政策议题，政府部门既要着手制定法律政策，也要调整服务供给结构、投入资金与人力、建立服务标准与规范。近几年，国内学界在研究养老问题时开始聚焦长期照护，呼吁把长期照护作为政策规划的重点，"以制度变革适应人口转变"[1] "把为失能老人提供长期照护服务作为养老服务体系建设的当务之急"。[2] 这些提议无疑是具有建设性和前瞻性的，但是如何从整体上设计我国长期照护方案，结论尚不清晰。为此，笔者尝试以经济社会发展状况为背景，结合我国人口结构变动及特点，分三个时段，提出长期照护服务发展策略。

2019 年 11 月，中共中央、国务院印发了《国家积极应对人口老龄化中长期规划》（以下简称《规划》），这是我国应对人口老龄化的战略性、综合性、指导性文件。[3]《规划》将 21 世纪上半叶应对老龄化的目标确定为：

---

① 胡湛、彭希哲：《应对中国人口老龄化的治理选择》，《中国社会科学》2018 年第12 期。

② 孙鹃娟、吴海潮：《我国老年人长期照护的供需特点及政策建议》，《社会建设》2019年第6 期。

③ 中共中央、国务院：《国家积极应对人口老龄化中长期规划》2019 年 11 月 21 日。

到 2022 年，积极应对人口老龄化的制度框架初步建立；到 2035 年，积极应对老龄化的制度安排更加科学有效；到 21 世纪中叶，与社会主义现代化强国相适应的应对老龄化制度安排成熟完备。《规划》做此时段划分是因为我国人口老龄化进程关键时间节点大致与"两个一百年"的时间节点吻合，也与"新两步走"战略的"两个十五年"的时间节点基本重合。① 为了与国家战略的表述保持一致，下面关于服务供给的讨论也依据此时间节点展开，并大体遵循"近细远粗"的原则。

一、近期至 2022 年供给长期照护服务的建议

这里，"近期"指的是从目前到 2022 年。根据党和政府的发展战略，从目前至 2022 年，我国将全面建成小康社会、建成覆盖城乡的社会保障体系、完成脱贫攻坚、走完乡村振兴第一个五年，迎来中国共产党建党 100 周年和第二十次全国代表大会。在此期间，我国老年人口将持续增加，人口红利趋于减弱，人口流动仍然活跃，人口聚集继续增强，家庭呈现出多样化趋势。② 同时，经过十三五的投入和建设，居家为基础、社区为依托、机构为补充、医养相结合的养老服务体系得以建立，人人享有基本养老服务的目标得以实现。基于经济社会发展的良好态势和老龄工作已经奠定的基础，在此阶段有如下事项应予特别关注。

（一）联合开展长期照护专项研究

预测显示：21 世纪上半叶，我国老年抚养比和社会总抚养比将会一直处于爬坡状态，但相对来说，2030 年前增速不是太快，特别是老年抚养比。2022 年，我国老年抚养比（按照 15—64 岁劳动年龄人口计算）接近 20%，

---

① 王建军：《深入学习领会习近平总书记关于老龄工作重要论述 加快发展新时代老龄事业和产业》，《时事报告（党委中心组学习）》2019 年第 4 期。
② 国务院：《国家人口发展规划（2016—2030 年）》2016 年 12 月 30 日。

2025 年为 21.26%，2030 年为 26.47%。这一时期，劳动年龄人口占总人口的比例处于 65%—70%之间。① 在这种相对有利的人口形势下，决策部门需做好战略储备工作，即组织开展长期照护专项研究。建议集合政学两界相关专家，成立专门的研究团队，深入讨论长期照护所涉及的主要议题。研究要预判我国长期照护发展趋势，总结国外长期照护制度建设成果，厘清我国长期照护制度的体系构成、政策导向、目录清单等，并初步形成一个为期 3—5 年的、以强化服务投递为主要内容的先导计划。

从国际经验看，没有哪个国家的长期照护制度是一次成型的，都经历了初创—改革—优化的过程，而且会一直随着经济、社会、人口发展状况进行调整。以日本为例，其在 2000 年实施长期护理保险之后，一直在进行制度创新，如引进多种服务主体，开展护理预防项目，集中照护失智人员，建设社区综合服务体等。韩国在 2008 年实施长期护理保险之前，先是成立了专门的研究机构，接着启动政策制订、组织听证、试点评估等系列工作，为制度建设打下了良好的基础。我国老年人口数量庞大，高龄老人、失能老人等群体对长期照护的需求正不断增加，强化长期照护专题研究已迫在眉睫。研究团队可由民政部养老服务司或全国老龄委牵头，邀请涉老部门负责人、学界代表、服务机构代表、老年群体代表、家庭成员代表等参与课题攻关，使长期照护发展能够明确方向、找准定位、突出重点、精确瞄准。

（二）探索制定长期照护专项政策

政策的确立是引导长期照护健康发展的必要条件。近几年我国政府开始关注长期照护，并发文推动，如 2015 年国务院印发的《关于推进医疗卫生与养老服务相结合指导意见》、2016 年人社部发布的《关于开展长期护理保险制度试点的指导意见》等。这种具有探索性的单项政策为构建长期照护政

---

① 翟振武、陈佳鞠、李龙：《2015—2100 年中国人口与老龄化变动趋势》，《人口研究》2017 年第 4 期。

策体系奠定了一定的基础，但远不能回应实践层面存在的问题。因为，如果从需求—供给—利用服务链看，长期照护的基本政策应关注需求评估、服务体系建设、服务整合、服务评估、综合监管等主题；如果从政策体系的构成要素看，还要设计长期照护筹资制度、照护人才培养制度、老龄产业发展制度等。笔者建议，从当前到2022年底，首先应围绕服务供给，重点推进长期照护需求评估、服务体系建设、护理人才培养与继续教育等专项政策的制定与实施。

建立统一的长期照护需求评估办法，可以与长期护理保险制度的实施相配合，这对于科学判断我国长期照护服务的供给体量具有重要意义。过去十几年，有多个大型科研项目都测算了我国失能老人的规模，但结果存在较大差异，这主要是评估工具与调查内容不同所致。基础数据不准就有可能导致政策目标出现偏误。所以，近期制定长期照护政策要关注需求评估，力求准确采集失能老人的数量、失能程度、照护资源等数据。同样，服务体系建设也需要把工作重点聚焦到"如何回应长期照护服务需求"这一核心问题上来，改变过去追求大而全的倾向，并在整合资源、促进协同方面进行制度创新。此外，照护人力短缺、服务专业化不足一直是长期照护高质量发展的障碍，因此要抓紧出台办法，推动专业护理人才的培养和现有照护人力的培训工作。

（三）强化对现有政策的执行力度

党的十八大以来，我国涉老政策密集出台，在养老服务体系建设、健康老龄化、智慧养老、长期护理保险等方面都提出了发展目标和具体策略，同时配套开展了医养结合、居家与社区养老、政府购买养老服务等政策试点。但从实际情况看，一方面，相关政策的社会知晓度不高，除涉老部门工作人员及老龄问题研究者之外，其他人员甚少知晓这些政策的主要内容。另一方面，政策执行效果也差强人意。例如，医养结合在实践中就出现了医疗卫生与养老服务衔接不够、医养结合服务质量不高等问题。① 再如，智慧养老在实践中也陷入老年人设备使用率较低、服务项目与实际需求匹配度不高、民间资本参与意愿不强等困境。② 究其原因，执行力不足可能是一个不容忽视的问题。

在层次与结构都比较复杂的现代科层体系中，政策传递效应本身就具有"层级递减"的特点。在要求各级政府结合地方实际，细化政策内容的情况下，因思想认识、资源条件、治理能力等方面的差异，就会导致政策创设和执行的区域差距，在实践层面就表现为有些政策得不到有效的执行。例如，关于推动多种主体参与养老服务供给问题，仅中央政府出台的文件就有数十份，但是文件中要求的简政放权、分类发展、税费减免、信息公开等并不能快速地落地执行。因此，强化对现有政策的执行也是需要引起重视的。政府主管部门要加强对长期照护服务的指导、监督和管理，其他有关部门依照职责分工，充实工作力量、加强业务培训、提升治理能力。

（四）促进相关涉老政策的协同

从政府职能设置看，我国的民政、卫生、人社、住建等部门的相关工作都涉及老年人长期照护。例如，实施社区无障碍环境改造、进行老年人居家环境改造、建设长期照护机构等都涉及住建部门，需要由其出台相关标准，进行指导监督；是否设立长期照护社会保险，以及如何筹资与监管，则需要由人社部门进行调研与设计。至于民政与卫生，则是老年人社会救助、社会服务与健康服务的主管部门，其政策设计对于老年人的影响更是十分显著。就民政部门而言，其主管的工作就包括老年人的经济救助、社区服务、机构照护等。民政部门设计什么样的长期照护方案和项目，制定什么样的服务规范与标准，关乎老年人口的生活质量与社会保护。就卫生部门而言，推动老

① 卫健委、民政部等：《关于深入推进医养结合发展的若干意见》2019 年 10 月 23 日。
② 王晓慧、向运华：《智慧养老发展实践与反思》，《广西社会科学》2019 年第 7 期。

年病学研究，兴建专业护理机构，实施健康促进计划，加快医养结合进程等，也都关涉老年人的切身利益。

基于长期照护服务的综合性，为了避免政策设计碎片化或受制于本位主义，促进政策协同就显得十分重要。政策协同可分为政策协调和政策整合两种形式。政策协调强调的是不同部门产出的政策能够从不同角度解决问题，彼此之间不矛盾，政策整合强调的是跨部门职责的"一体化"或统一政策。目前各级政府、不同部门已经出台了数量可观的涉老政策，但不同政策领域的制度逻辑与政策框架、受益资格与待遇获取、服务提供资格与监管等存在很大差异，[①] 由此导致了执行层面的推诿扯皮、效率低下等问题。所以，建议首先在省级层面梳理出本行政区域内现行涉老政策清单；然后废除涉及地方保护、妨碍公平竞争的各种规定和做法，解决政策间相互矛盾、表述不一等问题，提高政策体系的一致性与协调性；再次以老年人为中心考虑低保救助、残障补贴、高龄津贴、护理津贴等政策的衔接问题，或出台一体化政策，并明确各部门的权责归属问题。

（五）促使现有资源发挥更大作用

这是目前改进长期照护供给最快捷的办法。包括：第一，尽快对现有照护机构进行分类管理或促使其转型，使自理老人、失能老人、失智老人、临终老人等老年群体能够与相应的服务设施对接起来。例如，针对护理型设施数量不足的问题，可以鼓励一些运营状况不良的一、二级医疗机构，专科医院，慢性病医院转型为护理之家，护理中心，养护中心。加快公办养老机构的改革，降低政府运营的养老床位的比例，到2020年下降到50%以下。同时，提高护理型养老床位的比例，到2022年，养老机构护理型床位占比达到50%以上。

----

① 刘德浩：《长期照护制度中的政策协同：基于荷兰的政策启示》，《中国劳动》2019年第10期。

第二，为现有照护机构提供资金、场地、设施等支持。真正落实国务院办公厅 2019 年 5 号文《关于推进养老服务发展的意见》中关于减税降费的相关要求。如养老服务机构享受小微企业财税优惠政策，对在社区提供日间照料、康复护理、助残助行等服务的养老服务机构给予税费减免扶持政策，落实养老服务机构用电、用水、用气、用热享受居民价格政策等。对于社会力量兴办的非营利性服务机构，要研究落实企业所得税支持政策，加大政府购买服务的力度，使社会办机构能够减轻生存焦虑，从而把工作重点放在服务供给上。

第三，通过设计项目或实施专项计划，鼓励各类照护机构之间开展合作、相互学习、共享资源。如通过横向整合，推动社区托老设施（如托老所、日间照料中心）与卫生服务设施加强合作、服务相融。通过购买服务，将社会工作引入长期照护领域，发挥其在改善老年人心理与社会功能方面的优势。鼓励各级各类地理位置好、交通便利的养老院、护理院、医疗机构把服务向社区延伸，提高服务体系的整合度。对纳入特困供养、建档立卡范围的高龄、失能、残疾老年人家庭给予适老化改造，帮助失能老人"就地老化"。

第四，建立服务联动与转介网络。利用先进的现代信息技术和"大数据"基础，实现互联网与长期照护服务供给的深度融合，使老年人的需求能够快捷精准地对接到线上线下服务主体，实时高效地完成信息处理与服务转介工作。鼓励有条件的服务主体依托互联网、物联网、云计算、智能养老设备等，开发多种"互联网+"应用，形成智慧养老服务体系，丰富服务供给业态。

（六）开展人口老龄化国情教育

我国进入老龄社会已二十多年，虽然"人口老龄化"一词逐渐被人们所熟悉，但认识水平不一，很难说达到了科学、全面的层面。例如，很多人片面地将老龄化理解为只是老年人的问题，或者只是老年期的问题；在学术研究中，"问题视角"处于主导地位，有些研究放大了老龄化的负面影响，导致了"悲观论"；在社会治理中，职能部门往往头痛医头、脚痛医脚，虽然出台了各种文件，但仍难解决实践层面遇到的问题。党的十八大以来，中央政府出台了一系列应对人口老龄化的重大方针政策，提出了"及时、科学、全面应对老龄化"的要求。而要落实这些文件精神，就必须加强政策宣传，使全社会了解政策出台的背景、目标、任务，理解政府、社会、家庭、公民个人在福利获得方面的责任，为形成治理合力奠定思想基础。

故此，建议加强老龄化国情教育，达到激发参与、形成共识、营造氛围的目的。具体而言：第一，通过主流媒体和涉老媒体，向全体社会成员普及老龄化知识、我国老龄化发展形势、老龄政策法规，包括老年人长期照护相关文件精神。第二，以青少年为重点，宣传尊老敬老传统文化、新时代孝亲典型；以中老年为重点，开展《老年人权益保障法》普及宣传。第三，以党政干部为重点，宣传和解读涉老政策文件。可在各级党校设置老龄化国情教育课程，将老龄化国情教育纳入各级党委和政府的培训方案，增强党政干部的人口老龄化国情意识。第四，以老年人为重点，宣传健康老龄化知识、养老服务资源及分布情况、养老服务体系建设成就、养老模式与方式等，倡导老年人采取健康的生活方式，指导老年人学习居家、理财、救护等各种安全知识。

二、2023—2035 年供给长期照护服务的设想

按照国家发展战略，到 2035 年，我国将基本实现社会主义现代化。届时，国家的经济实力、科技实力都将跻身全球前列，文化软实力显著增强，中华文化影响更加广泛。城乡区域发展差距和居民生活水平差距显著缩小。各方面制度更加完善，基本实现国家治理体系和治理能现代化。在此阶段，我国人口总量会出现趋势性下降，劳动年龄人口不断缩减。由于出生人口的

队列效应，1962—1973 年生育高峰出生的人口将在 2027—2038 年进入老年队列，因此，老年人口将迅速增长。2033 年，我国将进入超老龄社会。[①] 这一时期，老年人口规模将从 2022 年的 2.7 亿扩大到 2035 年的 4.2 亿，80 岁及以上的高龄老人会接近 8000 万。[②] 根据《国家积极应对人口老龄化中长期规划》的设想，这一时期国家要建立科学有效应对老龄化的制度体系。未来随着人口发展进入深度转型期，老龄化的不利影响将加大，因此必须注重综合决策和风险防控。作为应对老龄化的重要内容，这段时间我国应逐渐形成较为明确的、整体性的长期照护本土方案。

（一）逐步建立现代化的长期照护制度体系

这一时期大致可分为两个阶段。在第一阶段，基于前期专项研究，把先导计划推向实践。根据实践发现的问题，进一步围绕"服务输送""资源开发""财务管理""信息系统""服务评价"等进行制度设计。在 2028 年左右人口增长出现拐点时，基本建构起一揽子的长期照护政策（初级版）。在第二阶段，一方面实施政策，另一方面根据实践情况废止、修改、添加政策。到 2035 年，逐步建立起与社会主义现代化相适应的，能够有效回应服务需求的长期照护制度体系（优化版）。当然，构建国家层面的干预制度非常复杂，也不会一蹴而就。就第一阶段的政策设计而言，可能需要重点考虑如下问题：

第一，采取何种方式筹资？长期照护服务的特征之一是"长期性"，这意味着照护成本可能是高昂的，包括时间投入、金钱耗费等。目前，建立了长期照护制度的国家一般通过税收、长期照护社会保险、长期照护商业保险、服务使用者付费等方式安排资金。我国失能老人数量多，长期照护所需要的资金规模大，需要建立多元化的、可持续的筹资渠道。

[①] 赵玉峰、杨宜勇：《我国中长期人口发展趋势及潜在风险》，《宏观经济管理》2019 年第8 期。

[②] 原新：《积极应对人口老龄化是新时代的国家战略》，《人口研究》2018 年第3 期。

第二，受益资格如何确定？是面向特殊老人，还是面向所有需要长期照护的国民？是否需要针对收入条件、家庭照护设置区别性条款？在此方面，已经实施了长期照护法案的国家的做法不尽相同。既然我国政府提出了建构"适度普惠型社会福利制度"的发展战略，那么，扩大长期照护服务的覆盖面就是必然选择。当然，在受益水平上，则需要考虑现实国情，并适当兼顾老年群体的异质性。

第三，服务需求如何评估？发达国家多采取统一的、结构化的评估工具，但评估责任主体却存在差异。有的是政府评估，有的是第三方评估，有的是由保险机构实施评估。如果我国采取统一的评估标准，那由谁执行？失能等级如何与服务供给相匹配？也是政策设计应当关注的问题。

第四，采取何种受益形式？发达国家的长期照护受益形式一般包括服务支持（院舍照护、居家照护等），现金支持（非限定型、限定型），类现金方式（服务券、食品券等）。我国地区发展不平衡，是否允许多种受益形式并存？服务对象有多大程度的自主选择权？

第五，长期照护服务如何监管？是否设立专门的照护管理机构，使长期照护政策能够"一口进出"？如果单独设立，其组织架构、管理体制、运作机制应该如何设计？为了监管长期照护，需要哪些手段和制度？美国对长期照护的监管因服务主体不同而有异，例如，对于退休社区，侧重于核查运营资质、收费情况、信息披露；对于护理院则侧重于检查工作流程、技术规范、服务内容等。随着长期照护的发展，我国也要强化对各类服务主体的监管，并将之与社会信用体系的建设结合起来。

笔者建议：在宏观层面，制度建设要明确供给长期照护服务的意义、目标、原则，体现"老有所护"的价值选择；在中观层面，制度建设要重点关注"以老年人为中心"的整合式服务供给体系，通过加强对社区和家庭的支持，实现"在地老化"的政策目标；在微观层面，则要着力解决服务递送过程控制、质量评价、配套措施等，要兼顾公平与效率。在制度建设过程中，决策者可组合使用供给型、需求型、环境型政策工具。例如，通过养老设施建设、资金投入等供给型政策为长期照护发展提供推力；通过购买服务、市场塑造等需求型政策，对服务主体参与服务供给形成拉力；通过创设规制、政策宣传营造长期照护发展的有利环境。

（二）进一步夯实长期照护服务体系

世界卫生组织呼吁各国建立由政府监管的、整合性的长期照护服务体系，因为"没有哪个国家可以承担因不建立由多部门协调的长期照护系统而发生的后果"①。因此，这一时期，在推进制度建设的同时，建议把老龄工作的重点放在协同服务主体，优化运行机制，构建可及、可负担、连续性的长期照护服务体系上。具体说来：

第一，进一步充实和调整长期照护资源。根据实践情况，结合老年人长期照护需求，对长期照护资源的类型、分布、数量等进行调适，努力使供需结构趋于平衡。特别是要推动治权下移，把社区打造成服务集散平台。

第二，完善长期照护服务转介机制，使"有需要"的失能老人都可以得到妥当的安置。例如，在医疗机构中推行"出院计划"，协助老年人在结束急症治疗后能够进入相关的长期照护设施，继续获得照护服务；实现普通养老院与护理之家、医疗机构与照护机构、养护机构与临终关怀机构的双向转介等。

第三，强化服务供给主体之间的伙伴关系。鼓励各地探索服务组合的方法与机制，搭建区域性治理平台，推介成熟的服务协同模式，进而解决服务供给主体区隔化、服务供给碎片化等问题。

第四，提升家庭的照护意愿和能力。家庭参与长期照护服务供给是我国的文化传统，也符合老年人的主观愿望，因此"重视并支持家庭建设应当成

---

① 世界卫生组织：《关于老龄化与健康的全球报告：概要》2016 年 7 月 8 日，见 http：//www. who. int/ageing/publications/world-report-2015/zh/。

为我国老龄社会治理的一个特色"。① 建议出台以家庭为单位的福利政策，鼓励家庭承担责任，认可家庭对老年人长期照护所做的贡献。建议参考近年来西方国家行之有效的家庭政策，并加以适应性改造。

第五，统筹城乡养老资源，补齐农村服务短板，提高农村长期照护服务的可及性。

（三）促进长期照护服务高质量发展

长期照护高质量发展是国家治理体系和治理能力现代化的内在要求。这一时期，随着制度建设与服务体系的完善，要更多关注服务品质的提升。为此，第一，逐步建立长期照护标准体系，明确各类照护机构的建设标准、准入资质、管理规范、服务投递等。对于管理与服务的共性问题、涉及服务对象切身利益的问题等，制定国家标准、强制标准，提倡制定高于国家标准的地方标准、机构标准。鼓励行业组织发挥自律功能，积极参与标准制定工作。同时加强标准宣贯力度，使服务主体自觉采用标准，出资方、服务对象、相关利益方能依据标准评价服务。第二，以国家层面的长期照护制度为基础，制定详细的、可操作的长期照护配套政策，如机构监督政策、服务评估政策、从业人员伦理守则等，为长期照护的良性发展提供制度保障。第三，提高服务利用率。利用率是反映供需关系的敏感指标。长期照护管理机构要密切监测服务利用情况，并据此调整政策与计划。第四，挖掘公益性、商业性服务资源，支持轻资产型的老年服务运营商，帮助社会和企业形成合适的服务模式。

（四）推动长期照护的专业化与职业化

长期照护对人力资源的依赖性很高，一方面是因为失能老人的生活起居

---

① 胡湛、宋靓珺、郭德君：《对中国老龄社会治理模式的反思》，《学习与实践》2019 年第11 期。

需要大量受过基础培训的护理员提供协助，另一方面是因为服务地点相对分散、服务时间不固定，很多时候都要求护理人员随叫随到。尽管长期照护在一定程度上是劳动密集型工作，但单纯的劳务型协助并不能有效满足老年人的照护需要。从服务投递的要求看，除了护理员外，还应当有医生、社会工作者、护士、营养师、康复指导师等专业人士介入其中。在长期照护中，诸如病情监测、功能训练、辅助治疗、心理辅导等，都需要由专业人士做出判断，并参与照护计划的制定和实施。从机构的可持续发展看，也需要有更多的、受过良好教育的、有社会责任感的、懂管理、懂政策的人士担任机构负责人。可见，提高长期照护服务供给质量需要有一支专业化的人力资源队伍作为保障。

在此时期，20 世纪六七十年代出生的人步入晚年，他们对于服务效率与品质会有更高的要求。因此，应采取措施促进各类长期照护人力的全面发展。第一，投入资金，实施长期照护人力资源培训计划、提升计划，提高既有从业人员的职业道德素养和实务工作能力，帮助机构维持一支相对稳定的长期照护人力资源队伍。第二，提高新办机构负责人的资格条件，向具有相关教育背景和照护工作经验的申办者倾斜。第三，提高护理、养老服务、社会工作等相关专业的办学质量，制定激励政策，引导毕业生进入长期照护领域，形成长期照护人力蓄水池。在养老服务、医养结合、科技助老等重点领域，为优秀人才提供居住落户、住房保障、子女就学等方面的政策扶持。第四，研究国外的成功经验，设计与长期照护相关的证照制度，推动实施职业技能鉴定，让更多拥有职业资格的人士参与长期照护服务供给。第五，试行个案管理服务模式，以整合照护人力的方式为重度失能老人、处境困难老人、非正式支持脆弱老人提供综合介入服务。

（五）实施全生命周期的社会政策干预

习近平总书记要求老龄工作主动适应新形势，"向加强人们全生命周期养老准备转变",即由单纯解决老年群体的问题转向解决全体公民老年期的问题。全生命周期是积极应对人口老龄化顶层设计的核心理念。[①] 它要求政策设计"关口前移",发挥预防功能,通过对生命历程进行"上游干预",帮助人们为老年期做好物资储备、健康和精神准备。当然,实施全生命周期的政策干预是十分复杂的,涉及卫生、教育、公共服务等多个系统,需要统筹生育、就业、退休、养老等多种政策,既需要以经济发展为保障,也考验政府的治理能力。所以,这一时期,要按照"综合应对"的要求,逐步建立贯穿生命周期的全链条政策体系。例如,通过调整生育政策确保人口均衡发展,通过人力资源开发政策增强人的能力,通过改革卫生政策提高人们的健康水平,通过健全社会福利制度化解生活风险等。

在此阶段,要继续开展老龄化知识教育,倡导老龄化的新理念,引导人们理性地、积极地看待老龄化。事实上,20 世纪 90 年代以来,西方关于人口老龄化的认识已经发生了转向。成功老龄化、健康老龄化、产出性老龄化、积极老龄化已经成为老年学研究中的新术语。其中,成功老龄化与健康老龄化都强调,尽管衰老是难以抗拒的,但其过程却是可以干预的、可以塑造的。产出性老龄化与积极老龄化则呼吁老年人保持良好的身心状态,通过参与社会、服务他人,建构更加积极的晚年生活。这些新理念强调老化的过程和结果并不都是消极的,健康的、有意义的晚年生活是可以企及的。所以,在开展健康促进和健康教育活动时,要宣传这些新理念,引导人们采取健康的生活方式、拥有乐观的生活态度、消除对老年人的歧视、倡导老年人积极面对晚年生活。在设计长期照护政策时要有全局观,要将前端的预防失能与末端的临终关怀都纳入其中,为老年人提供更全面的照护服务。

---

① 陆杰华:《新时代积极应对人口老龄化顶层设计的主要思路及其战略构想》,《人口研究》2018 年第 1 期。

三、2036—2050 年供给长期照护服务的提议

这个阶段是"新两步走"的第二个"十五年",国家发展目标是到新中国成立一百年时,成为富强、民主、文明、和谐、美丽的社会主义现代化强国。根据《国家积极应对人口老龄化中长期规划》的设想,到 21 世纪中叶,与社会主义现代化强国相适应的应对老龄化制度安排应当达到成熟完备的状态。这一时期,从人口结构变化看:第一,总人口持续减少,2047 年可能降至 14 亿以下;第二,15—64 岁劳动年龄人口也将持续下降,但基本保持在 60%以上;第三,顶部老龄化趋势愈发明显,2050 年 60 岁及以上人口会达到 4.79 亿(占比 34.78%),65 岁及以上人口有 3.58 亿(26.01%),80 岁及以上高龄老人超过 1 亿;第四,老年抚养比快速上升,成为总抚养负担中的绝对"主角",2040 年是 38.41,2050 年是 43.48,[①] 意味着到 21 世纪中叶每 100 位劳动者要负担 44 位老年人。

彼时,全球总人口接近百亿,世界上大多数国家已经或正在步入老龄社会。可以说,21 世纪的世界和中国都面临着如何在老龄化的时代背景下谋求可持续发展的问题。对于中国而言,这不仅关乎国家长治久安与人民安居乐业,也关系到中华民族的伟大复兴。建议在这一时期:第一要基于前瞻、综合、动态的视角做好顶层设计,并将老龄化治理与经济治理、社会治理、政府治理、乡村治理等全面融合,[②] 形成与现代化治理体系相呼应的国家共治体制机制。第二,根据经济社会发展状况,不断优化长期照护政策和服务体系。基于前面两个阶段的战略储备和政策落地经验,把治理重心从制度建构与体系建设转向服务绩效提升。第三,动态系统地把握长期照护需求、供

① 翟振武、陈佳鞠、李龙:《2015—2100 年中国人口与老龄化变动趋势》,《人口研究》2017 年第 4 期。
② 杜鹏、王永梅:《改革开放 40 年我国老龄化的社会治理——成就、问题与现代化路径》,《北京行政学院学报》2018 年第 6 期。

给、利用情况，创新服务递送模式，着力攻克实践难题，丰富长期照护新业态。第四，放眼全球，既要学习其他国家和地区的有效做法、吸取教训，也要分享人口大国治理老龄社会的方案与经验。

综上，老年人长期照护是一个全球性的治理难题。回应照护需求，宏观上需要公共财政、社会政策、人力资源等多维度的支持，微观上受制于健康状况、收入水平、居住安排、社区环境等现实状况。发达国家过去几十年的探索表明，长期照护必须根据老年人口的变动情况、经济和社会发展状况进行统筹安排，走复合供给、多元共治之路。当前，我国老年人长期照护刚刚起步，制度建构、体系建设、服务供给都面临着很大的压力。如果将未来三十年划分为三个阶段，第一个阶段重在制度初创试点与服务体系建设，第二个阶段力争制度体系建设、服务体系优化、服务品质提升齐头并进，第三个阶段坚持攻坚克难与整体治理并举。21世纪我国老年人口将长期稳定在4亿左右的规模，且老龄化水平及增长速度明显高于世界平均水平，这要求我国建构与人口结构相适应的社会制度和治理体系。当然，"大厦不是一天建成的"，未来三十年我国要不断探索和调适长期照护制度，久久为功，方能保障老年人拥有更高质量的晚年生活。期待各级政府能够迎难而上、科学决策，为解决失能老人长期照护贡献中国智慧、书写中国故事、提供中国经验！

第四节　研究存在的不足与设想

一、研究存在的不足

虽然笔者做了很多努力，但受到主客观相关因素的限制，本书还存在着一些不足。第一，由于长期照护对应的是失能老人，而找到生活自理有困难、沟通交流无障碍，且使用多种照护模式的失能老人比较困难，所以笔者只好着眼于自己熟悉的地区，借助于熟人关系接触调查对象，搜集相关信息。本书没有进行更大范围的社会调查，关于苏皖两城市失能老人和服务主体的调查只是以点带面，因而研究对象的代表性存在着缺陷。

第二，基于我国机构照护的现状，既有研究或将由民间资本兴办的机构认定为非营利性的社会组织，或将其界定为营利性的市场组织。为了呼应研究主题，笔者根据机构在民政和工商部门登记情况，将民间力量兴办的照护机构划分为非营利性的、营利性的。本书对非营利性养老机构（主体）及其照护的失能老人的调查较为充分，但对于营利性机构，特别是面向高收入老人的长期照护项目没有进行实地调查，使用的是二手资料。所以，本书对于营利性照护机构的研究相对薄弱。

第三，笔者试图既兼顾长照需要与服务供给，又关注失能老人与服务主体，因而没有找到一个涵括性高的理论，并将之发展成为分析框架。第三章所列理论基础虽然与研究议题相关度较高，但略嫌孤立。加之研究设计稍显复杂，也影响了论文的整体性。此外，本书关于服务组合的研究尚停留在理论分析层面。由于可参考的文献少，以及实践层面服务供给的"碎片化"问题，本书无法对服务组合进行实证调查或行动研究，需留待以后继续跟进。

二、对今后研究的设想

第一，随着互联网技术的发展，研究者（机构）可以利用大数据所具有的资讯量大、传输速度快、信息来源多样、应用价值大等特性，全面掌握失能老人的数量与分布情况，科学分析老年人的长期照护需要及影响因素，准确了解服务供给的数量与质量情况，进而研究长期照护服务供给侧改革，以促进需要和供给的相对平衡。

第二，随着国家开放养老服务市场，以及相关配套政策的出台，营利性养老机构必将出现快速增长的势头。因此，未来需要加强对市场组织的调查和研究，尤其是要开展不同类型营利性照护机构（如企业创办的与个人创办的、外资创办的与国内民间资本创办的等）的比较研究，以及营利性机构与其他服务主体的比较研究，以拓展我们对这一服务主体的认识。

第三，随着长期照护服务体系的完善与服务主体协同机制的建立，未来可开展服务组合的实证研究，以使老年人的长照需要、资源禀赋与服务供给模式更加匹配。当然，关于老年人长期照护还有资金筹集、服务监管、人才培养、质量评估、产业发展等相关问题，也都亟待加强研究。唯愿在政学两界的共同努力下，在各服务主体的协同合作中，有长照需要的所有老年人都能够获得适当的服务，拥有自主的、有尊严的、有质量的晚年生活！

参 考 文 献

一、中文部分

（一）统计公报、政策文件

民政部：《1999 年民政事业发展统计报告》2000 年 4 月 3 日。

民政部：《2015 年社会服务发展统计公报》2016 年 7 月 11 日。

民政部：《2017 年社会服务发展统计公报》2018 年 8 月 2 日。

民政部：《2018 年社会服务发展统计公报》2019 年 7 月 11 日

民政部：《关于鼓励和引导民间资本进入养老服务领域的实施意见》2012 年 7 月 24 日。

民政部、国家计委：《关于加快发展社区服务业的意见》1993 年 8 月 27 日。

民政部、发改委等：《关于加快推进养老服务业放管服改革的通知》2017 年 1 月 23 日。

全国老龄办、发改委等：《关于加快发展养老服务业的意见》2006 年 3 月 23 日。

国家统计局：《2000 年第五次全国人口普查主要数据公报》2001 年 3 月 28 日。

国家统计局：《2015 年国民经济和社会发展统计公报》2016 年 2 月 19 日。

国家统计局：《2010 年第六次全国人口普查主要数据公报》2011 年 4 月 28 日。

国家统计局：《2017 年国民经济和社会发展统计公报》2018 年 2 月 28 日

国务院：《中国老龄事业发展"十五"计划纲要（2001—2005）》2001 年 8 月

13 日。

国务院：《中国老龄事业发展"十一五"规划》2006 年 8 月 16 日。

国务院：《中国老龄事业发展"十二五"规划》2011 年 9 月 17 日。

国务院：《关于加快发展养老服务业的若干意见》2013 年 9 月 6 日。

国务院：《国家人口发展规划（2016—2030 年）》2016 年 12 月 30 日。

国务院：《"十三五"国家老龄事业发展和养老体系建设规划》2017 年 2 月 28 日。

国务院办公厅：《关于加快实现社会福利社会化的意见》2000 年 2 月 13 日。

国务院办公厅：《关于加快发展养老服务业意见的通知》2006 年 2 月 9 日。

国务院办公厅：《社会养老服务体系建设规划（2011—2015）》2011 年 12 月 16 日。

国务院办公厅：《关于推进养老服务发展的意见》2019 年 3 月 29 日。

卫健委、民政部等：《关于深入推进医养结合发展的若干意见》2019 年 10 月 23 日。

卫计委、发改委等：《"十三五"健康老龄化规划》2017 年 3 月 9 日。

中共中央、国务院：《关于加强老龄工作的决定》2000 年 8 月 19 日。

中共中央、国务院：《国家积极应对人口老龄化中长期规划》2019 年 11 月 21 日。

（二）研究著作

［澳］哈尔·肯迪格等：《世界家庭养老探析》，刘梦译，中国劳动出版社 1997 年版。

曹艳春：《我国适度普惠型社会福利制度发展研究》，上海人民出版社 2013 年版。

陈静：《福利多元主义视域下的城市养老服务供给模式研究》，山东人民出版 2016 年版。

崔乃夫：《当代中国的民政》，当代中国出版社 1994 年版。

党俊武：《老龄社会的革命——人类的风险和前景》，人民出版社 2015 年版。

国际劳工局：《世界就业报告》，中国劳动社会保障出版社 2002 年版。

国家应对人口老龄化战略研究课题组：《长期照料服务制度研究》，华龄出版社 2014 年版。

国家卫生计生委统计信息中心：《2013 第五次国家卫生服务调查分析报告》，中国协和医科大学出版社 2015 年版。

何莞、张恺悌等：《2000 年中国城乡老年人口健康与医疗保障》，中国社会出版社 2008 年版。

胡薇：《国家回归：社会福利责任结构的再平衡》，知识产权出版社 2011 年版。

黄黎若莲：《中国社会主义的福利：民政福利工作研究》，中国社会科学出版社 1995 年版。

黄鸣奋：《需要理论及其应用》，中华书局 2004 年版。

林闽钢：《现代社会服务》，山东人民出版社 2014 年版.。

［美］埃莉诺·奥斯特罗姆：《公共事物的治理之道——集体行动制度的演进》，余逊达等译，上海三联书店 2000 年版。

［美］E. S. 萨瓦斯：《民营化与公私伙伴关系》，周志忍等译，中国人民大学出版社 2002 年版。

［美］Neil Gilbert Paul Terrell：《社会福利政策引论》，沈黎译，华东理工大学出版社 2013 年版。

民政部、全国老龄办：《全国养老服务基本情况汇编》，中国社会出版社 2010 年版。

缪青、李伟东等：《北京社会发展报告（2013—2014）》，社会科学文献出版社 2014 年版。

彭华民：《社会福利与需要满足》，社会科学文献出版社 2008 年版。

裴晓梅、房莉杰：《老年人长期照护导论》，社会科学文献出版社 2010 年版。

［日］武川正吾：《福利国家的社会学：全球化、个体化与社会政策》，李莲花等译，商务印书馆 2011 年版。

施巍巍：《发达国家老年人长期照护制度研究》，知识产权出版社 2012 年版。

陶裕春：《失能老人长期照护研究》，江西人民出版社 2013 年版。

吴玉韶、王莉莉：《中国养老机构发展研究报告》，华龄出版社 2015 年版。

杨立雄：《老年福利制度研究》，人民出版社 2013 年版。

姚远：《中国家庭养老研究》，中国人口出版社 2001 年版。

［英］莱恩·多亚尔、［英］伊恩·高夫：《人的需要理论》，汪淳波等译，商务印书馆 2008 年版。

［英］马丁·鲍威尔：《理解福利混合经济》，钟晓慧译，北京大学出版社 2011 年版。

［英］苏珊·特斯特：《老年人社区照顾的跨国比较》，周向红、张小明译，中国社会出版社 2001 年版。

俞可平：《治理与善治》，社会科学文献出版社 2000 年版。

曾毅等：《老年人口家庭、健康与照料需求成本书》，科学出版社 2010 年版。

郑晓燕：《中国公共服务供给主体多元发展研究》，上海人民出版社 2012 年版。

（三）学术论文

曹杨、MOR Vincent：《失能老年人的照料需求：未满足程度及其差异》，《兰州学刊》2017 年第 11 期。

陈友华、徐愫：《中国老年人口的健康状况、福利需求与前景》，《人口学刊》2011 年第 2 期。

戴卫东：《家庭养老的可持续性分析》，《现代经济探讨》2010 年第 2 期。

戴卫东：《中国长期护理制度建构的十大议题》，《中国软科学》2015 年第 1 期。

杜鹏、李兵、李海荣：《"整合照料"与中国老龄政策的完善》，《国家行政学院学报》2014 年第 3 期。

杜鹏、孙鹃娟等：《中国老年人的养老需求及家庭和社会养老资源现状——基于 2014 年中国老年社会追踪调查的分析》，《人口研究》2016 年第 6 期。

杜鹏、王永梅：《改革开放 40 年我国老龄化的社会治理——成就、问题与现代化路径》，《北京行政学院学报》2018 年第 6 期。

房连泉：《老年护理服务的市场化发展路径——基于德国、日本和韩国长期护理保险制度的经验比较》，《新疆师范大学学报（哲学社会科学版）》2019 年第 2 期。

高春兰：《韩国老年长期护理保险制度决策过程中的争议焦点分析》，《社会保障研究》2015 年第 3 期。

　　［韩］鲜于憙：《韩国老龄产业现状及未来趋势》，田香兰译校，《东北亚学刊》2015 年第 2 期。

　　韩央迪：《从福利多元主义到福利治理：福利改革的路径演化》，《国外社会科学》2012 年第 2 期。

　　贺海波：《主体间性：社会管理持续变迁的一种分析框架》，《学习与实践》2013 年第 2 期。

　　胡宏伟、李延宇、张澜：《中国老年长期护理服务需求评估与预测》，《中国人口科学》2015 年第 3 期。

　　胡乃军、杨燕绥：《中国老龄人口有效赡养比研究》，《公共管理评论》2012 年第 2 期。

　　胡湛、彭希哲：《应对中国人口老龄化的治理选择》，《中国社会科学》2018 年第 12 期。

　　胡湛、宋靓珺、郭德君：《对中国老龄社会治理模式的反思》，《学习与实践》2019 年第 11 期。

　　黄方超、王玉环、张宏英：《社区—居家式老年人长期护理的服务内容》，《中国老年学杂志》2011 年第 11 期。

　　黄匡时、陆杰华：《中国老年人平均预期照料时间研究——基于生命表的考察》，《中国人口科学》2014 年第 4 期。

　　黄黎若莲：《福利国、福利多元主义和福利市场化》，《中国改革》2000 年第 10 期。

　　江必新：《以党的十九大精神为指导 加强和创新社会治理》，《国家行政学院学报》2018 年第 1 期。

　　景天魁：《三十年民生发展之追问：经济发展、社会公正、底线公平》，《理论前沿》2008 年第 14 期。

　　李丽君：《习近平关于老龄工作重要论述的思想特质》，《中国社会工作》2017 年第 10 期。

　　李明、李士雪：《福利多元主义视角下老年长期照护服务体系的构建》，《东岳论丛》2013 年第 10 期。

李文杰：《基于关键词共词分析的我国老年人长期照护热点探讨》，《广州大学学报（社会科学版）》2015 年第 12 期。

林艳：《长期照护≠长期+照护》，《人口与发展》2009 年第 4 期。

刘德浩：《荷兰长期照护制度：制度设计、挑战与启示》，《中国卫生事业管理》2016 年第 8 期。

刘亚娜：《中美老龄者家庭长期照护比较与启示——基于美国"国家家庭照护者支持计划"的考察》，《学习与实践》2016 年第 8 期。

陆杰华：《新时代积极应对人口老龄化顶层设计的主要思路及其战略构想》，《人口研究》2018 年第 1 期。

孟群等：《中国老年人口失能流行趋势的分析与建议》，《中国卫生统计》2012 年第 1 期。

倪荣等：《城市失能老人长期照料现状及对策》，《卫生经济研究》2010 年第 7 期。

倪星：《政府合法性基础的现代转型与政绩追求》，《中山大学学报（社会科学版）》2006 年第 4 期。

彭华民、黄叶青：《福利多元主义：福利提供从国家到多元部门的转型》，《南开学报（哲学社会科学版）》2006 年第 6 期。

［日］小岛克久：《日本经济发展与社会保障：以长期护理制度为中心》，《社会保障评论》2019 年第 1 期。

荣增举：《社区老年日间照料中心存在的问题与对策——以青海西宁市为例》，《北京工业大学学报（社会科学版）》2013 年第 2 期。

沈君彬：《台湾地区长期照顾服务体系转型发展经验及其对大陆地区的启示——以福利国家的目标为分析框架》，《中共福建省委党校学报》2016 年第 1 期。

沈满洪、谢慧明：《公共物品问题及其解决思路——公共物品理论文献综述》，《浙江大学学报（人文社会科学版）》2009 年第 6 期。

史薇、谢宇：《城市老年人对居家养老服务提供主体的选择及影响因素——基于福利多元主义视角的研究》，《西北人口》2015 年第 1 期。

施巍巍:《发达国家破解老年长期照护难点带给我们的启示》,《西北人口》2013年第4期。

宋惠平、陈峥:《构建长期照护体系是解决养老问题的根本途径》,《老龄科学研究》2015年第8期。

宋岳涛:《对我国实施老年长期照护服务的思考》,《人口与发展》2009年第4期。

孙建娥、王慧:《城市失能老人长期照护服务问题研究——以长沙市为例》,《湖南师范大学社会科学学报》2013年第6期。

孙鹃娟:《中国老年人的居住方式现状与变动特点——基于"六普"和"五普"数据的分析》,《人口研究》2013年第6期。

孙鹃娟、吴海潮:《我国老年人长期照护的供需特点及政策建议》,《社会建设》2019年第6期。

唐钧、赵玉峰:《失能老人长期照护的政策思路》,《中国党政干部论坛》2014年第4期。

唐咏、徐永德:《香港"持续照顾"的老年福利政策及其借鉴意义》,《山东社会科学》2010年第11期。

陶建国:《韩国老人长期看护保险法评介》,《保险研究》2009年第2期。

田香兰:《韩国长期护理保险制度解析》,《东北亚学刊》2019年第3期。

田香兰:《日本社区综合护理体系研究》,《社会保障研究》2016年第6期。

同春芬、汪连杰:《福利多元主义视角下我国居家养老服务的政府责任体系构建》,《西北人口》2015年第1期。

涂爱仙:《供需失衡视角下失能老人长期照护的政府责任研究》,《江西财经大学学报》2016年第2期。

汪波:《需求—供给视角下北京社区养老研究——基于朝阳区12个社区调查》,《北京社会科学》2016年第9期。

王辅贤:《社区养老助老服务的取向、问题与对策研究》,《社会科学研究》2004年第6期。

王莉:《准市场、竞争与选择:英国老龄群体长期照护制度分析》,《卫生经济研究》2019 年第 2 期。

王思斌：《我国适度普惠型社会福利制度的建构》，《北京大学学报（哲学社会科学版）》2009 年第 3 期。

王伟：《日本家庭养老模式的转变》，《日本学刊》2004 年第 3 期。

王玥、裴振奇：《经济社会新常态下中国长期照护体系完善路径研究——基于台湾地区、日本、德国的经验借鉴》，《经济研究导刊》2016 年第 1 期。

王跃生：《当代中国城乡家庭结构变动比较》，《社会》2006 年第 3 期。

王争亚、吕学静：《福利多元主义视角下我国养老服务供给主体问题解析》，《社会保障》2015 年第 2 期。

吴丹贤、高晓路：《西方老年人长期照护研究的地理学回顾》，《地理科学进展》2020 年第 1 期。

夏传玲：《老年人日常照料的角色介入模型》，《社会》2007 年第 3 期。

徐道稳：《城市社区服务反思》，《城市问题》2001 年第 4 期。

许琪：《儿子养老还是女儿养老？基于家庭内部的比较分析》，《社会》2015 年第 4 期。

杨团：《中国长期照护的政策选择》，《中国社会科学》2016 年第 11 期。

姚远：《非正式支持：应对北京市老龄问题的重要方式》，《北京社会科学》2003 年第 4 期。

尹尚菁、杜鹏：《老年人长期照护需求现状及趋势研究》，《人口学刊》2012 年第 2 期。

原新：《积极应对人口老龄化是新时代的国家战略》，《人口研究》2018 年第 3 期。

翟绍果、郭锦龙：《构建和完善老年人长期照料服务体系》，《中州学刊》2013 年第 9 期。

翟振武、陈佳鞠、李龙：《2015—2100 年中国人口与老龄化变动趋势》，《人口研究》2017 年第 4 期。

詹军：《韩国老年人长期护理保险制度述要——兼谈对中国建立养老服务新体系的启示》，《北华大学学报（社会科学版）》2016 年第 2 期。

张立龙、张翼：《中国老年人失能时间研究》，《中国人口科学》2017 年第 6 期。

张瑞利、林闽钢：《中国失能老人非正式照顾和正式照顾关系研究——基于 CLHLS 数据的分析》，《社会保障研究》2018 年第 6 期。

张文娟、魏蒙：《中国老年人的失能水平和时间估计——基于合并数据的分析》，《人口研究》2015 年第 5 期。

张旭升：《日本老年护理发展历程的启示》，《中国社会导刊》2008 年第 2 期。

赵春江、孙金霞：《日本长期护理保险制度改革及启示》，《人口学刊》2018 年第 1 期。

赵怀娟、刘玥：《多元复合与福利治理：老年人长期照护服务供给探析》，《老龄科学研究》2016 年第 1 期。

赵玉峰、杨宜勇：《我国中长期人口发展趋势及潜在风险》，《宏观经济管理》2019 年第 8 期。

周春山、李一璇：《发达国家（地区）长期照护服务体系模式及对中国的启示》，《社会保障研究》2015 年第 2 期。

周平梅、原新：《失能老年人长期照护服务模式及其主体探析》，《老龄科学研究》2019 年第 5 期。

二、外文部分

（一）著作、报告

Binstock, R. & Shanas, E. (eds.), *Handbook of Aging and Social Sciences*. New York：Vann strand Reinhold, 1985.

Brian, M. & Peter, E. (eds.), *Social Care in Europe*. Prentice Hall, Hemel Hemstead, 1996.

Dinitto, M., *Social Welfare：Politics and Public Policy*. Boston：Allyn and Bacon, 1995.

Dobelstein, A., *Serving Older Adults：Policy, Programs, and Professional Activities*. Prentice Hall College Div, 1985.

Etzioni, A., *The New Golden Rule*: *Community and Morality in a Democratic Society.* New York: Basic Books, 1996.

European Commission. *omparative Research on Social Care.* 2001.

Evers, A. & Winters Berger, H. (eds.), Shifts in the Welfare Mix: Their Impact on Work, Social Services and Welfare Policies, Euro social, Vienna, 1988.

Gilbert, M. & Terrell, P., *Dimensions of Social Welfare Policy.* Boston: Allyn and Bacon, 2002.

Huttman, E., *Social Services for the Elderly.* New York: Free Press, 1985.

Gates, B. L., *Social Program Administration*: *The Implementation of Social Policy.* New Jersey: Prentica-Hall, 1980.

Gelfand, D., *The Aging Network*: *Programs and Services.* New York: Springer, 1988.

Kane, R. A. and Kane, R. L., *Long-Term Care*: *Principles, Programs, and Policies.* New York: Springer, 1987.

Litwak, E. *Helping the Elderly*: *The Complimentary Roles of Informal Networks and Formal Systems.* New York: Guilford Press, 1985.

Marcia, G. & Alfred, P. (eds.), *In Home Care for the Older People*: *health and supportive services.* CA: Sage, 1992.

Mashall, T. H., *Citizenship and Social Class.* London: Pluto Press, 1992

Monk, A., *Handbook of Gerontological Services*, New York: Columbia University Press, 1990.

Munday, B. & Ely, P. (eds.), *Social Care in Europe.* Prentice Hall, Hemel Hemstead, 1996.

OECD. *Caring for Frail Elderly People*: *Policies in Evolution.* Paris: OECD, 1996.

Osterle, A., *Equity Choice and Long-term Care Policies in Europe*: *Allocating Resources and Burdens in Australia, Italy, the Netherlands and the United Kingdom.* Aldershot: Ashgate, 2001.

Pelham, A. & Clark, F., *Managing Home Care for the Elderly*: *lessons from community-based agencies.* New York: Springer, 1986.

Phillipson, C. & Walker, A. (eds.), *Aging and Social Policy: a critical assessment*, London: Gower, 1986.

Robinson, R. and Dixon, A., The United Kingdom, In Dixon, A. &Mossialos, E. (eds.), *Health Care Systems in Eight Countries: Trends and Challenges.* London: The European Observatory on Health Care Systems, 2002.

Rose, R. & Shiratori, R. (eds.), *the Welfare State East and West*, Oxford: Oxford University Press, 1986.

Salamon, L., *American's Nonprofit Sector.* New York: The Foundation Center, 1999.

Susan, C. & Gene, M., *Conservation Psychology: Understanding and promoting human care for nature.* Wiley-Blackwell, 2009.

Teppo Kröger. *Comparative Research on Social Care.* Social Care Project 1 (Contract No. HPSE-CT-1999-00010) February, 2001.

Thompson, G., *Needs.* London: Rout ledge, 1987.

WHO. *Long-Term Care Laws in Five Developed Countries: A Review.* Geneva, 2000a.

——. *Health Systems: Improving Performance.* Geneva, 2000b.

——. *Key Policy Issues in Long-term Care.* Geneva, 2003.

Walker, A., *Age and Attitudes: Main Results from a Euro barometer Survey.* Brussels: Commission of the European Communities, 1993.

Wistow, G., Knapp, M., et al., *Social Care in a Mixed Economy.* Buckingham: Open University Press, 1994.

(二) 学术论文

Andersen, R. & Newman, J. F., Societal and Individual Determinnants of Medical Care Utilization in the United States. *The Milbank Quarterly*, 1973, 51 (1): 95–124.

Arai, Y. & Washio, M., Burden felt by family caring for the elderly members needing care in southern Japan. *Aging Mental Health*, 1999 (3): 158–164.

Arai, Y., et al., Patterns of outcome of care giving for the impaired elderly: a longitudinal study in rural Japan. *Aging Mental Health*, 2002 (6): 39–46.

Baldock, J. C., Social Care in Old Age: More Than a Funding Problem. *Social Policy & Administration*, 1997, 31 (1): 73-89.

Bayley, M., Neighborhood Care and Community Care: A Response to Phillip Abrams. *Social Work Service*, 1981 May, (26): 4-9.

Bihan, B. L. & Martin, L., Reforming Long-term Care Policy in France: Private-Public Complementarities. *Social Policy & Administration*, 2010, 44 (4): 392-410.

Bradshaw, J., The Taxonomy of Social Need. *New Society*, 1972, 496: 640-643.

Carolien de Blok, et al., Improving Long-term Care Provision: Towards Demand-based Care by Means of Modularity. *BMC Health Services Research*, 2010 (10): 278-292.

Cassel, CK. Rudberg, MA. & Olshansky, S. J., The Price of Success: Health Care in an Aging Society. *Health Affairs*, 1992, 11 (2): 87-100.

Campbell, J. C. & Ikegami, N., Japan's Radical Reform of Long-term Care. *Social Policy & Administration*, 2003, 37 (1): 21-34.

Chee, Yeon Kyung. Elder Care in Korea: *The Future is now. Ageing International*, Summer-Fall, 2000: 25-37.

Crimmins, E. M. & Satio, Y., Changing Mortality and Morbidity Rates and the Heath Status and Life Expectancy of the Old Population. *Demography*, 1993, 31 (1): 159-175.

Ellencweig, A. Y. & Stark, A. J., The effect of Admission to Long Term Care Program on Utilization of Health Services by the Elderly in British Columbia. *European Journal of Epidemiology*, 1990, 6 (2): 175-183.

Engstex, D., Rethinking Care Theory: The Practice of Caring and the Obligation to Care. *Hypatia*, 2005, 20 (3): 50-74.

Era, P. & Hagerup, L., Physical fitness of Danish Men and Women aged 50 to 80 years. *Ugeskift for laeger*, 1998, 159 (43): 6366-6370.

Erikson, G., Liestol, K., et al., Changes in physical fitness and changes in mortality, *Lancet*, 1998, 352: 759-762.

Frey, Bruno S. & Jegen, Reto. Motivation Crowding Theory. *Journal of Economic Surveys*, 2001, 15 (5): 589-611.

Henglien Chen. Resources, resources and resources: Long-term care service provision of older people in England, the Netherlands and Taiwan. *International Conference on Welfare Reform in East Asia: Meeting the Needs of Social Change, Economic Competitiveness and Social Justice East Asian Social Policy (EASP)*, Taipei, 3-4, November, 2008.

Howse, K., Long-term Care Policy: The Difficulties of Taking a Global View. *Aging Horizons*, 2007 (6): 1-11.

Imai, H. & Fushimi, K., Factors associated with the use of institutional long-term care in Japan. *Geriatrics and Gerontology International*, 2012, 12: 72-79.

Ife, J., The Determination of Social Need: a Model of Need Statements in Administration. *Australian Journal of Social Issues*, 1980, 15 (2): 92-107.

Ikegami, N. and Campbell, J. C., Choices, Policy Logics and Problems in the Design of Long-term Care Systems, *Social Policy & Administration*, 2002, 36 (7): 719-734.

Kane, R. A. et al., What Cost Case Management in Long Term Care. *Social Service Review*, 1991, 65 (2): 281-303.

Karlsson, M. Mayhew, L. Plumb, R. and Rickayzen, B., An International Comparison of Long-Term Care Arrangements. http://www. cass. city. ac. uk/media/stories/resources/Full_ report

Kim, E-Y & Kim, C-Y. Attitudes of Older Koreans toward Long-Term Care Facilities. *Journal of the American Geriatrics Society*, 2004, 52 (12): 2114-2119.

K-H, Cho. Health Care for Older Persons: A Country Profile-Korea. *Journal of American Geriatric Sociology*, 2004 (52): 1199-1204.

Linda, P., Carer Break or Carer-blind? Policies for Informal Carers in the UK. *Social policy and administration*, 2001, 35 (4): 441-458.

Logan, J. & Glenna, S., Informal Support and the Use of Formal Services by Older Persons. *Journals of Gerontology*, 1994, 49 (1): 25-34.

Malcolm, M., Ranking the 'Balance' of State Long-Term Care Systems: A Comparative Exposition of the SMARTER and CaRBS Techniques. *Health Care Management Science*,

2005 (8): 157-166.

Marja Vaarama. Care-related Quality of Life in Old Age. *European Journal of Ageing* (2009) 6: 113-125.

Mjelde-Mossey, L. A. et al., Relationship between Adherence to Tradition and Depression in Chinese Elders in China. *Aging and Mental Health*, 2006, 10 (1): 19-26.

Nancy, E. R., Gender, Power and Population Change. *Population Bulletin*, 1997, 52 (1): 10.

O'Conner, D. L., Supporting Spousal Caregivers: Exploring the Meaning of Service Use. *Families in Society*, 1995, 76 (5): 296-305.

OECD. *Ensuring Quality Long-term Care for Older People*. March, 2005. http//: www. oecd. org/publications/policybriefs.

Olshansky, S. J. et al., Trading off Loger Life for Worsening Health: the Expansion of Morbidity Hypothesis. *Journal of Aging Health*, 1991 (3): 194-216.

Pickard, L., Carer Break or Carer-blind? Policies for Informal Carers in the UK. *Social policy and administration*, 2001, 35 (4): 441-458.

Robert, L. K. & Rosalie, A. K., What Older People Want from Long-Term Care, And How They Can Get It. *Health Affairs*, 2001, 20 (6): 114-127.

Scott, C. & Elstein, P., Research in long-term care: issues, dilemmas, and challenges from the public purchaser's perspective. *Medical Care*, 2004, 42 (4): 11-18.

Shirasawa, M., The evaluation of care management under the public long-term care insurance in Japan. *Geriatrics and Gerontology International*, 2004 (4): S167-S168.

Spillman, B. C. & Pezzin, L. E., Potential and Active Family Caregivers: Changing Networks and the "Sandwich Generation". *The Milbank Quarterly*, 2000, 78 (3): 347-374.

Stoller, E., Formal Services and Informal Helping: The myth of service substitution. *Journal of Applied Gerontology*, 1989 (8): 37-52.

SunWoo, D., Long-term care policy for functionally dependent older people in the Republic of Korea. *International Social Security Review*, 2004, 57 (2): 47-62.

Tashiro, J., Long-term Care for the Elderly in Japan. *Journal of Nursing Scholarship*, 1999, 31 (2) 133-134.

Weissert, W. G., Seven Reasons Why It Is So Difficult To Make Community-based Long-term Care Cost Effective. *Health Service Research*, 1985, 20 (4): 423-433.

Weissert, W. G. & Miller, E. A., Balancing Resources and Risk: Selecting Home Care Clients in Florida's CARES Program. *Home Health Care Services Quarterly*. 2000, 18 (4): 63-76.

Wenger, G., The Special Role of Friends and Neighbors. *Journal of Aging Studies*, 1990, 4 (2): 149-169.

Y., Fukuda. In-depth descriptive analysis of trends in prevalence of long-term care in Japan. *Geriatrics and Gerontology International*, 2008, 8 (3): 166-171.

Yeatts, D. E. Crow, T. and Folts, E., Service Use among Low-Income Minority Elderly: Strategies for Overcoming Barriers. The Gerontologist, 1992, 32 (1): 24-32.

Yoji Yoshioka, et al., Comparison of public and private care management agencies under public long-term care insurance in Japan: A cross-sectional study. *Geriatrics and Gerontology International* 2010 (10): 48-55.

附录 1

城市失能老人之"家庭照护"调查（问卷1-A）

问卷编号：_____调查时间：_____

一、基本信息

1. 您的性别：（1）男　　（2）女

2. 您的年龄：_____周岁

3. 您的文化程度：（1）小学及以下　　（2）初中　　（3）高中/中专（4）大学及以上

4. 目前，您的婚姻状况是：（1）已婚　　（2）离异　　（3）丧偶

二、家庭及经济情况

5. 您有____个子女？与您住在一起的有____个，住在本市其他地方的有____个，住在外地的有____个。

6. 您与住在一起的子女相处得怎么样？（1）好　　（2）一般化　　（3）不好

7. 今年以来，住在本市其他地方的子女平均____天来看望您一次？

8. 今年以来，住在外地的子女平均____天给您打一次电话？

9. 目前，与您住在一起、共同生活的家人一共有____位，他们是：（1）

老伴 （2）儿子 （3）媳妇 （4）孙子女 （5）女儿 （6）女婿
（7）外孙子女 （8）其他人_____ （如独居，就填0）

10. 您的生活费来源主要是：（1）自己的养老金/退休金 （2）老伴的养老金/退休金 （3）低保救助 （4）子女给钱 （5）存款、租金等
（6）其他：_____

11. 您每个月的收入大约是____元。

12. 您觉得自己的钱够用吗？（1）够用 （2）基本够用 （3）有些困难 （4）非常困难

13. 去年，您平均每个月看病/吃药要花多少钱？ （1）100元以下
（2）101—200元 （3）201—300元 （4）301—400元 （5）401—500元 （6）501元以上

三、健康状况

14. 您患有下列慢性疾病吗？（可多选）（1）高血压 （2）心脏病/冠心病 （3）骨关节病/腰椎/颈椎 （4）糖尿病 （5）脑（梗）血栓/脑出血/脑萎缩 （6）（支）气管炎、哮喘 （7）胃肠病 （8）青光眼/白内障/失明 （9）肿瘤 （10）泌尿系统疾病（肾炎、尿石症、前列腺炎等） （11）其他：_____

15. 您做下面这些事情行不行？

项　目	完全没问题（0）	需要帮助（1）	根本不能做（2）
A、自己吃饭			
B、自己洗澡			
C、自己上厕所			
D、自己穿衣、脱衣			
E、自己洗漱、梳头			
F、自己在家里随便走动			

续表

项　目	完全没问题（0）	需要帮助（1）	根本不能做（2）
G、独自坐车外出			
H、自己买东西			
I、自己打扫卫生、收拾房间			
J、自己洗衣服			
K、自己做饭吃			
L、给别人打电话			
M、自己管钱理财			
N、自己按时吃药			

四、照护需要与满足情况

16. 请根据实际情况填答。

协助项目	（1）您是否需要家人协助?		（2）家人是否提供协助?			（3）谁帮助您较多?		
	是（1）	否（0）	是（1）	否（0）	老伴	儿子	女儿	儿媳	其他
给我喂饭喂药									
协助我穿衣洗漱									
扶我洗澡、上厕所									
给我买菜做饭									
给我洗衣清扫									
陪我四处走走									
帮我做康复护理									
帮我跑腿办事									
陪我看病买药									
陪我聊天解闷									
帮我管钱理财									

17. 总的说来，家里谁对您照顾得比较多（可多选）（1）老伴 （2）儿子 （3）媳妇 （4）女儿 （5）保姆 （6）其他人（请说明：_____）

18. 您需要别人照顾有多长时间了？____月（请根据回答情况进行换算）

19. 您为什么不住到养老机构呢？（可多选）（1）不知道机构在哪（2）机构离家远，不方便 （3）对机构不放心 （4）机构收费高，没钱 （5）人多，要排队 （6）家里有人照顾，没必要 （7）咨询过，机构不收 （8）我舍不得离开家 （9）担心别人说闲话

20. 您觉得住在自己家里有哪些好处？（可多选）（1）自由自在 （2）比较省钱 （3）能跟家人在一起 （4）跟亲戚朋友来往方便 （5）其他：_____

21. 您觉得住在自己家里有哪些不好之处？（可多选）（1）拖累家人（2）照顾得不到位 （3）跟外界接触少，感觉孤单 （4）其他：_____

22. 除了家人外，还有哪些人经常照顾你？（1）邻居 （2）朋友（3）保姆 （4）亲戚 （5）政府派的养老护理员 （6）志愿者

23. 如果不考虑费用、人手等因素，您觉得下面哪种养老方式更好？（1）住在自己家里，请人照顾 （2）住到养老院去 （3）住在附近社区，既有人照顾，又可以经常回家

24. 您每天经常做哪些事情？（可多选）（1）做家务 （2）坐着/躺着 （3）看电视/听广播 （4）看书/读报/上网 （5）打麻将/玩牌 （6）宗教仪式 （7）其他（请说明：_____）

25. 您是不是经常到户外活动，比如散步、晒太阳、锻炼等。（1）是（请追问频率：A、每天 B、2—3天 C、4—5天 D、6—7天 E、7天以上） （2）否

26. 总的说来，您觉得家里对您照顾得怎么样？____分（参考值：挺

好/好＝9分；还好/还行＝7分；马马虎虎/就那样＝5分；不太好＝3分；不好＝1分）

27. 您对自己目前的生活状况感觉怎么样？（1）满意，能这样已经知足了 （2）无聊，过一天算一天吧 （3）无奈，不过等死而已

28. 您担心以后没人照顾您吗？（1）不担心 （2）有些担心 （3）很担心

附录2

老年人长期照护之家庭照顾者调查问卷（1-B）

问卷编号：_____ 调查时间：_____

1. 您的性别：（1）男　　（2）女

2. 您的年龄：____周岁

3. 您的文化程度：（1）小学及以下　　（2）初中　　（3）高中/中专
（4）大（专）学及以上

4. 您的婚姻状况：（1）未婚　　（2）已婚　　（3）离异　　（4）丧偶

5. 目前，您的就业情况是：（1）在政府部门工作　　（2）在科教文卫等
事业单位工作　　（3）在企业工作　　（4）干个体　　（5）退休　　（6）失业

6. 您是老人家的什么人？（1）老伴　　（2）儿子　　（3）媳妇　　（4）
女儿　　（5）女婿　　（6）孙（外）子女　　（7）其他：_____

7. 您自己的健康状况怎么样？（1）较好　　（2）一般　　（3）较差

8. 您和老人的关系怎么样？（1）较好　　（2）一般　　（3）较差

9. 您照顾老人的主要理由是什么？（限选3项）（1）这是亲人之间的感
情　　（2）这是法定义务　　（3）回报老人曾经的付出　　（4）不管老人，外
人会说闲话　　（5）老人身体好一些，家庭负担就小一点　　（6）不管，于
心不忍

10. 您每天花在老人身上的时间大概是＿＿＿小时

11. 您经常为老人做哪些事情？（可多选）（1）买菜做饭　（2）洗衣服　（3）喂饭喂药　（4）翻身擦洗　（5）协助穿脱衣服　（6）协助洗漱、如厕　（7）陪其聊天解闷　（8）帮助做康复训练　（9）协助其到处走走看看　（10）代为跑腿办事　（11）其他：＿＿＿＿＿＿

12. 您想把老人送到养老院去吗？（1）经常想　（2）有时想　（3）没想过

13. 在您看来，家里没有把老人送到养老院去的主要原因是什么？（限选3项）（1）那里花钱太多　（2）对机构不放心　（3）老人不愿去（4）怕别人说闲话　（5）家里能照顾　（6）舍不得老人　（7）机构远，不方便

14. 如果家庭不能满足老人的照顾需要，以后您会考虑把老人送到养老院去吗？（1）应该会　（2）看情况　（3）不会

15. 您觉得，家庭照顾能满足老人的需要吗？＿＿＿分（参考值：能/没问题＝9分；还好/差不多＝7分；勉强凑合/马马虎虎＝5分；有些差距/不大行＝3分；不能＝1分）

16. 在您家里，照护老人遇到的最大难题是：（1）老人需要的照护多（2）经济压力大　（3）照护人手不够　（4）照护者身体不好　（5）不懂护理知识　（6）老人爱挑剔　（7）其他：＿＿＿＿＿＿

17. 除了您，家里还有谁对老人照顾得比较多？＿＿＿＿（如无，就不填）

18. 家里是否请人帮忙照顾老人？（1）是（A、保姆　B、护理员）（2）否

19. 政府、社会是否给老人提供了下面这些帮助？（多选，没有就跳过）（1）发放低保救助　（2）发放养老服务券　（3）特殊节日探望慰问（4）帮助安装紧急呼叫系统　（5）组织志愿者来帮忙

20. 关于照护老人，您有下面这些感受吗？

感受描述	有（3分）	有一些（2分）	没有（1分）
照顾老人让我身心疲惫			
照顾老人影响了我的工作			
照顾老人影响了我和其他家人的关系			
照顾老人限制了我的社会交往			
照顾老人让我感到经济压力很大			
照顾老人经常让我感到烦躁			
感受描述	**有（1分）**	**有一些（2分）**	**没有（3分）**
照顾老人让我感到自己有能力			
照顾老人让我感到自己被人需要			
照顾老人让我学了一些专门知识			
照顾老人让我重视健康保健			
照顾老人让我变得坚强自信			
照顾老人加深了我对生活的理解			

21. 关于照顾老人，如果能够获得政府支持，您最希望得到的是：（1）根据老人的身体情况和经济条件，直接给钱，由家人照料老人 （2）发放养老服务券，由家人选择机构上门照护 （3）政府安排护理员上门服务，家人协助 （4）经常组织志愿者上门帮忙 （5）经常举办讲座，讲解照护知识

22. 假如您所在的社区要兴建一家老人日间照料中心/托老所，您认为，它应该有哪些服务项目？（多选）（1）送饭上门 （2）派人上门洗衣做饭搞卫生 （3）白天托养老人 （4）派人上门做康复训练 （5）派人上门陪老人说话聊天 （6）陪同老人看病买药 （7）其他，请说明_____

附录 3

城市失能老人之"机构照护"调查（2-A）

问卷编号：＿＿＿＿＿＿＿＿调查时间：＿＿＿＿＿＿＿

一、基本信息

1. 您的性别：（1）男　　（2）女

2. 您的年龄：＿＿＿（周岁）

3. 您的文化程度：（1）小学及以下　　（2）初中　　（3）高中/中专
（4）大学及以上

4. 您的婚姻状况：（1）未婚　　（2）已婚　　（3）离婚　　（4）丧偶

二、家庭及经济状况

5. 您有＿＿＿个子女？住在本市的有＿＿＿个，住在外地的有＿＿＿个。

6. 没到机构之前，您与谁一起生活？（可多选）（1）独居　　（2）老伴
（3）儿子　　（4）媳妇　　（5）孙子女　　（6）女儿　　（7）女婿　　（8）
外孙子女　　（9）保姆　　（10）其他人：＿＿＿＿＿＿

7. 没到机构之前，您主要靠谁照顾？（可多选）（1）老伴　　（2）儿子
（3）媳妇　　（4）女儿　　（5）保姆　　（6）女婿　　（7）其他

人：_____

8. 没到机构之前，您被家人照护了多长时间？____月（请注意换算）

9. 住在家里时，您与家人的关系怎么样？（1）好　（2）一般化（3）不好

10. 住到机构后，家人多久来探望你一次？____天

11. 住在这里，您每个月要付____元，这笔钱主要由谁出？（1）本人（2）老伴　（3）子女　（4）政府　（5）其他人（请说明：_____）

三、入住机构情况

12. 这是您住的第____家机构？您住到这里多久了？____月（请注意换算）

13. 这家机构离您家有多远？____公里。（请注意换算）

14. 您住的房间是____人间？

15. 住到这里之前，您或家人看过____家类似机构？（如无，请填0）

16. 您及家人是通过什么途径了解这家机构的？（可多选）（1）机构散发、张贴的宣传单　（2）机构在报纸/电视做的广告　（3）熟人介绍（4）民政局、社区居委会的宣传　（5）网络信息　（6）自己上门咨询

17. 您选择这家机构的主要原因是？（可多选）（1）离家（儿女）比较近　（2）项目比较合适　（3）服务质量不错　（4）收费比较合理　（5）设施环境较好　（6）慢性病/常见病不用去医院　（7）其他：_____

18. 住到这里，是您自己做的决定？是家人拿的主意？还是大家共同商量的？（1）本人决定　（2）家人决定　（3）共同商定

19. 就您的真实想法来说，您愿意住机构吗？（1）愿意　（2）说不清（3）不愿意

20. 住到机构之前，您最担心的问题是什么？（1）我能不能适应机构的安排　（2）我能不能跟其他老人相处好　（3）家里人会不会经常去看我（4）我会不会在机构里终老　（5）我要是出现意外，怎么办　（6）机

构工作人员会对我好吗　　（7）其他：＿＿＿＿＿＿

21. 住进来之后，您觉得这里跟您原来想象的相比，怎么样？（1）有些失望　　（2）差不多　　（3）比想象得要好

四、照护需要与满足情况

22. 您患有下列慢性疾病吗？（可多选）（1）高血压　　（2）心脏病/冠心病　　（3）骨关节病/腰椎/颈椎　　（4）糖尿病　　（5）脑（梗）血栓/脑出血/脑萎缩　　（6）（支）气管炎、哮喘　　（7）胃肠病　　（8）青光眼/白内障/失明　　（9）肿瘤　　（10）泌尿系统疾病（肾炎/尿石症/前列腺炎等）（11）其他：＿＿＿＿＿＿

23. 这半年来，您在机构/医院看过＿＿＿次病？

24. 您做下面这些事情有没有困难？

项　　目	完全没问题（0）	需要帮助（1）	根本不能做（2）
A、自己吃饭			
B、自己洗澡			
C、自己上厕所			
D、自己穿衣、脱衣			
E、自己洗漱、梳头			
F、自己在屋里随便走动			
G、自己坐车外出			
H、自己买东西			
I、自己打扫卫生、收拾房间			
J、自己洗衣服			
K、自己做饭吃			
L、给别人打电话			
M、自己管钱理财			
N、自己按时吃药			

25. 请根据实际情况回答。

服务项目	(1) 您是否需要?		(2) 机构是否提供?	
	是（1分）	否（0分）	是（1分）	否（0分）
A、给我喂饭、喂药				
B、协助我穿衣、洗漱				
C、协助我洗澡、上厕所				
D、给我洗衣、打扫房间				
E、提供身体护理、康复训练				
F、组织体检，治疗常见病				
G、帮我跑腿办事				
H、开展文体活动，丰富生活				
I、陪我散步、聊天				
J、安排护理员夜间陪护				
K、呼叫服务				

26. 与家里相比，您觉得住在机构有哪些好处？（可多选）（1）不操心日常生活　（2）人多，不孤单　（3）不拖累家人　（4）照顾得比较好（5）其他：＿＿＿＿＿＿

27. 与家里相比，您觉得住在机构有哪些不好之处？（可多选）（1）规定多，不自由　（2）不能考虑每个人的实际情况　（3）空虚无聊　（4）有些与世隔绝　（5）其他：＿＿＿＿＿＿

28. 您对机构的哪些服务感到比较满意？（可多选）（1）伙食　（2）住宿　（3）日常活动（如文体娱乐等）　（4）医疗保健（身体护理、康复训练等）　（5）精神慰藉　（6）其他：＿＿＿＿＿＿

29. 就目前来看，您最希望获得哪些服务？（可多选）（1）根据个人要求，安排伙食　（2）改善住宿条件　（3）多陪伴我　（4）改善我的健康

状况 （5）组织文化娱乐活动 （6）其他：_____

30. 您跟机构发生过矛盾吗？（1）多次 （2）较少 （3）没有

31. 如果对机构的服务不满意，您会：（1）直接找院长理论 （2）跟有关人员沟通 （3）生闷气 （4）叫家人出面解决 （5）想离开机构

32. 住到机构后，您觉得自己的健康状况：（1）变好了 （2）没变化 （3）变差了

33. 您对自己目前的生活状况感觉怎么样？（1）满意，能这样已经知足了 （2）无聊，过一天算一天吧 （3）无奈，不过等死而已

34. 总的说来，您觉得机构对您照顾得怎么样？____分（参考值：挺好/好＝9分；还好/还行＝7分；马马虎虎/就那样/差不多/凑合＝5分；不太好＝3分；不好＝1分）

附录 4

老年人长期照护之机构负责人调查问卷（2-B）

问卷编号：＿＿＿＿＿＿；调查时间：＿＿＿＿＿＿

1. 您的基本信息：

性别：（1）男　　（2）女

文化程度：（1）初中及以下　　（2）高中/中专　　（3）大专　　（4）本科及以上

年龄：＿＿＿（周岁）；在养老机构中担任职务：＿＿＿＿＿＿

2. 请问，您所在的机构正式运营是在＿＿＿年。

3. 机构的运营模式是：（1）公办公营　　（2）公办民营（政府投资兴办，委托机构运营）　　（3）民办公助（社会投资兴办，政府给予一定支持）　　（4）民办民营（完全依靠机构自身）

4. 机构实际可用床位数＿＿＿张，已入住＿＿＿张。

5. 目前机构共有工作人员＿＿＿人。其中，行政管理人员＿＿＿人，医生＿＿＿人，护士＿＿＿人，养老护理员＿＿＿人，财务工作者＿＿＿人，社会工作者＿＿＿人，工勤人员＿＿＿人。

6. 机构接收老人的标准是：（1）只要老人有需要就接收，不特别考虑自理能力　　（2）优先接收自理老人　　（3）优先接收半自理、不能自理

老人

7．机构的基本定位是：（1）以生活照顾为主 （2）以护理保健为主（3）兼顾生活照料和健康保健 （4）以日托和居家服务为主

8．在机构接收的老人中，全自理老人有＿＿＿人，半自理老人有＿＿＿人，完全不能自理老人有＿＿＿人。

9．以双人间为例，每位老人每月需缴床位费＿＿＿元、伙食费＿＿＿元。

10．老人的护理等级设为＿＿＿级，最低是＿＿＿级，每月需缴＿＿＿元，最高是＿＿＿级，每月需缴＿＿＿元。

11．机构目前的运营情况是：（1）略有获利 （2）收支平衡 （3）亏损

12．机构建成一张床位的成本大约是＿＿＿元。目前每张床位的运营成本平均每月约＿＿＿元。

13．在机构的养老护理员中，小学及以下文化程度的有＿＿＿人，初中文化程度的有＿＿＿人，高中及中专文化程度的有＿＿＿人，大专及以上文化程度的有＿＿＿人。她们中持有护理员职业资格证的有＿＿＿人。

14．护理员每月收入（含工资、福利、保险等）平均是＿＿＿元。

15．在您的机构中，如果照顾自理老人，每位护理员大约负责＿＿＿位；如果照顾半自理老人，每位护理员大约负责＿＿＿位；如果照护完全不能自理老人，每位护理员大约负责＿＿＿位。

16．护理员上岗时是如何培训的？（1）送到培训机构参加培训 （2）在机构内举办岗前培训 （3）没举办专门培训，指派老员工带着干 （4）没举办专门培训，由负责人讲解、示范、提要求 （5）其他（请说明：＿＿＿＿＿）

17．老人送到机构时，机构主要通过哪种方式判断老年人自理情况？（1）询问老人及家人 （2）进行体检或要求提交体检报告 （3）查看其他服务机构的记录 （4）使用专门的评估工具（如 ADL 量表） （5）试住观察

18. 您所在的机构为老人提供了哪些服务？请根据实际情况选填。

服务大类	项目设置（请在选项上打"√"）
A、生活照料类	（1）安排食宿　（2）打扫清洗　（3）协助日常活动（穿衣、洗漱、洗澡、如厕、吃药等）　（4）定时带老人到户外　（5）根据老人需要，提供特色饭菜
B、医疗保健类	（1）定期体检　（2）常见病诊治　（3）慢性病处理　（4）功能恢复训练　（5）健康讲座
C、代办陪护类	（1）代购物品　（2）代缴费用　（3）陪同就医　（4）陪同外出办事　（5）夜间陪护
D、休闲娱乐类	（1）有棋牌室　（2）有文体活动室　（3）有阅览室　（4）有户外活动广场　（5）成立了老人兴趣小组　（6）每年安排老人外出游览　（7）经常组织文艺演出
E、精神慰藉类	（1）能定期听取老人意见建议　（2）设有陪同老人聊天的制度（3）经常安排志愿者陪伴老人　（4）对老人的情绪问题及时介入（个案辅导）
F、居家服务类	（1）送餐上门　（2）处理家务　（3）代办杂事
G、临终关怀类	（1）缓解病痛　（2）为老人及家人提供情绪抚慰　（3）协助家人料理后事
H、其他服务	请说明：_____

19. 机构设计服务项目时主要考虑：（1）自身的资源条件　（2）老年人的实际需要　（3）参考同类机构的做法　（4）其他（请说明：_____）

20. 机构是怎么了解老年人的服务需要的？（多选题）

（1）口头询问　（2）召开座谈会　（3）进行书面调查　（4）在公共场所放置意见簿

21. 在您看来，机构提供的服务与老年人的需求相比：（1）能够有效满足　（2）差不多能满足　（3）与需求相比，还有一定差距

22. 机构是怎么评估老人及其家人的满意度的？（1）口头询问　（2）书面评价　（3）召开座谈会　（4）查看投诉资料或意见簿　（5）请第三方评估

23. 机构运营以来，最让您感到头疼的问题有哪些（多选题）：（1）资金紧张　（2）老年人不满意　（3）入住率不高　（4）护理员不让人放心　（5）相关部门干预太多　（6）员工流失率较高

24. 在日常管理中，如果老人对机构提意见，主要涉及哪些问题？（多选题）（1）没有老人提意见　（2）对生活安排不满意　（3）工作人员态度不够好　（4）对服务收费不满　（5）需要的服务项目没有提供　（6）对硬件设施不满意　（7）服务不够人性化

25. 您赞同下列说法吗？

观点陈述	非常赞同	基本赞同	不赞同
社会力量兴办养老机构主要是为了赚钱			
为了降低风险，机构应以自理老人为重点对象			
机构和老人之间是消费关系，你给钱、我服务			
养老服务是一项高风险行业			
列出的禁止事项越多，越有助于规避风险			
养老服务是一项劳动密集型行业			
机构应以生活照料为主，精神慰藉酌情而定			
老人照顾应以家庭为主体，机构为补充			
生活不能自理老人应住到专门的护理机构			
专业化、规范化是机构照护的优势			
缺乏灵活性、人情味是机构照护的劣势			
我比较看好养老服务行业的发展前景			

26. 就您所在的机构来说，要想进一步发展，还需要解决哪些突出问题（多选题）：（1）注入资金　（2）提高员工素质　（3）提高入住率　（4）改善硬件设施　（5）提升管理水平　（6）稳定护理员队伍　（7）拓展服务项目　（8）扩大规模，连锁发展

附录5

使用政府购买服务的老年人的访谈提纲（3-A）

个案编码：_____；访谈时间：_____；访谈地点：_____

一、基本情况

1. 老人的性别：（1）男　　（2）女

2. 老人的年龄：____周岁

3. 老人的文化程度：（1）小学及以下　　（2）初中　　（3）高中/中专（4）大专及以上

4. 老人的婚姻状况：（1）未婚　　（2）已婚　　（3）离异　　（4）丧偶

5. 老人有____个子女？与老人住在一起的有____个，住在本市其他地方的有____个，住在外地的有____个。

6. 老人目前的居住情况：（1）独居　　（2）非独居（a. 老伴　b. 儿子c. 儿媳　d. 女儿　e. 女婿　f.（外）孙子女　g. 其他人_____）

7. 老人的生活费来源主要是：（1）自己的养老金/退休金　　（2）老伴的养老金/退休金　　（3）低保救助　　（4）子女给钱　　（5）存款、租金等（6）其他：_____

8. 老人的月收入大约是＿＿＿元。

9. 老人患有哪些慢性病（可多选）？（1）高血压　（2）心脏病/冠心病　（3）骨关节病/腰椎/颈椎　（4）糖尿病　（5）脑（梗）血栓/脑出血/脑萎缩　（6）（支）气管炎、哮喘　（7）胃肠病　（8）青光眼/白内障/失明　（9）肿瘤　（10）泌尿系统疾病（肾炎、尿石症、前列腺炎等）（11）其他：＿＿＿＿＿＿

10. 老人日常生活自理能力如何？

项　目	完全没问题（0）	需要帮助（1）	根本不能做（2）
A、自己吃饭			
B、自己洗澡			
C、自己上厕所			
D、自己穿衣、脱衣			
E、自己洗漱、梳头			
F、自己在屋里随便走动			
G、自己坐车外出			
H、自己买东西			
I、自己打扫卫生、收拾房间			
J、自己洗衣服			
K、自己做饭吃			
L、给别人打电话			
M、自己管钱理财			
N、自己按时吃药			

二、使用政府购买服务情况及其评价

11. 您是怎么知道政府购买服务这项政策的？您是如何申请的，谁来核实情况的？请说说当时的情况。

12. 从您提出申请到获得服务大概间隔了多长时间？____月

13. 您获得照顾多长时间了？____月（提示：注意换算）

14. 您还记得护理员第一次到家里时的情形吗？

15. 到目前为止，到您家来服务的护理员有____位？（提示：如果有多位，请追问为什么换了护理员。是老人不满意要求换的？还是护理员自己不愿干？还是其他什么原因？）

16. 护理员每次来要工作多长时间？主要做哪些事情？每次做的事情都差不多吗？如果您提出了其他的要求，护理员会怎么处理？

17. 护理员在您家的时候，您经常与她聊天吗？您对她个人及家庭情况了解吗？你愿意将自己的心里话跟她说吗？

18. 总体来说，您觉得护理员做事认不认真？她要是临时有事来不了，会通知您吗？如果到了该来的时候她没来，您怎么办（是打电话给机构？打电话找她？还是继续等）

19. 如果护理员有事耽误了工作，她后来会补上吗？护理员有请假、早退的现象吗？多不多？您怎么看？

20. 护理员是不是准点来、准点走？（准点，您怎么看？迟走，您怎么看？）

21. 护理员每次做完后会让您签字确认吗？

22. 您与护理员发生过矛盾吗？如果有，当时是为了什么事情，能否具体谈一谈？后来是怎么处理的？

23. 如果护理员做得不好，您会不会因为她不是您自己请的而忍着不说？

24. 您觉得，跟护理员搞好关系很重要吗？

25. 对于护理员的工作情况，中心或民政局有没有请您评价过？是怎么评价的？（如频率、方式等）

26. 您觉得，您对护理员的评价客观吗？您评价的时候，护理员在场吗？

27. 您有没有因为碍于情面说了一些好话？您是否担心，如果评价不高，护理员会对你不好？或者，如果评价不好，政府会取消这项服务？

28. 您觉得这项服务能延续下去吗？为什么？

29. 就您的真实想法来说，您觉得护理员上门服务作用大不大？＿＿＿分（参考值：挺大/大＝9分；还好/还行＝7分；马马虎虎/就那样/一般化＝5分；作用有限＝3分；没什么作用＝1分）

30. 护理员上门服务让您满意的地方是什么？让您不满意的地方是什么？

31. 您觉得是机构派人上门照顾好，还是把服务折算成钱，由您自己请人照顾更好？

32. 您觉得政府有没有义务照顾您？为什么？

33. 您是希望不管自己年龄多大都住在家里，还是认为有必要的时候可以住到养老院去呢？

附录6

在社区接受照护服务的老年人的访谈提纲（3-B）

个案编码：_____；访谈时间：_____；访谈地点：_____

一、老人的基本情况

1. 老人的性别：（1）男　　（2）女

2. 老人的年龄：____周岁

3. 老人的文化程度：（1）小学及以下　　（2）初中　　（3）高中/中专
（4）大专及以上

4. 老人的婚姻状况：（1）未婚　　（2）已婚　　（3）离异　　（4）丧偶

5. 老人有____个子女？与老人住在一起的有____个，住在本市其他地方的有____个，住在外地的有____个。

6. 老人目前的居住情况：（1）独居　　（2）非独居（a. 老伴　b. 儿子 c. 儿媳　d. 女儿　e. 女婿　f.（外）孙子女　g. 其他人_____）

7. 老人的生活费来源主要是：（1）自己的养老金/退休金　　（2）老伴的养老金/退休金　　（3）低保救助　　（4）子女给钱　　（5）存款、租金等（6）其他：_____

8. 老人的月收入大约是____元。

9. 老人患有哪些慢性病（可多选）？（1）高血压 （2）心脏病/冠心病 （3）骨关节病/腰椎/颈椎 （4）糖尿病 （5）脑（梗）血栓/脑出血/脑萎缩 （6）（支）气管炎、哮喘 （7）胃肠病 （8）青光眼/白内障/失明 （9）肿瘤 （10）泌尿系统疾病（肾炎、尿石症、前列腺炎等） （11）其他：_____

10. 老人日常生活自理能力如何？

项　　目	完全没问题（0）	需要帮助（1）	根本不能做（2）
A、自己吃饭			
B、自己洗澡			
C、自己上厕所			
D、自己穿衣、脱衣			
E、自己洗漱、梳头			
F、自己在屋里随便走动			
G、自己坐车外出			
H、自己买东西			
I、自己打扫卫生、收拾房间			
J、自己洗衣服			
K、自己做饭吃			
L、给别人打电话			
M、自己管钱理财			
N、自己按时吃药			

二、使用服务情况及其评价

11. 您到社区来，主要使用了哪些服务？内容主要是什么？

12. 您是怎么知道社区有这些服务项目的？您使用这些项目多久了？

13. 您平常是怎么到社区来的，又是怎么回家的？

14. 您获得这些服务，每周几次？每次大概多长时间？自己要花多少钱？

15. 您为什么要使用这些服务？

16. 这项服务让您感到满意的地方是什么？让您不满意的地方是什么？

17. 您是愿意住在家里请社区工作人员上门服务，还是愿意像现在这样，或者住到养老院去？为什么？

18. 从您的真实想法来说，您觉得社区照顾作用大不大？____分（参考值：挺大/大＝9分；还好/还行＝7分；马马虎虎/就那样/一般化＝5分；作用有限＝3分；没什么作用＝1分）

丛书策划:蒋茂凝

责任编辑:陈寒节

封面设计:石笑梦

封面制作:姚　菲

版式设计:胡欣欣　王欢欢

图书在版编目(CIP)数据

老年人长期照护服务主体与服务组合研究/赵怀娟著.—北京:

人民出版社,2020.12

ISBN 978-7-01-022414-5

Ⅰ.①老…　Ⅱ.①赵…　Ⅲ.①老年人-护理-社会服务-研究-中国

Ⅳ.①R473.59②D669.6

中国版本图书馆 CIP 数据核字(2020)第 197867 号

老年人长期照护服务主体与服务组合研究

LAONIANREN CHANGQI ZHAOHU FUWU ZHUTI YU FUWU ZUHE YANJIU

赵怀娟　著

人 民 出 版 社　出版发行

(100706　北京市东城区隆福寺街 99 号)

北京盛通印刷股份有限公司印刷　新华书店经销

2020 年 12 月第 1 版　2020 年 12 月北京第 1 次印刷

开本:710 毫米×1000 毫米 1/16　印张:22.5

字数:349 千字

ISBN 978-7-01-022414-5　定价:68.00 元

邮购地址:100706　北京市东城区隆福寺街 99 号

人民东方图书销售中心　电话:(010)65250042　65289539